AF360409

ÉTUDES

DE L'HOMME

DANS L'ÉTAT DE SANTÉ

ET DANS L'ÉTAT DE MALADIE.

II.

ÉTUDES

DE L'HOMME

DANS L'ÉTAT DE SANTÉ

ET DANS L'ÉTAT DE MALADIE.

PAR J.-H. REVEILLÉ-PARISE,

docteur en médecine, chevalier de la Légion-d'Honneur, membre
de l'Académie royale de médecine, etc.

« La recherche de la vérité est la plus noble des occupations,
et sa publication un devoir. »

(Mme de Stael.)

TOME DEUXIÈME.

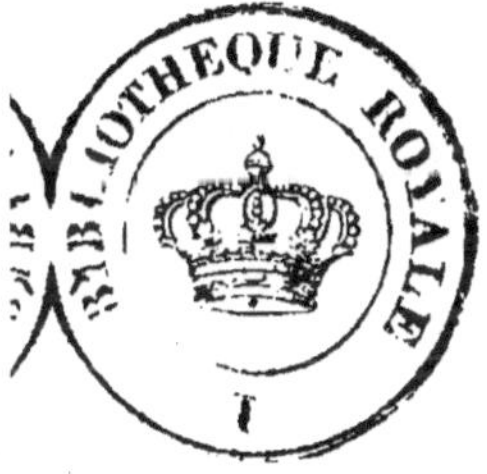

Paris,

CHEZ G.-A. DENTU, IMPRIMEUR-LIBRAIRE,
rue de Bussi, n° 17;
ET PALAIS-ROYAL, GALERIE VITRÉE, N° 13.

1845.
1844

ESSAI

DE MÉDECINE MORALE.

Medicina nihil aliud est quam animi consolatio. (PÉTRONE.)

« Car guérir est souvent l'art de persuader. » (M. A. PETIT.)

§. Ier.

CONSIDÉRATIONS GÉNÉRALES.

Jusqu'à présent nous n'avons parlé que de la médecine qui se lie aux affections organiques et à leurs causes matérielles. Toutefois il en est une autre dont il faut chercher les bases dans un ordre plus élevé, c'est-à-dire dans la *puissance morale* qui, par l'intervention du système nerveux, imprime à toutes les parties de l'économie, une action tantôt violente, extrême, tantôt faible et dépressive, mais toujours anormale, irrégulière et funeste. Ce principe est la source d'une infinité de maladies, et il les modifie presque toutes soit en bien, soit en mal. Est-il, je le demande, d'étude plus essentielle pour le médecin, plus digne de ses méditations, plus capable de lui offrir d'importans résultats pratiques, en même temps qu'elle élève sa profession, qu'elle l'assimile pour ainsi dire à la philosophie, c'est-à-dire à la connaissance de l'homme dans son acception la plus étendue ? C'est cette médecine sur laquelle je me propose de jeter un coup-d'œil et d'appeler l'attention des praticiens distingués, médecine d'ailleurs tout à fait en dehors de celle des aliénations mentales, où le MOI, la *conscience* de l'individu cesse d'être en rapport avec l'ordre social actuel. A Dieu ne plaise que j'aie la moindre prétention de traiter ce grand et beau sujet comme il mérite de l'être ! je ne fais qu'ouvrir la mine, d'autres pourront la creuser profondément et largement, d'immenses richesses y sont enfouies, il ne s'agit que de les extraire et de les mettre en œuvre.

Cependant il faut convenir que tout médecin qui tentera des recherches dans cette partie presque inexplorée de la science, verra croître sans cesse les difficultés et s'étendre le cercle qu'il voudra parcourir. C'est ici, bien plus que dans la médecine ordinaire, que le triage des faits authentiques, des faits douteux, des faits apocriphes, celui des vérités évidentes, des conjectures, des erreurs est loin d'avoir été fait. On convient généralement de l'influence du moral sur les maladies, sous des rapports dangereux ou favorables, mais ce principe est seulement posé, et les résultats sont dans le vague et l'indétermination. On s'accorde encore à reconnaître que les fonctions vitales régulières ou anormales, ont une part d'influence plus ou moins large dans les actes moraux, que *l'obligation par les organes* est peut-être la plus solide base de la sagesse ; mais là s'arrête la science, ou à peu de chose près. Au lieu de préceptes invariables, d'inductions formelles, pour arriver à des applications positives, vous ne trouvez plus qu'incertitude, confusion, désaccord dans les vues et les principes. Aussi les praticiens restent-ils à cet égard dans la plus

complète indifférence. Dites à un médecin, ai-
dez-vous du moral, ne négligez pas ce puissant
ressort pour hâter la guérison de vos malades,
il adoptera votre opinion, cela lui paraît si juste
et si simple! Mais suivez-le dans sa pratique,
c'est le moyen curatif auquel il pense le moins,
s'il y pense. Ajoutons que la manière dont il
l'emploie, prouve qu'il ferait tout aussi bien d'y
renoncer. D'une part, il n'a fait aucune étude
du cœur humain, étude qui exige beaucoup
d'expérience et une grande finesse d'observation; de l'autre, il ne connaît pas son malade,
il s'enquiert peu ou point des données morales
qui pourraient l'éclairer, en sorte que ses vues,
son attention, ses recherches ne s'étendent pas
au-delà des phénomènes physiques. Or, quels
résultats peut-il espérer ?

Ce qu'il y a de plus fâcheux, c'est que les hôpitaux, cette abondante source d'instruction
pour la clinique matérielle, ne fournissent aucun secours pour la médecine morale; les malades y sont toujours inconnus aux médecins,
et les médecins aux malades. Ceux-ci, une fois
loin de ces asiles de la pitié, sont tout à fait
perdus de vue, enfin, aucune ouverture du
cœur n'est faite ni acceptée. Le malade souffre, meurt, ou guérit et part, emportant au plus

profond de son âme le trait qui l'a blessé dans ses affections, la cause qui a rompu l'équilibre des fonctions. Ainsi, dans l'état actuel de la science, il n'existe pas plus d'analyse psychologique de l'être souffrant, qu'il n'y a de pharmacopée de l'âme. Le médecin n'y songe même en aucune manière, ou du moins n'y pense que vaguement, à moins d'une circonstance extraordinaire. Tout entier au physique des fonctions, il ne voit, il n'examine que ces dernières ; les divers symptômes qu'elles fournissent dans leur déviation de l'état de santé, sont scrupuleusement étudiés, analysés, comparés, évalués pour en tirer des inductions ; il n'y a que la tristesse, le désespoir, les serremens de cœur, les anxiétés secrètes si bien nommées par Haller *animi ægritudines,* qu'on ne cherche point à connaître. Si le malade meurt, on ouvre le cadavre, on fouille dans les entrailles, on scrute les organes, les tissus, pour en apprécier les lésions; il n'y a pas de petit vaisseau, de membrane, de cavité, de follicule qui ne soit attentivement examiné; la couleur, le poids, l'épaisseur, le volume, la dégénérescence, rien n'échappe à des yeux et à un esprit véritablement investigateurs. On veut palper, saisir, voir et toucher, puis on conclut dans un sens ou dans un autre. Une seule chose échappe, c'est qu'on ne voit que les effets organiques, et qu'il faudrait remonter plus haut pour trouver la cause. Ces altérations organiques se manifestent toujours chez l'homme qui a beaucoup senti, beaucoup souffert, qui s'est laissé dominer, dévorer par le souffle des émotions violentes; c'est là un principe énergique de destruction, mais qu'il faut étudier autre part que dans les laboratoires ou les amphithéâtres. Il n'est donné ni au scalpel, ni au calcul, ni aux réactions chimiques, de connaître les secrets de l'âme, de mesurer la volonté, de l'assujétir à la balance ou au dynamomètre. Si on veut en apprécier l'influence, pour la dompter, pour la diriger, ce ne peut être que par des moyens d'une nature morale. Or, quel corps de doctrine avons-nous sur ce sujet? où sont nos ressources, nos axiômes, nos formules? L'anatomie de l'âme, science toujours élevée et intéressante, est à peine ébauchée sous le rapport médical. Beaucoup de médecins très-expérimentés, d'une incontestable sagacité pour suivre et traiter matériellement une maladie, restent tout-à-fait indifférens à l'observation psychologique, ou bien manquent de qualités indispensables pour la rendre utile. Ils ne savent point lire dans le cœur humain, et c'est pourtant dans ce livre où sont inscrites jour par jour, heure par heure, toutes les douleurs, toutes les misères, toutes les vanités, toutes les craintes, toutes les joies, toutes les espérances de l'homme, où se trouve par conséquent le principe le plus actif de ses maladies, de cette effroyable série de dégradations organiques qui compose la pathologie.

Il est néanmoins un fait général tellement évident qu'on ne peut le nier, c'est l'action perturbatrice des affections vives, extrêmes de l'âme sur l'économie. En effet, la pauvre machine humaine, une fois en proie à la passion, est, dans un temps donné, ravagée, épuisée, affaissée, parce que les ressorts en sont constamment tendus et agités. N'y cherchez plus ce *tenor mediocris et constans* si nécessaire à la régularité des fonctions. Les sentimens tempérés sont les seuls qui nous font vivre (1), parce qu'ils sont dans une proportion convenable avec la force inhérente aux organes; toute joie trop vive même est dangereuse, elle a son expiation, par cela même qu'elle a son excès. Ainsi, quand l'équilibre des actes moraux est rompu, soyez sûr que celui des actes vitaux ne tardera pas à

(1) Voyez *de la Santé*, tome 1.

l'être. Quelquefois même l'effet est si subit, que la vie s'anéantit sur le champ, tant le *délétère* moral a profondément pénétré aux sources de l'existence. Le médecin Elie de la Poterie, frère du célèbre Elie de Beaumont, soutenait que les *quatre cinquièmes* des hommes mouraient de chagrin, assertion beaucoup moins paradoxale qu'on serait tenté de le croire. A vrai dire, il est peu de maladie, dans notre état actuel de civilisation, qui ne soit le contre-coup d'une grande et vive affection morale ; elle en est le résultat certain dans un temps donné, temps qu'il faut mesurer d'après la violence de l'attaque et la disposition individuelle. Un anévrisme au cœur, un engorgement au foie, un squirrhe au pylore, un épanchement dans le cerveau, le ramollissement d'un des points de cet organe, une fièvre typhoïde, le plus grand nombre des maladies nerveuses, etc., proviennent plus ou moins directement d'un malheur éprouvé depuis long-temps, mais dont le poids, le souvenir, *velut spina in corde,* selon la belle expression d'Hippocrate, ont tout à coup brisé ou détruit peu à peu les ressorts de l'économie. De même, plus les hommes ont une intelligence élevée, brillante, active, plus ils ont vécu de la vie de la pensée, plus souvent aussi le mal

les atteint avec violence. Le chagrin concentré
fut certainement le vautour qui déchira les entrailles de Napoléon enchaîné sur le rocher de
Sainte-Hélène, c'est à cette cause qu'il dut le
développement rapide de la maladie dont il avait
le germe, celle qui fit périr son père à Montpellier, dans un âge peu avancé. Remarquons
que ces résultats ont lieu à toutes les époques
de la vie. Si les individus qui meurent à vingt
ou trente ans, dans l'âge où la mort n'a pas
encore le droit de se présenter, avaient été parfaitement heureux, ils n'eussent peut-être jamais
été atteints de la maladie à laquelle ils ont succombé, sauf les cas, bien entendu, d'affections
héréditaires, qui germent spontanément et sans
cause appréciable.

Il est, à cet égard, deux remarques à faire :
la première, que les effets toxiques des affections morales tuent bien rarement sur le coup,
quoiqu'il y en ait des exemples; c'est ce qu'un
médecin désignait sous le nom d'*apoplexie morale*. Presque toujours l'atteinte produite sur un
organe quelconque, ordinairement le plus affaibli, ne se manifeste bien évidemment qu'a-
près un temps plus ou moins long; on dirait
qu'il y a une sorte d'incubation proportionnée
au principe et au tempérament, en sorte que

le rapport de l'effet à la cause ne peut être que
très-difficilement saisi dans beaucoup de cas.
Un homme, après avoir perdu un procès d'où
dépendaient sa fortune, son bien-être, celui de
sa famille, meurt souvent de chagrin en assez
peu de temps; mais combien de fois aussi de
longues années se sont écoulées pendant lesquelles le principe morbifique n'a agi que sourdement; dès-lors on ne voit plus que le résultat. La seconde remarque, conséquence de la
première, c'est que la cause morale qui détruit
tant d'organisations est presque toujours inconnue. Le médecin lui-même ne la découvre que
tard et difficilement, si jamais il la découvre.
Il y a tant de vanité dans nos attachemens, de
vide dans nos espérances, de déceptions dans
notre bonheur, que les effets sont évidens,
tandis que la cause échappe presque toujours.
Mais s'il était possible de découvrir les secrets
de l'existence privée, si l'on pouvait pénétrer
dans l'intérieur de chaque famille, il n'en est
presque pas une où l'on ne découvrît quelqu'un
de ces drames douloureux dont l'action détruit
la paix et le bonheur, plaies secrètes, profondes, quelquefois mortelles, souvent recouvertes
de sourires, de tranquillité, d'orgueil et de
mensonges. Il y a là pour la vie, pour la santé,

plus de causes destructives, plus d'épuisement, plus de maladies que dans les principes les plus malfaisans de la nature matérielle. Vous pouvez découvrir des individus qui ont souffert sans grand danger l'atteinte des influences extérieures les plus pernicieuses, des substances délétères les plus formidables, mais cherchez un être condamné à un dévouement et à des sacrifices ignorés ou méconnus, à supporter le pénible sentiment d'une rivalité jalouse, d'intérêts froissés, de droits outragés, de longs et violens chagrins, et dont la santé restera inaltérable, vous ne le trouverez pas, du moins s'il a un cœur, s'il a une âme, s'il est un homme enfin. C'est là le principe du triste privilége de notre espèce sur les animaux, et je suis étonné que Stalh n'ait pas donné à cette cause plus d'extension dans sa célèbre Dissertation *De frequentiâ morborum in homine præ brutis.*

Soyons donc convaincus que chaque existence humaine a son ver rongeur, sa plaie cachée, son mystère de douleur. Trop souvent la tranquillité n'a lieu qu'à la surface, aussi personne en apparence ne meurt ni de chagrin, ni de désespoir, ni de l'envie, la plus horrible des maladies morales, ni de calomnies patentes ou déguisées, ni d'ambition trompée, ni d'illusions détruites, ni d'espérances cultivées sans fruit, ni de la perte d'objets chéris ; c'est la gastrite, c'est la péricardite, c'est le cancer à l'estomac ou à l'utérus, c'est l'hypochondrie, l'anévrisme, l'apoplexie, toute la nomenclature scientifique, qui remplacent par l'effet évident le principe réel, actif mais caché de tant de maux. La cause du cancer est dans les nerfs, disait le célèbre praticien Ant. Dubois ; il avait raison, tout est là, au moins pour la source d'une multitude de causes. La douleur morale, vive et forte, est donc le point de départ du plus grand nombre des altérations organiques ; il y a dans ce seul mot *passion* des abîmes de douleurs et de souffrances. Ce mot est d'ailleurs énergique et plein de sens, car l'expression grecque *pathein*, signifie tout à la fois sentir et souffrir. C'est là ce qui fait qu'aucun homme, quels que soient d'ailleurs sa constitution, sa force physique, son savoir, sa raison, n'en est exempt, fût-il médecin, et médecin profondément instruit. Le célèbre John Hunter eut une angine de poitrine qui finit par être mortelle, et dont l'origine était une affection morale. Ce fut la crainte qu'il eut long-temps de devenir hydrophobe, à cause d'une plaie qu'il s'était faite à la main en disséquant le cadavre d'un individu mort de la rage ; il en fit l'aveu au docteur Pitrann, son ami.

Quelque difficile qu'il soit d'expliquer de pareils effets, on y parvient néanmoins jusqu'à un certain point, si l'on comprend bien l'action physiologique et pathologique des divers centres du système nerveux fortement excités sur les fonctions et les organes. Certainement on ignore le mode, le comment intrinsèque du phénomène, mais on ne saurait nier que l'influence plus ou moins prolongée de cette surexcitation, la force, la vivacité, la profondeur, la tenacité des impressions déterminent le degré des désordres physiques qui en sont la conséquence, et dans des conditions d'organisme particulières. La douleur morale est comme toute sensation énergique, elle rayonne dans les nerfs les plus éloignés du centre cérébral. Plus on approfondira ce sujet et plus ce principe s'affermira ; on peut donc poser comme démontrée la proposition suivante :

QUE L'INTENSITÉ DE LA PASSION OU SOUFFRANCE MORALE, PUIS LA VIOLENCE ET LE DANGER DES EFFETS MORBIDES DONNÉS COMME RÉSULTATS, SONT FATALEMENT PROPORTIONNELS A L'INTENSITÉ, A LA DURÉE DES IMPRESSIONS, AINSI QU'A L'ORGANISATION INDIVIDUELLE.

Ainsi, d'une part, cette multitude de sensations, d'impressions, de regrets, de souvenirs douloureux que reproduisent les évènemens et les agitations de la fortune humaine, stimulant sans cesse le cerveau et, par suite, les différens viscères qui, à leur tour, réagissent sur l'encéphale; de l'autre, des organisations sensibles, irritables, chez lesquelles le malheur retentissant jusqu'aux dernières fibrilles, se multiplie par la crainte, se perpétue par le souvenir. Il ne faut pas oublier, en effet, que dans le grand et impétueux mouvement d'une passion vive ou d'un malheur irréparable, toutes les pensées, tous les sentimens, toutes les forces de la vie convergent vers un seul point et sont, pour ainsi dire, au service de l'*idée fixe* et prédominante. On conçoit qu'il y a dès lors une si grande tension des ressorts de l'existence, un trouble si complet dans les fonctions, une surexcitation de la sensibilité si marquée, si évidente, si exagérée, que la vie ne peut résister que difficilement à de pareils mouvemens, pour peu qu'ils se répètent ou se prolongent. Le patient souffre au début par cet état violent, hors de mesure avec les proportions ordinaires de la vie, qui caractérise les grandes agitations de l'esprit, puis par l'abattement, par l'affaissement subsé-

quent, toujours relatif à l'exaltation des mouvemens précédens. Or, ces oscillations de la sensibilité entre deux extrêmes sont peut-être la source
la plus abondante de nos maladies. Remarquons
en outre que l'excitation morale produit d'ailleurs les mêmes effets que les agens physiques.
Il y a ici une sorte d'identité phénoménale ;
quand l'irritation que les premiers déterminent
est portée jusqu'à *l'orgasme,* autrement dit, à
un très-haut degré, il arrive bientôt un *collap-
sus* plus ou moins complet des forces vitales ;
l'équilibre de celles-ci se brisant par leur excès
de tension, il en résulte un état de mort des
tissus, qu'on désigne sous le nom de *gangrène*
ou de *sphacèle.* De même aussi quand l'exaltation et la concentration des sentimens s'élèvent
à un *summum* d'activité, on voit toujours suc-
céder à cet état violent une sorte d'anéantissement moral, de faiblesse, de prostration de
l'intelligence dont le résultat est parfois le suicide. Quelques individus, conduits par une
haute et ferme raison ou par des principes religieux, peuvent seuls échapper au naufrage ;
mais combien d'autres succombent à la radicale
impuissance de leur volonté !

Il faut avouer néanmoins que les affections
morales, même assez vives, n'amènent pas tou-

jours d'aussi tristes conséquences. Quelquefois même, quoique bien rarement, les résultats sont avantageux à l'économie, soit par le mouvement énergique que ces affections impriment aux actes vitaux, soit par leur direction conforme aux désirs du patient; certes, les vertus pharmaceutiques de l'amour heureux sont bien connues.

On sait que, d'après ces données, Galien avait divisé les affections de l'âme en *deux classes* principales. Celles qui étant favorables aux désirs ont un mouvement prononcé d'extension, mouvement salutaire et bienfaisant, tandis que les autres ont une action dépressive, concentrée et par conséquent nuisible; théorie qui n'est pas sans fondement, et que le médecin de Pergame avait lui-même puisée dans les écrits des philosophes grecs. En effet, dans les premières, l'activité vitale se réveille avec énergie, il y a une forte réaction du centre à la périphérie, la satisfaction de l'être moral passe aussitôt à l'être physique, tandis que le contraire s'observe dans les affections opposées. Un homme craint un évènement fâcheux, examinez - le médicalement : tout son être est empreint de cette irritante anxiété produite par un malheur qui menace sans cesse, une force comprimante semble avoir frappé l'économie en-

tière. Rigoureusement parlant, cet homme est op-
pressé, il respire peu et mal, son appétit est nul,
ses digestions imparfaites, son sommeil inter-
rompu, le cœur manque d'énergie impulsive, et
le *vis à tergo* circulatoire est languissant ; aussi la
chaleur est diminuée, la peau devient pâle, les sécrétions se troublent, on remarque surtout une
angoisse extrême ressentie à l'épigastre ou au
scrobicule du cœur, comme on disait autrefois ;
enfin il y a imminence morbide prononcée. Mais
cet homme apprend que l'objet de ses craintes
n'existe plus ; alors non seulement disparaissent
les symptômes précédens, mais la vie reprend
de la force, de l'intensité, de l'ampleur, si l'on
peut ainsi s'exprimer. Cet homme assure qu'on
lui ôte *un poids de mille livres* de dessus la poitrine, et il a raison, car rien n'étreint, rien ne
comprime comme la crainte et le désespoir.
C'est là une chose commune, mais qui se répétant journellement, se modifiant, se variant,
se transformant de mille manières différentes,
influe prodigieusement sur l'économie, l'agite,
la bouleverse, la fatigue et l'épuise. Il faut donc
toujours en revenir à ce principe, qu'au fond,
au début et dans le cours de la plupart des maladies, se trouve une affection morale. Le savant Mœringhen a complètement raison quand

il dit : *Vix ullus reperitur morbus, cui non aliquod animi pathema, vel ansam, vel incremen-
tum, vel remedium dederit.* (DE ANIMI PATHEM :
Lugd., Batav., 1763.) C'est-à-dire, « il n'est
peut-être pas de maladie dont une affection de
l'âme ne soit ou le principe, ou la cause d'augmentation, ou le remède. » Axiome aussi vrai
que fécond en beaux résultats pratiques. En effet, on peut déjà entrevoir l'importance de la
médecine morale, combien seront puissans les
moyens qu'elle emploie, si, aidé de l'observation et d'une expérience tout à la fois clinique
et philosophique, on sait les appliquer à propos,
avec choix, avec persévérance et surtout avec un
judicieux discernement.

Il est d'ailleurs un principe qu'il ne faut jamais perdre de vue dans cet objet d'une étude
difficile et compliquée, c'est d'examiner, de
suivre attentivement le mode normal ou irrégulier de l'innervation, les phénomènes multi-
ples, les innombrables modifications du système nerveux, comme seul intermédiaire entre
l'intelligence et les organes. Ce système fournit
une explication assez plausible des troubles
fonctionnels produits par les affections morales. C'est par-là que l'on conçoit jusqu'à un certain point ce mystère, comment une douleur

morale, être métaphysique qui n'existe que dans la pensée et le sentiment, passe en quelque sorte dans les nerfs, dans les organes, dans les tissus, dans le sang, dans les humeurs, et les altère plus ou moins profondément; comment les affections morales vives et fortes, tantôt doublent et triplent les forces musculaires, tantôt les anéantissent et les stupéfient; comment, poussées à l'extrême, elles brisent ou raniment la vitalité et l'atteignent dans son essence; comment, semblables aux autres maladies, elles ont des périodes de rémission et d'exacerbation; comment l'exaltation du système nerveux rend moins susceptible de contracter certaines maladies, tandis que le contraire s'observe dans le chagrin et les affections dépressives; enfin, comment, malgré les dangers, les maladies, on ne peut souvent ni vaincre ni fuir les tourmens de la passion, parce que, à l'exception du chagrin profond, les agitations qui l'accompagnent ont toujours quelque charme lié à un vif et constant désir d'excitation. Toutefois c'est un charme qui tue par un double effet d'élan et de compression, de transport et d'abattement, d'exaltation et d'épuisement.

Sans vouloir pénétrer dans le champ de la

métaphysique, sans prétendre également dire ce qu'est l'élément indiscernable qui, s'élançant dans les nerfs, établit les rapports de l'intelligence et de la matière organique, on peut assurer néanmoins que la sensibilité morale est constamment liée à la sensibilité physique, puisque celle-ci est en quelque sorte le *substratum* de la première (1), et qu'il est possible de présumer l'indivisibilité de la trame organique et de la matière nerveuse. Ainsi la sensibilité morale et la sensibilité organique provenant d'une même origine, se gouvernent par les mêmes lois ; elles diminuent, elles s'élèvent, elles s'abaissent, elles s'exaspèrent ou s'épuisent en même temps. On les voit, dans la grande majorité des cas, se correspondre réciproquement ; il y a un *processus* d'action de l'une à l'autre, qui démontre que se coordonnant sans cesse, elles tendent toujours à établir l'unité vitale et sensitive. Cette loi, le fait le plus saillant, le plus

(1) Plusieurs auteurs, notamment Boerhaave et Cullen, supposent même que tous les solides de l'animal tirent leur origine des nerfs, et qu'ils ne sont que le prolongement de la substance médullaire. *Quia imo fere demonstrabile est…. omnem totius nostri corporis solidam massam, meris modo nervis at elementis suis, absolute constructam esse.* (BOERH., *Instit.*, *méd.*, §. 440.)

remarquable de physiologie psychologique, explique en partie l'action du physique sur le moral, *et vice versâ,* leurs rapports les plus constans, les plus immédiats. Aussi un ancien disait-il « qu'on ne peut guérir les yeux sans guérir la tête, guérir la tête sans guérir le corps, e
le corps sans guérir l'âme. » Il faut donc s'appliquer à bien connaître la sensibilité physique individuelle, car la surexcitation qu'elle
éprouve comme suite de la douleur morale,
est toujours le point de départ d'une foule de
maladies dont le siége et la forme varient infiniment. C'est là ce qu'il ne faut jamais perdre
de vue, si l'on veut étudier et parcourir avec
fruit la gamme sans fin des émotions humaines, et calculer jusqu'à un certain point leur
influence morbifique. Quoique ce ne soit pas
ici le lieu d'établir un parallèle qui nous mène-
rait trop loin, on peut dire néanmoins que l'irradiation *dynamique* du système nerveux sur
chaque organe, autant qu'il est possible de la
connaître, donne la clé d'un grand nombre de
maladies, conséquences d'affections morales
vives et profondes. Si dans l'état ordinaire et
physiologique, il n'est pas un sentiment, pas
une idée, pas un acte de l'intelligence qui ne
soit modifié par la disposition nerveuse et son

énergie fonctionnelle, qu'on juge de son influence lorsque ce système est violemment et
radicalement agité par des idées, par des sentimens extra-normaux. Tâchons donc d'apprécier rapidement cette influence sur l'économie
en général et sur certains organes en particulier.

§. II.

DES ORGANES ET DES HUMEURS PRINCIPALEMENT AFFECTÉS PAR LA SOUFFRANCE MORALE.

Une des bases de la médecine qui nous occupe est non seulement de connaître l'influence de la surexcitation morbide nerveuse en général, mais de savoir sur quels organes principaux cette disposition organique peut avoir lieu. Il convient de s'en assurer, si l'on veut que les déductions *pratiques* soient positives et les applications directes et faciles. Une première chose à considérer, c'est que toute affection morale portée au degré *de la passion* ou souffrance, quelqu'en soit la forme, stimulante ou dépressive, s'exerce comme toute autre maladie, dans des limites plus ou moins étendues, mais toujours proportionnées à l'organisme qui en est atteint. Une cause matérielle détermine une pleuro-pneumonie; n'est-il pas vrai que l'intensité de cette maladie sera moins en rapport avec sa cause qu'avec la disposition même de l'individu? Eh bien! la même remarque a exactement lieu pour la souffrance morale; elle s'exerce entre un *maximum* et un *minimum* d'action toujours relatif au mode d'action nerveuse individuel. Il y a des cœurs en proie à certaines agitations qui les sillonnent de manière à y laisser d'éternelles empreintes, tandis que la même cause effleure à peine d'autres personnes. Par la même raison, il est des tempéramens moraux qui résistent à l'injustice, à la critique malveillante, tandis qu'il en est de maladifs et d'irritables, pour qui le souffle même de la calomnie est un poison mortel. C'est au médecin à bien apprécier ces importantes différences, s'il le peut, quoique toujours avec une prudente circonspection. Un léger coup fait jeter des cris à une femme délicate, mollement élevée, un coup de bâton rompt la jambe d'Epictète sans même l'émouvoir, tout orgueil de philosophie à part, toujours par le même motif. Cependant il faut observer que l'éducation, les préjugés, les passions, les circonstances modifient à leur tour les affections et commandent à l'économie. Ainsi, remarquez que quand il s'agit du moral, la constitution physique ne suffit plus aux phénomènes, comme dans les cas pathologiques ordinaires ; l'idée est tout, remplace tout, gouverne tout. Une jeune demoiselle d'une organisation délicate, éminemment impressionnable, qui ne peut supporter une piqûre d'abeille sans être fortement agitée, souffrira pourtant sans crier, et le plus stoïquement possible, les douleurs d'un enfantement inopportun dans la maison de son père. Que cette dame, mise tout-à-l'heure en opposition avec un philosophe, vienne à éprouver une grande passion, par exemple : qu'un enfant adoré soit menacé de perdre la vie, alors, soyez-en sûr, elle supportera sans se plaindre les plus grandes fatigues, les plus vives douleurs du corps. Inspirez à une jeune coquette, accoutumée à une vie sensuelle, des sentimens religieux exaltés, elle s'abandonne à des austérités dont l'idée l'eût fait frémir à une autre époque. Comprend-on maintenant tout l'ascendant du moral sur l'économie, autrement dit, la puissance de l'âme? et qui n'a pas compris ses miracles n'est pas médecin dans la haute acception de ce mot.

Quoi qu'il en soit, on peut dire que la souffrance morale, vive et surtout prolongée, affecte profondément l'organisme, détruit peu à peu les forces, ou leur imprime une activité morbifique, mais toujours en raison de l'état individuel. La cause ou l'agent peut varier, mais tout le reste du corps est ou doit être atteint, car l'organisation humaine est ainsi faite, qu'on ne peut toucher l'une de ses cordes sans que toutes ne résonnent. Remarquons encore que plus l'excitation morale se répète, plus ses efforts se reproduisent avec facilité, ce qui tient à cette loi physiologique si étendue et si féconde, que *plus les nerfs sont irrités, plus ils sont irritables*. Et cette irritabilité, à moins d'une grave maladie, finit même par dégénérer en habitude et en besoin. C'est là ce qui explique pourquoi l'homme, en général, ne pense vivre que lorsqu'il est fortement stimulé. Aussi voit-on certaines personnes dont l'état de crise est l'état habituel, éprouver un besoin d'émotion si effréné, qu'elles ne souffrent véritablement que du repos où par-

fois elles sont ramenées par l'impuissance ou
l'épuisement. Elles recherchent et résistent un
certain temps du moins aux peines les plus cui-
santes, aux plus vives secousses de l'imagination; de toutes les tortures morales, *l'ennui* seul
est capable de les tuer. Comme leur corps, leur
âme est ainsi trempée, il leur faut les agitations,
les troubles, les délices, les joies amères des
passions. Rien de plus évident dans ce cas que
l'organisme entier est plus ou moins affecté,
mais il est infiniment rare que l'état normal se
soutienne long-temps avec de telles prédisposi-
tions, il y a constamment imminence morbide.
Un des premiers effets produits est un état
d'affaiblissement et bientôt de prostration générale, on est épuisé au physique et blasé au
moral. Et qu'on se garde de croire qu'alors
l'irritabilité cesse ou diminue; loin de là, elle
s'exalte pour la moindre cause, sous l'influence
du plus petit stimulant. On tombe dans la *susceptibilité nerveuse morbide*, cruelle disposition
du corps et de l'esprit qui ne donne jamais le
repos, ne permet plus la complète harmonie
des fonctions, et par conséquent la santé, *dum
vivit, moritur*.

Il est des personnes qui arrivent à cette mobilité nerveuse excessive, soit par des chagrins

prolongés, soit par des passions extrêmes ou par une activité sans relâche de l'intelligence, souvent aussi par ces diverses causes réunies. On voit également des individus chez lesquels l'irritabilité nerveuse est pour ainsi dire innée; mais malheur à eux si les évènemens de leur fortune viennent ajouter de violentes stimulations à cette fatale prédisposition, leur santé est bientôt exposée à de cruelles atteintes. Pour ces individus tout est influence active, cause intense de sensation, d'impression, de joie, de douleur, de chagrin et de bonheur. Alors les plus petites causes agissent comme les plus grandes sur d'autres sujets. Les relations des choses avec une pareille organisation sont toujours dans des proportions extrêmes, ce qui est constamment dangereux.

Mme *** confiée à mes soins depuis long-temps, ne supporte que difficilement l'impression d'une multitude d'agens physiques; l'odeur seule de café l'agite ; une petite cuillerée de vin de Bordeaux ordinaire dans un verre d'eau l'empêche de dormir tout une nuit. Mme Helvétius, l'épouse du célèbre philosophe de ce nom, se trouvait mal chaque fois qu'elle passait sur la place Louis XV. La vue d'un pauvre la faisait frissonner de la tête aux pieds. Mme de la Fayette fondit en larmes et éprouva des attaques de nerfs, en imaginant les dangers auxquels serait exposé le duc de la Rochefoucault, dans la campagne qui ne devait s'ouvrir que *six mois* plus tard. Dans cet état, les sens, comme tout le reste du système nerveux, acquièrent toujours une incroyable finesse de perception, particulièrement le tact et l'odorat.

Ainsi la douleur morale produit des effets généraux qui, dans certains cas, sont les seuls qu'on puisse observer, notamment quand la cause ne persiste pas, ou bien lorsque l'individu la surmonte soit par tempérament, soit par une force de raison supérieure. Ces effets se remarquent sur l'organisme entier; et à moins de circonstance particulière, l'observateur le plus superficiel peut aisément les reconnaître. Supposons un chagrin profond, quelqu'en soit la cause, sur un individu éminemment sensible; on remarque bientôt un sentiment de langueur générale, l'abaissement, puis la chute des forces musculaires, la perte de l'appétit, la petitesse et quelquefois l'irrégularité du pouls, le froid de la peau et surtout des extrémités, la pâleur de la face, la maigreur; les traits sont altérés, il y a une diminution plus ou moins sensible, comme j'en ai fait la remarque, dans la force du cœur et des artères, un sentiment d'oppression, d'anxiété, une respiration laborieuse et lente qui entraîne les soupirs et les sanglots, etc.; enfin un ensemble de symptômes qui, considérés sous deux points de vue généraux, annoncent, d'une part, un état *d'asthénie* et d'affaiblissement de l'organisme, de l'autre, un état permanent d'irritation nerveuse et morale. Tous ces signes prouvent évidemment un défaut d'innervation, selon les lois ordinaires de la physiologie. Poussés plus loin, ils annonceraient de très-graves accidens, ce qui a lieu dans certains cas où la douleur morale, vive et poignante, saisit comme une *crampe* l'imagination et les forces du patient. Cependant si la cause persiste, si la souffrance continue, il y a toujours un contre-coup sur un organe en particulier, et les lésions que cet organe éprouve réagissent à leur tour sur l'économie entière. Examinons ce point important.

Dans l'état ordinaire, l'organe le plus fréquemment exposé aux atteintes de la douleur morale est assurément le *cerveau*. Il en est le siége, le point de départ, comme le foyer le plus actif. A cet égard, on peut adopter l'opinion de Gall, bien que ce médecin n'ait tenu aucun compte des influences viscérales. Certes le *besoin* peut naître ailleurs dans l'économie,

mais la *passion* qui en est parfois la conséquence a son siége immédiat dans le cerveau,
et nulle part sa fatale influence ne se manifeste
avec plus d'évidence et de danger. Mais c'est ici
qu'il est facile de voir, pour le dire en passant,
combien tout phénomène moral nous est inconnu dans son essence et son mode d'action ;
car est-il rien que nous connaissions plus su-
perficiellement que nous-mêmes ? En effet, comment se fait-il qu'une idée tout à fait métaphysique, invisible, intangible, sans étendue, sans
forme ni substance, agit néanmoins avec une
force, une persévérance capables de détruire
l'organisme matériel le plus fortement constitué ?
Un homme apprend qu'à deux mille lieues de
distance, le vaisseau qui portait sa fortune est
englouti dans les flots, qu'une banqueroute im-
prévue le réduit à l'indigence, que son fils
unique a perdu la vie, etc., etc. Rien ne le touche, rien ne l'atteint physiquement, mais *l'épine
morale* enfoncée dans le cerveau, amènera presqu'infailliblement les plus graves accidens. Au
reste, quelque ignorée que soit la cause, les effets
n'en sont pas moins patens et funestes. Le premier de tous est une commotion extrême, rapide, fulgurante, qui ébranle l'organe. A ce
premier effet, succède une douleur plus fixe et

plus profonde, plus âpre, dont le résultat est d'irriter continuellement le cerveau; de là, la perte du sommeil, l'augmentation de l'irritabilité physiologique; puis au moral, la disposition à l'emportement, à la méfiance, à la morosité; et si rien ne détruit ou n'efface la cause, la *méningite*, les *congestions* encéphaliques, *l'apoplexie*, les *paralysies*, les *ramollissemens* du cerveau, *l'aliénation* mentale, enfin une série de maladies qu'il n'entre pas dans notre plan d'exposer ici, en sont les suites plus ou moins immédiates. Mais où donc est la racine de tant de maux? dans une idée, et cette idée commande à toutes les autres. Si une vive douleur physique *obscurcit* une autre douleur, de même aussi dans une affection morale, absorbante et suprême, tous les autres sentimens s'affaiblissent et s'effacent; une seule idée prédomine et stimule l'imagination, c'est *l'épine morale.* Toutefois remarquons que cette idée n'a pas toujours le même degré de force et d'activité, ce qui rend les effets morbides très-variables. Ainsi on peut établir dans une ligne ascendante, l'idée *importune,* l'idée *opiniâtre,* l'idée *fixe* et l'idée *inexorable;* en étudiant attentivement plusieurs malades, on peut s'assurer que ces différences ou nuances sont exactement fondées sur l'expérience. Souvent cette idée cruelle s'affaiblit peu à peu, le temps a fait son bienfaisant office; mais d'autres fois, implacable dans sa violence, dans sa ténacité, elle persévère, elle résiste à tout, sa malfaisante activité ne cesse qu'avec la mort, volontaire ou naturelle de l'individu qu'elle a saisi et frappé.

L'*estomac* est, après le cerveau, l'organe le plus fortement compromis dans les affections morales; elles ont sur ce viscère un retentissement direct que les personnes étrangères à la médecine reconnaissent et signalent aisément. Le premier effet d'un vif chagrin, et même d'une joie subite extrême, est de suspendre l'appétit et de rendre les digestions laborieuses : bien entendu que cette disposition morbide n'a lieu que momentanément dans le second cas. Il est évident que cette suspension des fonctions de l'estomac tient à l'altération de la sensibilité et de la contractilité gastriques, déterminées elles-mêmes par l'irrégularité de l'innervation. Pour moi, je pense qu'il y a dans ce cas un commencement de paralysie du viscère dont il s'agit, toujours dans des proportions relatives à la cause et au sujet atteint. Quoi qu'il en soit, de graves maladies ne tardent pas à se déclarer, comme l'*inflammation sourde*, le *squirrhe au pylore*, les *ulcérations cancéreuses*, les *perfora-*

tions, l'*hématemèse*, les *congestions mélani-
ques*, etc., etc. Les *gastralgies*, si variées dans
leurs formes, leur tenacité, la facilité des re-
chutes, tiennent souvent à cette cause. Quelquefois on ne remarque aucune lésion appréciable,
mais l'estomac, pour ainsi dire sans ressort,
sans activité, se refuse à toute fonction diges-
tive. Qu'arrive-t-il? Bientôt le chyle et le sang
sont dépourvus de qualités alibiles, les organes
manquent de nutrition, le corps s'affaiblit, mai-
grit, la consomption a lieu, et le malade ne voit
le terme de ses maux qu'avec celui de son existence. Quelquefois encore rien n'a paru à l'extérieur, de l'affection morale; l'émotion et les
larmes ont été contenues, comprimées, mais le
ravage intérieur n'en a été que plus grand, plus
rapide, plus meurtrier; un chagrin toujours re-
naissant a bientôt détruit, consumé les ressorts
de la vie; l'*idée* n'a pas lâché prise. C'est là ce
qui explique pourquoi la langueur morale est
souvent la cause du marasme physique. A l'ouverture du cadavre, aucune lésion ne se découvre, le poison a stupéfié l'estomac. C'est ainsi
que succomba, il y a près de cinq ans (1839),
Mme N***, l'épouse d'un chanteur célèbre dont
le suicide à Naples fut si célèbre en Europe.
On a dit avec raison qu'un chagrin secret et

prolongé était une lime sourde qui usait l'existence; on vient de voir comment cet effet a lieu
d'après les lois ordinaires de la vie et la succession des symptômes qui amènent enfin la
dernière catastrophe. Les *intestins* ne paraissent
pas aussi soumis que l'estomac aux influences
morales; serait-ce à cause de leur éloignement
du plexus gastrique? Cependant on a observé
que la frayeur subite diminuait leur contractilité, notamment celle des sphincters. Quelques
personnes ont assuré que c'est à la suite de vives secousses de l'âme, que l'auteur célèbre de
la *doctrine de l'irritation* fut atteint de la maladie intestinale à laquelle il a succombé.

Le *cœur*, sous le rapport anatomique et physiologique, n'est plus considéré comme le siége
des passions, ainsi que dans le langage des moralistes. Cependant cet organe est soumis plus
ou moins directement à leur influence. C'est
une chose vulgaire que pendant leur terrible
mouvement d'excitation et de dépression, non
seulement la région précordiale éprouve comme
un sentiment d'anxiété inexprimable, mais que
le cœur lui-même participe à cet état extra-normal. Qui n'a senti cet organe battre avec force,
avec rapidité, dans ces momens de tristesse,
d'incertitude, de désespoir ou d'enivrement

auxquels la vie humaine est assujétie? Quoique les nerfs du cœur soient peu apparens, il est certain néanmoins que sous l'influence de *l'idée fixe*, prédominante, leur action cesse d'être régulière. Aussi, tantôt le cœur est violemment excité, des flots de sang y abondent, il semble jouir d'une vitalité surabondante; tantôt au contraire, atonique et sans énergie, ses mouvemens sont lents, difficiles et tumultueux; dès-lors la circulation diminue d'activité; du centre à la périphérie tout languit, le ressort principal de la vie manquant lui-même de la vigueur nécessaire à ses fonctions. On conçoit dès-lors qu'indépendamment des effets généraux, l'organe soit exposé à de graves atteintes. Si les battemens d'un cœur satisfait moralement donnent à l'existence du charme et de la force, qu'on juge de ce qui doit arriver sous l'influence d'un sentiment douloureux et exalté; les palpitations, les oppressions, bien plus encore, les ulcérations, les hypertrophies, les rétrécissemens, les dégénérescences de l'organe en sont les suites presqu'inévitables. Il n'y a peut-être pas d'anévrisme au cœur qui n'ait une cause morale pour principe; et quand le vulgaire dit qu'un violent chagrin est un *crève-cœur*, c'est une vérité qu'il faut entendre au physique comme au moral. Le célèbre Fourcroy, auteur de la loi qui régit encore les médecins, en fut un insigne exemple. Napoléon l'avait flatté de le nommer grand-maître de l'Université, mais il donna cette place à M. de Fontanes. Fourcroy en éprouva un si violent chagrin, qu'il sentit redoubler aussitôt les douleurs qu'il éprouvait au cœur; saisi enfin d'une atteinte subite au moment où il signait quelques dépêches, il s'écria : « Je suis mort! » en effet, il tomba dans les bras de son neveu, qui était présent, et quelques instans après il n'était plus (16 décembre 1809).

Remarquons encore que si les sentimens énergiques augmentent l'action circulatoire, le chagrin prolongé donne au système veineux une prédominance marquée sur le système artériel. Lieutaud dit avoir trouvé la veine cave monstrueusement dilatée chez un homme qui avait eu beaucoup de chagrin. (*Hist. anat. méd.*, tome 1, page 135.) D'ailleurs on connaît l'ancien proverbe : *Qui voit ses veines, voit ses peines;* de pareils phénomènes s'expliquent aisément par la diminution de la contractilité du cœur, signalée plus haut, et les stases de sang qui en sont la conséquence.

Le *foie* est un viscère fréquemment atteint dans les affections de l'âme, mais ce qu'il y a de particulier à cet organe, c'est qu'il n'est affecté le plus souvent que par la douleur morale chronique. Les longs chagrins *jaunissent,* l'envie, cette hideuse forme de la souffrance morale, imprime aussi très-souvent cette couleur au système cutané. Quelquefois l'attaque hépatique est si vive et si forte qu'elle détermine une inflammation suivie d'abcès, comme il arriva à Racine, après avoir déplu à Louis XIV, maladie dont mourut ce grand poète. Le plus souvent, l'affection persistante occasionne un engorgement général ou partiel, puis une dégénérescence plus ou moins étendue du foie, maladie qui résiste ordinairement à tous les moyens de l'art, la cause même ayant cessé d'exister.

Maintenant, il resterait à déterminer si l'atteinte portée au foie est idiopathique, ou bien le résultat sympathique de l'affection de l'estomac. Je ne pense pas qu'il soit possible, dans l'état actuel de la science, de donner la solution de cette question. J'ai pourtant vu, à la suite de longs chagrins, se former dans le foie des calculs biliaires, sans que l'estomac parût rien éprouver de fâcheux.

Les autres organes de l'économie, comme les poumons, les reins, la vessie, ne paraissent pas être placés aussi immédiatement sous l'influence irritative de la douleur morale que ceux dont nous venons de parler ; voilà du moins ce que les observations cliniques ont démontré jusqu'à ce jour. Mais ce qu'on ne saurait contester, c'est que certains fluides de l'économie éprouvent une altération plus ou moins profonde et immédiate, par suite d'une affection morale indépendante de l'action des solides. J'ai cité ailleurs l'opinion de Borelli, qui affirme que, dans un paroxisme de colère, la température du sang est aussi élevée que dans un accès de fièvre. *S'échauffer le sang* est donc une expression tout-à-fait juste sous le double rapport physique et moral. Il est certain que quand un homme est d'un caractère habituellement calme, posé, réfléchi, quand il est de *sang-froid,* ce fluide circule non seulement avec régularité, avec une égale répartition, mais sa substance semble plus homogène, plus nutritive. Le contraire s'observe quand le caractère est vif et emporté ; alors le sang bouillonne, il s'altère et prédispose singulièrement aux inflammations. On peut donc, jusqu'à un certain point, connaître par le pouls le caractère d'un individu, le principe de ses actions ; car, une chose digne de remarque, et sur laquelle j'insiste, c'est la puissance de *trans-*

fusion organique des sentimens extrêmes et profonds, nouvelle preuve que tout s'identifie, que tout est *un* dans l'économie. Une idée fixe, je le répète, passe du cerveau dans les nerfs, de ceux-ci dans l'estomac, dans le cœur, dans le sang, dans d'autres humeurs ; l'économie en est en quelque sorte imprégnée, saturée, cette idée agit donc en quelque sorte sur tous les points.

Par l'influence subite d'un sentiment très-vif, la répartition du sang cesse également d'être normale, la vive rougeur de la figure ou sa pâleur, des oppressions à la poitrine, des crachemens, des vomissemens de sang, des hémorrhagies utérines, etc., en sont des preuves journalières.

La *bile* est un fluide également exposé à subir les impressions de l'activité morale extrême. Après un violent accès de colère, on a vu des individus vomir à flots de la bile plus ou moins pure, sans qu'aucune sensibilité ou douleur se manifestât au foie. Souvent aussi le fluide dont nous parlons s'altère dans ses élémens constitutifs ; une bile *âcre*, selon l'expression commune et qui n'est pas trop métaphorique, se fait sentir dans les actions, dans les paroles de certains hommes irascibles, c'est le *tumet jecur* d'Horace. L'esprit de haine, de ressentiment, de vengeance agit bientôt sous l'étreinte de ces sentimens funestes, capables de porter l'homme aux excès les plus condamnables. Que ce soit sympathie cérébrale ou non, remarquons encore que cette disposition organique est excessivement variable chez le même homme ; on dirait de véritables accès qui ont leur développement et leur crise ; un rien les détermine ou les calme. L'auteur de *Figaro* vint à Versailles proposer un gain illicite à **M.** de Vaudreuil. Celui-ci lui dit froidement : « Monsieur de Beaumarchais, vous ne pouviez venir dans un instant plus favorable, car j'ai passé une bonne nuit, *ma bile a parfaitement coulé,* j'ai très bien digéré. Si vous m'aviez fait hier une pareille proposition, je vous aurais fait jeter par la fenêtre. » **Peut-être** dira-t-on que les altérations de la bile n'ont lieu que parce que l'organe lui-même est altéré dans sa structure et ses fonctions. Sans nier tout à fait qu'il en soit ainsi dans certains cas, est-il prouvé qu'un fluide secrété ne puisse éprouver quelques modifications dans ses élémens, sans lésion de l'organe secréteur ? Je ne le crois pas. L'influx nerveux suffit seul à expliquer ces changemens souvent très-rapides, nous en voyons un exemple dans *le lait.* Il n'est peut-être pas de liqueur dans l'économie plus sensible, plus soumise aux atteintes des sentimens vifs et ardens. Le lait devient tout-à-coup fluide et aqueux, il s'épaissit, il s'aigrit, il diminue, il se supprime, il reparaît avec la plus grande facilité, par les causes morales, sans pourtant que les glandes mammaires aient éprouvé la moindre altération apparente ; l'influx nerveux subit, violent, irrégulier, peut seul rendre raison d'aussi brusques changemens. C'est là ce qui s'observe tous les jours chez les femmes éminemment nerveuses et impressionnables. Alors on conçoit le danger de confier à de pareilles mères le soin d'allaiter leurs enfans. Presque toujours leur tendresse excessive, mais peu calculée, est pour les nourrissons un danger imminent. Si Rousseau eût connu les lois de l'économie, il n'aurait pas insisté pour engager toutes les mères à nourrir leurs enfans; on ne saurait dire combien ses éloquentes paroles ont été fatales à la population.

Ce que je viens de dire des glandes mammaires peut aussi s'appliquer aux reins, organe secréteur des plus importans. Voici une femme atteinte d'hystérie, de cette maladie si bizarre que Sydenham, étonné de ses symptômes, l'appelait *diabolus redivivus*. Eh bien! un des caractères principaux des accès consiste dans un flux d'urines aussi abondantes que limpides. Est-ce à dire que les reins aient éprouvé une altération de structure ? Non sans doute, l'irradiation nerveuse a opéré seule dans ce cas. N'en est-il pas de même de l'abondante secrétion des larmes qui a lieu dans le chagrin ? Certes on ne peut pas dire qu'il y ait altération de la glande lacrymale ; tout est produit par l'influence nerveuse sur l'organe secréteur. Mais comment ? Que la science est loin encore de pouvoir donner une explication suffisante de ce phénomène aussi étrange que fréquent dans la pratique !

Quoi qu'en dise *Sanctorius,* il n'est pas possible de croire que les perturbations mentales aient sur la transpiration une action aussi forte, aussi directe qu'il le dit. Quand les sentimens sont tristes et pénibles, il est certain que la concentration des mouvemens, le ralentissement de la circulation diminuent la température de la peau, et par conséquent la quantité d'humeur transpiratoire. Le contraire a lieu dans la joie, parce qu'il y a un rapide mouvement d'expansion ; aussi la surface·cutanée est-elle chaude, colorée, et la transpiration abondante. C'est là, je crois, le seul moyen d'expliquer les variations de cette fonction sous l'influence des affections morales, dans les deux pôles opposés de leur action. La balance du médecin vénitien ne saurait fournir de meilleurs documens. Le capitaine Ross (*Voyage dans les régions arctiques*) dit que l'affaissement de l'énergie morale prédispose singulièrement le corps à percevoir la sensation du froid. Cela doit être, par la raison physiologique donnée précédemment. Le même voyageur remarque encore que, dans les tristes positions où il se trouva, on vit chez plusieurs hommes une sorte d'irritabilité morbide du genre de celle dont la retraite de Moscou et le naufrage de *la Méduse* ont offert de si mémorables exemples.

Tels sont les organes et les fluides principalement exposés à l'action de la souffrance morale ; toutefois il est aisé de présumer combien de modifications, combien de différences, de variétés, de nuances, se présentent à l'observation médicale, soit par l'intensité et la durée de la cause, soit par la prédisposition individuelle. Rappelons d'abord que si la douleur morale, forte et profonde, se communiquant à l'économie, se transforme en irritation organique plus ou moins active et dangereuse, par une opposition inévitable, une vive et pleine satisfaction de l'âme produit aussi les plus heureux changemens dans l'économie, soit en rap-

pelant, soit en maintenant l'équilibre des fonctions ; la joie aussi s'infuse dans le sang et les
organes. Néanmoins, il faut l'avouer, la douleur
morale, comme la douleur physique, semble
avoir des traits beaucoup plus acérés que le plaisir, aussi paraît-elle plus longue, plus âpre et
surtout infiniment plus fréquente. Dès la plus
haute antiquité, on a dit que l'homme était fait
pour la douleur; « la volupté même est douloureuse en sa profondeur, » dit Montaigne, et
tout concourt à prouver ces tristes vérités. Les
plaisirs sont passagers, superficiels, ils glissent
sur l'âme et le corps, tandis que la douleur,
toute providentielle qu'elle est, en raison des
lois de l'économie, naît de tous les organes, de
tous les tissus, de toutes les fibres, puis elle se
multiplie, se transforme, et sa triste fécondité
prouve combien elle est inhérente à tout être
doué de sensibilité. Aussi, qu'elle soit morale
ou physique, ses résultats sont bien autrement
marqués, bien autrement sentis et étendus par
la loi générale du *consensus* organique que ceux
de la joie. L'observation médicale doit donc principalement s'attacher aux effets de la première,
car les autres ne sont que des exceptions. Cependant, qu'on ne s'attende pas à relier constamment ces effets aux causes qui les produisent,

on tomberait plus souvent encore que quand il s'agit de médecine matérielle, dans des erreurs capitales de déduction. Qu'est-ce que la passion dans la plus grande acception de ce mot? Pas autre chose qu'un désir violent irrité par la contradiction. Or, qui donc pourrait déterminer, je ne dis pas mathématiquement, mais par approximation, la force et les résultats morbides de chaque passion dans ses degrés ascendans ou descendans? Il y a toujours dans les cas divers qui se présentent, une foule de données qui échappent, et pourtant si nécessaires à la solution complète du problème. C'est ici que les observateurs à principes fixes, les *iatrostatisticiens,* avec leurs calculs et leurs corollaires arithmétiques, manqueront toujours de base et d'appui pour leur doctrine, dans l'ordre des faits moraux. Tout ce qu'on peut dire, c'est que sous le coup d'une *idée fixe,* née d'un sentiment énergique et douloureux, l'économie ne tarde pas à être atteinte, soit dans son ensemble, soit à la longue dans un appareil d'organes en particulier. Cet état produit chez les uns des maladies aiguës, rapides, formidables, dont le siége est presque toujours dans l'encéphale; chez d'autres, la douleur morale agit lentement, sourdement, minant peu à peu les forces. Dans ce cas, il y a consomption, et la détérioration organique commence toujours, selon moi, par *l'estomac ;* enfin il en est peut-être de plus heureux, qui perdant tout à fait le sentiment de la personnalité, tombent dans l'aliénation mentale, objet tout à fait étranger à ce travail.

Ces données ne sont à vrai dire que générales, synthétiques, et ne suffisent pas ; mais lier et systématiser en un tout logique les faits et les axiômes, c'est là surtout la grande difficulté quand il s'agit des affections morales. Et la preuve, c'est que quand on veut préciser, induire avec quelque certitude, le médecin est arrêté dans une foule de cas ; alors que fait-il ? Il s'en tient aux désordres matériels et apparens. On dirait que l'œil de la science n'est pas fait pour suivre le travail souterrain et volcanique des passions, bien moins encore pour en calculer, pour en prévenir les ravages. Les affections du cœur humain sont si multipliées, si bizarres, si prodigieuses, si variées ; elles présentent un mélange tellement inextricable de phénomènes, de sensibilité morale et physique, d'actions et de réactions de l'intelligence sur les centres nerveux, de ceux-ci sur les organes et réciproquement, qu'il est souvent difficile d'en constater l'origine, le caractère et surtout les effets. Au reste, ces difficultés se

retrouvent constamment dans tout ce qui tient
à la pathologie du système nerveux. En effet,
les maladies de cet appareil si important dans
l'économie, même celles que nous croyons les
mieux connues, ne présentent-elles pas chaque
jour les contrastes, les anomalies les plus sin-
gulières, les mieux faites pour déconcerter le
praticien? « J'ai connu, dit Benjamin Brodie
(*Leçons sur le tic douloureux*), un malade souffrant d'une névralgie au pied, laquelle dépendait du rétrécissement de l'urètre, et qui ne résistait jamais à l'usage d'une bougie. Chez un
autre malade, la névralgie du pied dépendant
des hémorrhoïdes internes, se faisait sentir lorsque celles-ci sortaient de l'anus, tandis qu'elle
cessait quand les hémorrhoïdes étaient ré-
duites. » Voyez quelle bizarrerie! voyez quelle
complication dans des maladies si vulgaires! Or,
pourquoi s'étonner d'en trouver de plus grandes
encore quand il s'agit des passions, des sentimens exaltés, ce qu'il y a au monde de moins
saisissable dans sa cause, dans ses phénomènes
et son mode de propagation organique!

Si l'on voulait même pousser plus loin l'analogie de ces maladies, on retrouverait des rap-
prochemens d'autant plus marqués, qu'en définitive, comme on l'a déjà remarqué, toute douleur

a sa racine, son point de départ dans l'intelligence, *dolor est in intellectu.* N'est-il pas vrai
que la douleur est un jugement suite de la perception? Il ne faut donc pas s'étonner de certains caractères communs à la souffrance physique et morale, sans pourtant établir leur
identité. Ainsi la première, en raison de l'irritabilité nerveuse et des sympathies qui en résultent, s'accroît souvent par elle-même, s'étend,
se propage avec rapidité, comme on le voit dans
les névralgies, le tétanos, etc., jusqu'à épuisement de la vitalité. De même aussi on remarque
par une cruelle fatalité, que souvent la passion ou
souffrance morale n'affaiblit ni le désir, ni le
feu de l'imagination, ni les facultés aimantes du
cœur; au contraire, ces facultés semblent s'exalter en raison d'un excès maladif de sensibilité.

Toute douleur organique sourde, peu connue
dans sa cause et son siége, ou bien qui de l'extérieur est subitement répercutée à l'intérieur, a par
cela même un caractère plus dangereux qu'une
douleur extérieure dont la marche est connue et
les effets bien appréciés. De même aussi un sentiment violent, comprimé, pour peu qu'il y ait
ensuite un surcroît d'exaltation, brise plus
promptement les ressorts de l'économie, qu'un
sentiment qui s'exhale pleinement au-dehors, de

quelque manière que ce soit. Le grand inconvénient des caractères passionnés, est de ne
rien faire à demi ; dès lors il se fait chez eux
une concentration d'excitabilité nerveuse morbide, éminemment contraire au bien-être physique. C'est ainsi qu'on voit les plus graves maladies éclater après de longues et silencieuses
douleurs morales. Est-il rien en effet de plus
funeste que ce désespoir âcre, mordant, cor-
rosif, que recèlent certaines âmes profondément
blessées ? Très-souvent les indifférens n'en jugent qu'après l'évènement, et l'on dit avec raison : un tel est mort d'une passion sourde et
contrariée, d'un amour violent et secret, d'une
ambition *rentrée,* etc., quand la victime a succombé après avoir long-temps placé sur sa
bouche le sceau glacé de la résignation. Le docteur D***, un des traducteurs de l'ouvrage de
Morgagni (1820-1822), ayant échoué au concours de l'agrégation, en conçut un tel chagrin,
quoiqu'il n'en témoignât absolument rien, qu'au
bout de peu de temps il vomit les alimens qu'il
ingérait, et succomba à tous les accidens caractéristiques du cancer de l'estomac.

Pour continuer la comparaison, remarquons
encore que les maladies nerveuses les plus com-
munes, ont en général une marche assez irrégu-

lière ; toujours on observe des instans de rémission, puis de recrudescence plus ou moins fréquens et étendus ; la douleur morale dans presque
toutes ses formes, présente les mêmes phénomènes. Outre le sang-froid du lendemain, il est
certain que tout sentiment extrême a ses momens de calme, d'allégement, puis ses redou-
blemens, ses exacerbations. Enfin les affections
morales ont souvent, comme celles du corps,
leurs crises particulières. Des *vomissemens,* un
flux diarrheïque, mais surtout des *larmes* abondantes, terminent parfois, ou du moins diminuent de beaucoup les plus violentes douleurs de l'âme.

Traçons maintenant les indications à remplir
d'après les symptômes variés qui se présentent
à l'observation du médecin philosophe. Jamais
peut-être ce grand principe, que les indications
sont la base de la thérapeutique, n'a été plus
vrai, plus positif que dans le grave sujet qui
nous occupe.

§. III.

ÉTUDE SÉMÉIOTIQUE SUR LES AFFECTIONS MORALES.

Jusqu'à présent j'ai considéré les agitations de l'esprit et l'exaltation nerveuse qui en est le résultat, dans leurs effets généraux, puis dans les organes qui, secondairement, en sont le plus souvent atteints. Il s'agit maintenant d'en apprécier la violence, d'en préciser l'étendue par les signes qu'elles peuvent fournir à l'observation médicale. Avouons-le encore, de grands obstacles se présentent pour arriver, je ne dis pas à la certitude, mais seulement à ce degré de probabilité qui en tient lieu en médecine, degré capable de fournir des indications positives, sans lesquelles il n'y a pas de médecine possible. Trouver le *vrai* par un examen profond et judicieux des probabilités ; discerner, par les phénomènes extérieurs, les affections morales plus ou moins cachées ; déterminer par la valeur et la forme de leurs phénomènes, la violence de la douleur de l'âme, l'énergie de *l'idée fixe* qui, prédominant dans l'imagination, tyrannise la raison; puis pressentir les conditions morbides qui en résultent, constituent un problème d'une solution très-difficile. Dans la pathologie matérielle, on ne peut nier que bien des fois les signes caractéristiques d'une maladie ne présentent de l'incohérence, et par-là de l'incertitude dans le diagnostic ; que sera-ce quand il faudra scruter, examiner, sonder les plaies morales? C'est une science bien étendue, car elle commence à l'analyse des sentimens, et finit quelquefois à la détérioration organique la plus complète. Combien il serait à désirer que les médecins pussent se donner autant de peine pour connaître les passions afin de les calmer, que les hommes du monde pour s'y livrer et en être

les victimes! Remonter à la cause, comparer ses
effets probables avec le tempérament moral et
la constitution physique du malade, connaître
et juger les habitudes, anatomiser, scruter tous
les mouvemens du corps, même les plus légers;
étudier les regards, les gestes, les inflexions de
voix, l'accent des paroles, le sourire le plus
imperceptible, saisir ces mille altérations fuga-
ces de la physionomie qui contractent ou épanouissent les traits, selon les sentimens qui
agitent l'âme et préoccupent l'esprit, telle est
la très-faible esquisse de la pathognomonie pathologique, en ce qui concerne la souffrance
morale. C'est le cas de ne rien négliger; car
tout est symptôme, tout est indice, tout doit
donc être étudié, connu, approfondi avec discernement, avec sagacité et pourtant sans une
indiscrète curiosité. Il est des cas où le médecin
connaissant depuis long-temps le malade, pénètre tout d'abord les funestes résultats de l'affection morale; mais, outre que cette circonstance n'est pas la plus fréquente, ce malade
n'ouvre pas toujours le fond de son cœur à son
médecin, pas même à son ami; il y a des douleurs de l'âme qu'on se croit obligé de cacher le
plus profondément possible.

D'ailleurs, l'homme qui souffre ne dit pas seulement ses souffrances morales quand il les dit avec franchise, presque toujours aussi il exprime ses craintes, ses opinions, ses préjugés, ses propres inspirations, souvent encore les suggestions d'autrui.Chaque malade raconte parfois ses douleurs dans le sens du mal qu'il redoute ou qu'il veut feindre, dans le but d'obtenir les consolations qu'il désire ou les remèdes qui ont sa confiance. C'est là ce qui rend difficile l'appréciation d'une douleur morale vive et profonde. Bien plus, le malade lui-même ne sait pas d'abord s'en rendre compte dans les premiers momens; il est comme étourdi du coup qui l'a frappé mentalement. Ainsi qu'au début de toute maladie organique, il y a un premier *molimen pathologicum* qui rend confus les symptômes et les faits presque inintelligibles. Il est peu d'hommes qui n'aient éprouvé dans leur vie une pareille disposition. Avez-vous subi quelquefois cette douloureuse activité du corps, cette fièvre d'inquiétude qui s'empare de tous les sens lorsque l'âme est frappée de quelque grande douleur, ou d'une très-vive inquiétude? alors vous pouvez concevoir ce qui se passe chez l'homme en proie à un pareil supplice. On va, on vient, on s'arrête, on cherche à secouer le poids dont on est écrasé; on marche au hasard, on porte

son attention sur tous les objets, espérant dominer la turbulence de la passion, le chaos des pensées. Mais c'est presque toujours en vain, on ne
peut surmonter l'idée qui domine, qui oppresse
et obsède, pas plus que l'évènement sinistre qui
l'a produite. Cependant peu à peu la pointe aiguë
de la douleur s'émousse, les idées s'éclaircis-
sent, les symptômes se régularisent, les signes
se prononcent; et si l'idée continue, le médecin
peut déjà entrevoir et calculer la force de l'émotion, son degré, sa direction et l'influence qu'elle
doit avoir sur l'économie, en un mot les indications sont déjà formelles et évidentes.

Cependant ces indications, il faut le dire,
seront plus promptement connues, plus faciles
à remplir, si le médecin est aidé par les confidences entières du malade; la sûreté, la portée
du diagnostic en dépendent souvent. Mais il est
à cet égard plus d'une remarque à faire. Tous
les hommes ne se ressemblent point au physique; c'est bien autre chose quand il s'agit du
moral! Que de caractères opposés! que de formes variées de l'intelligence! Combien les cœurs
diffèrent! combien les manières de sentir, de
jouir, de souffrir et d'exprimer sont diverses
chez les individus doués d'une grande prédominance nerveuse! Il en est qui ont une telle

susceptibilité de sensation et d'impression, une si grande facilité d'expansion, qu'au moindre bien ou au moindre mal, ils s'échappent aussitôt en affections extérieures. Ceux-là ont une grande difficulté à se posséder et à se conduire. Les plus légères contrariétés de la vie les poussent et les emportent ; ils éclatent en plaintes, en gémissemens, en expressions vives, chaleureuses, dès que l'aiguillon de la douleur se fait sentir, que le malheur les menace ou les frappe, que la maladie ou la crainte seule d'une maladie les atteint. Il en est d'autres, au contraire, d'une complexion peu active, d'un caractère froid, compassé, qui supportent le mal avec patience, en attendent la fin avec résignation, ou bien même s'y accoutument, et se faisant une seconde nature, se conforment en tout aux arrêts de la fatalité (1). On en voit dont la résignation est devenue, par principe religieux, un sentiment si profond, si vrai, qu'elle ne semble rien leur coûter ; l'expression de la physionomie jointe à

______

(1) « C'était un homme si raisonnable, qu'étant à l'agonie, un de ses neveux lui criait : « Mon oncle, « songez à Dieu ! » Il lui répondit : « A qui veux-tu donc que je songe ? au diable ! » (*Hist.* Tallement des Réaux, tome 5.)

d'autres symptômes, peut attester les douleurs qu'ils souffrent et inspirer la pitié, mais leurs discours ne la demandent pas; et loin de parler de leurs souffrances, ils semblent toujours prêts à partager celles des autres. Cette observation est particulièrement applicable aux femmes. Quelques-uns se plaisent à rassurer leurs proches et leurs amis sur la douleur qu'ils éprouvent, sur le terme de leur existence; ils s'interdisent la plainte, ils s'imposent une sérénité apparente, ils ont un regard calme et résigné, le reflet des nobles âmes quand elles souffrent. Mais dans l'ensemble des symptômes, le médecin sagace, expérimenté, y voit la mort écrite en caractères qu'il déchiffre seul. On trouve encore des hommes qui sentent vivement, mais ayant acquis l'art difficile de commander à la douleur, la cachent sous le silence et le dédain, savent, selon l'énergique expression corse, *avaler leurs larmes*. Plusieurs ont cet état de tranquillité froide produite par l'excès même du malheur; car pour l'homme qui souffre, il en est du désespoir comme des violens poisons, tout ce qui dépasse une certaine dose n'a plus d'action sur l'économie. Enfin on en trouve dont le caractère rusé, trompeur et hypocrite, dirigé par l'orgueil ou l'intérêt, ne laisse jamais apercevoir la vérité. Pierre Mathieu, ancien historien de Louis XI, dit de ce prince : *La dissimulation fut la dernière chemise qu'il dépouilla.* Or, comment pénétrer de tels esprits, comment y reconnaître ce qu'ils souffrent, ce qu'ils veulent ou repoussent, ce qu'ils craignent et ce qu'ils espèrent? Cependant un médecin habile peut y parvenir; et Coictier, médecin de Louis XI, en est lui-même un insigne exemple.

Sans pousser plus loin l'examen de ces différences dans les caractères, ce que j'en ai dit suffit pour démontrer que l'observateur ne doit s'en rapporter qu'à lui-même, car les apparences sont parfois éminemment trompeuses. Qu'il écoute donc les aveux, qu'il prête l'oreille, qu'il ouvre son cœur et son esprit aux confidences, mais qu'il ne s'en rapporte qu'à des preuves directes, à des témoignages irrécusables et qui se lient directement aux symptômes. Les ouvertures de cœur de malade à médecin sont assez rares et jamais entières quand il faut toucher certaines cordes délicates.

Il est souvent plus difficile qu'on ne croit de démêler la vérité, de distinguer au premier coup-d'œil une de ces joies intimes qui ne paraissent pas sur les lèvres, parce qu'elles sont tout entières dans l'âme, de cet accent profond de sourde colère, d'aigre chagrin, de déception amère qui laisse voir au fond du cœur plus que les mots ne disent, ou bien tout ce que, sous un sourire affecté, il y a d'inquiétude et d'angoisse. Les hommes savent *tout exprimer,* ils savent aussi *tout cacher,* non seulement par les caractères spéciaux de l'intelligence, mais d'après les intérêts présens ou à venir, les motifs, les opinions, les préjugés et une foule de circonstances produites, modifiées par la vie sociale. Ce qu'il y a de certain, c'est que la sensibilité morale et la sensibilité physique du tempérament sont presque toujours les causes déterminantes des symptômes extérieurs, de la souffrance de l'âme ; c'est sur cette base qu'il faut établir le diagnostic et les indications. Rappelons-nous à cet égard ce que dit Cabanis de son maître, le docteur Dubreuil, qui mourut jeune après avoir acquis une immense célébrité. Ce médecin était un de ces rares et profonds anatomistes de la pensée, auxquels rien n'échappe de ce qui est caché dans les derniers replis de la conscience de leurs malades. Quel était donc son secret ? d'avoir classé avec sagacité les différens modes de sensibilité de ses malades. Il en avait établi trois principaux, puis sur chacun d'eux il savait encore saisir ces traits fugitifs, ces nuances délicates, imperceptibles pour les médecins superficiels. Et malgré cette étude on peut encore tomber dans l'erreur, car qui a jamais vu clair dans le fond du cœur humain ? C'est un pays où l'observateur marche à tâtons, souvent plus trompé que guidé par l'expérience, cette lueur incertaine qui le précède. Voilà pourquoi la science des signes, ou la *séméiotique* des sentimens extrêmes et douloureux, considérés sous le rapport de la santé, du trouble qu'ils apportent aux fonctions de l'organisme, est si peu connue, si incertaine dans ses appréciations et ses moyens.

Il faut ajouter à ces difficultés, que l'émotion extrême, comme tout ce qui est violent, devient par cela même irrégulière ; aussi le premier moment d'examen ne suffit-il pas pour conclure. Jamais le repos complet n'existe, mais l'agitation n'a pas toujours le même degré, et cette remarque en facilite beaucoup l'étude. Ainsi, sans recourir aux douze notes de la *gamme passionnelle* établie par Fourier, je rappellerai qu'en général, toute souffrance morale présente deux points opposés, l'exaltation et la prostration, et que les signes qui la décèlent comme les résultats qu'elle peut avoir, se tirent de cette importante considération. S'il peut arriver que cette alternative ait lieu à des distances assez longues, on peut observer aussi que dans certains cas elle présente très-peu d'intervalle. Ne perdons pas de vue que la sensibilité morale n'est jamais ni égale, ni monotone, ni continue; et lorsque l'auteur de Tristram - Shandy assure que la marée de nos passions monte et s'abaisse dix fois par jour, il exprime une vérité *médicale* très-facile à démontrer. Qui ne sait que chez les névropathiques, il y a des jours où tout paraît jouissance et bonheur, où le corps semble plus léger, plus fort, plus rempli de vie, où l'âme est heureuse, épanouie, sans motif connu; elle jouit, elle est heureuse. D'autres fois le contraire s'observe, le malheur, les ennuis semblent fondre sur un individu et l'accabler de leur poids imaginaire. Ce sont de pareilles données que le praticien jaloux de connaître la plus belle partie de son art, ne doit jamais ignorer. Plus le malade cherche à dissimuler la cause morale de sa maladie, de son épuisement physique, plus il faut tenter d'efforts pour la découvrir: la guérison est à ce prix. Au reste, voulez-vous savoir si une douleur est vraie, demandez si elle se cache. Voilà le principe en général, et sa justesse est fondée sur l'expérience peu démentie, sauf les diversités de caractère dont j'ai parlé précédemment. Il y a donc des douleurs muettes, des douleurs qu'on renferme à triple tour, qui n'ont ni exclamation ni explosion, des douleurs qui glacent le cœur, qui stupéfient, qui donnent un calme apparent, douleurs mille fois plus terribles que le désespoir qui s'exhale et se fait jour. Ce sont de pareilles douleurs que le médecin doit surtout s'attacher à découvrir ; tels sont les malades qu'il faut suivre pas à pas, observer avec persévérance, entourer de soins attentifs et investigateurs. Montaigne dit avec raison des cris et des plaintes, « qu'ils évaporent les secrets de l'âme. »

Le contraire a lieu chez certaines personnes d'un moral vigoureux. Quelquefois, malgré leur dissimulation, un trait qui échappe éclaire un ensemble, une suite de sentimens douloureux, met le médecin sur la voie et pose les indications. En effet, toutes les fonctions, tous les organes ne convergent-ils pas vers *l'unité* vitale? il en est de même lorsqu'il s'agit des actes de la vie morale, tous s'absorbent dans *l'unité* intellectuelle, constituée par le moi, d'où résulte que si dans une maladie ordinaire un phénomène apprécié avec sagacité, jette un grand jour sur les autres, de même aussi un trait de caractère bien saisi peut singulièrement aider l'œil du médecin et guider le tact de son intelligence. Accordons qu'aucun homme n'a toujours complètement son âme sur son visage, il n'en est pas moins vrai que l'état de cette âme, surtout quand elle est agitée, se décèle tôt ou tard par des signes manifestes pris dans l'ensemble de l'organisme, *corpus animum tegit et detegit.*

Ainsi, bien que le corps ne puisse jamais être l'expression complète de l'âme, car il ne lui est pas donné de la traduire dans les nuances les plus fugitives de ses impressions et de ses sentimens, on ne saurait nier qu'en raison de leurs constantes relations, de leur harmonie préétablie, si l'on veut, que la vérité ne s'échappe et ne devienne frappante aux yeux qui savent voir, à l'esprit qui sait comprendre. Lavater prétend qu'un physionomiste habile pourrait, les yeux bandés et au simple attouchement de l'os de la mâchoire, deviner en grande partie un caractère qui aurait échappé jusqu'à ce moment à ses recherches (1).

Il y a du vrai dans cette remarque fondée sur

(1) Bien avant Lavater, Lommius, savant médecin du seizième siècle, avait dit : *Nulla enim corporis pars est, quamlibet minuta et exilis, quantumvis abjecta et ignobilis, quæ non aliquod argumentum, insita naturæ et quò animus inclinet, exhibeat.* (Observationum medicinalium, libri tres. Francfort, 1643.)

l'unité organique et sensitive de l'homme. Il en
est de même pour les symptômes extérieurs qui
peignent les sentimens intimes ; un soupir, une
larme, un mot dit d'une certaine manière, un
froncement de sourcils, un serrement de main,
une sorte de frémissement qui s'y fait quelquefois sentir, etc., peuvent mettre sur la voie et
servir de guide. D'autres fois, c'est une remarque, une fine observation morale qui lève le
voile et prouve l'état de l'âme, la force ou la
faiblesse, la tenacité du sentiment qui l'agite (1).
Chaque partie conservant la nature et le caractère du tout, nous indique la vérité, que l'ensemble rend ensuite plus évident. Il y a d'ailleurs des momens où l'âme est lasse de se replier sur elle-même, où elle a besoin de se répandre au-dehors, et où les secrets les plus intimes viennent d'eux-mêmes se placer sur les
lèvres. C'est ainsi qu'on peut connaître et sou-

(1) Mme de Staal (Mlle Delaunay) raconte qu'un de
ses amans la reconduisait tous les soirs. « Il y avait,
dit-elle, une grande place à passer, et dans les commencemens de notre connaissance, il prenait son chemin par les côtés de cette place. Je vis alors qu'il la
traversait par le milieu, d'où je jugeai que son amour
était au moins diminué de la différence de la diago-
nale aux deux côtés du carré. » (Mém., tom. 1, p. 58.)

der la douleur des âmes fortes, qui ne se répand point au-dehors, qui s'alimente même de son silence; mais alors observez avec attention, ayez soin de poser successivement le doigt sur tous les points du cœur, et quand la pression fera crier le malade, il faut dire : *c'est là.*

Recherchons donc les signes que peuvent fournir certaines parties du corps, autant du moins que l'expérience a fourni sur ces objets des données plus ou moins positives.

Sans entrer à cet égard dans de grands détails, rappelons que *l'habitude du corps* du malade, surtout si on l'a connu, bien plus encore si on a vécu avec lui, peut donner des indications plus ou moins précises. Le corps est courbé, élevé, ferme, à mouvemens égaux, harmoniques ou brusques et saccadés, selon les sentimens qu'on éprouve. Ajoutons à ces mouvemens plus ou moins réguliers les signes fournis par les *gestes.* Comme la parole parlée, les gestes sont le *verbe* extérieur de l'esprit, de là leur valeur et leur signification. Ce signe présente un caractère d'autant plus précieux, qu'il est pour ainsi dire *automatique,* et annonce une forte préoccupation de l'esprit; en effet, presque toujours le geste a lieu sans que l'âme semble participer à son mécanisme, et cependant il en exprime très-nettement la situation. Un simple haussement d'épaules annonçait chez Napoléon le mépris qu'il faisait des hommes qu'on lui vantait. Plus les gestes sont l'expression instantanée de l'âme en souffrance, plus les signes qu'ils fournissent sont indicatifs pour le médecin; il fera bien d'apporter son attention sur ce qu'un poète appelle,

« Ces gestes naturels qui sont des sentimens. »

La *démarche* plus ou moins précipitée indique aussi de vives et profondes agitations de l'âme, une inquiétude morale qu'on ne peut ni contenir ni diriger. Au contraire, le repos de l'esprit ou une dédaigneuse et philosophique impassibilité, semble affecter la démarche paisible et assurée.

La *voix* et ses diverses altérations fournissent également des signes nombreux très-capables de guider le médecin dans ses recherches... *vox hominem sonat...* C'est une vérité reconnue, que rien n'est plus maîtrisé par l'émotion que la voix; le son, le timbre, le volume qui la distinguent en sont les caractères variés que les grands acteurs savent si bien imiter. La voix tremble, fléchit, s'abaisse, s'élève ou tonne; elle est douce, âpre, claire, sourde, selon les divers sentimens de l'âme; c'est un cri déchirant, c'est un souffle qui s'échappe à peine d'une poitrine brisée par le chagrin. La parole brève, précipitée, annonce aussi une forte agitation morale. Les différentes inflexions de la parole constituent *l'accent* qui rend si bien et si vite tout ce que l'émotion a de saisissant, de profond et de vif dans le terrible mouvement des passions. Quelquefois le regard ment, le sourire est faux, mais l'accent ne trompe jamais; pénétrant et expressif, il remue la sensation jusqu'au fond des entrailles. On a beau entourer sa douleur d'une triple enceinte de calme, de froideur et de résignation, la voix est une révélation subite et involontaire de l'être tout entier. C'est au médecin praticien à bien saisir les indications qu'elle fournit. Il est aussi un signe de la voix qu'il faut se garder d'oublier dans la pathologie morale, c'est *le parler* seul. Quand ce signe a lieu, soyez certain que l'âme est profondément troublée; il ne s'agit plus que de connaître la force du mal et ses effets sur l'organisme; s'il se prolonge, l'aliénation mentale est imminente.

Il en est de même du *sommeil,* autre signe non moins important. L'insomnie, cette vie de la nuit qui double la durée du chagrin et en décuple l'intensité, est par cela même une des causes les plus fécondes des maladies produites par la douleur morale. Jamais la bienfaisante influence du sommeil ne se fait sentir à l'homme atteint d'une douloureuse affection de l'âme; celle-ci se calme-t-elle, ainsi que l'irritation cérébrale qui en est l'inévitable suite, aussitôt le sommeil rafraîchit le sang, calme les nerfs et restaure les forces. Le signe le plus infaillible que l'aliénation mentale tend à guérir, est le retour du sommeil, comme sa perte est l'annonce assurée d'une rechute. En général, qui dort bien pense peu et se porte à merveille.

Le *pouls,* ainsi que les battemens de cœur, peut aussi fournir de précieuses indications; mais j'avertis que ce signe manque souvent de constance et de précision. L'agitation se concentre quelquefois tellement dans les divers centres nerveux, que la circulation du sang n'en est que peu ou point altérée. Il n'est pas de praticien qui n'ait observé que pendant des spasmes hystériques les plus violens, et même lorsque des convulsions de plusieurs muscles ont lieu, le pouls est aussi régulier, aussi paisible que dans l'état le plus normal des fonctions. Cependant, comme d'après les recherches de Haller (1), des nerfs ganglionnaires disposés

(1) *De nervorum in arterias imperio; respondent:* Bockelmann, Goett., 1774, et *opuscul.*, tom. 1, pag. 513.

en réseaux inextricables autour de l'arbre artériel, peuvent transmettre au cœur et aux vaisseaux les sensations extrêmes des centres nerveux, on conçoit que dans certains cas, l'agitation
du pouls doit fournir des signes de la douleur
morale, surtout quand elle est vive et récente.
C'est ainsi qu'on peut croire et expliquer l'anecdote si connue d'Erasistrate. Le pouls bien
apprécié peut donc, dans des circonstances données, indiquer l'état de l'âme et celui du corps.
Tacite nous apprend que Chariclès, médecin
de Tibère, reconnut ainsi la fin prochaine du
vieux tyran. *Per speciem officii, manum com-
plexus, pulsum venarum attigit, neque* FEFEL-
LIT. (ANN. VI, 45.) « Cet homme, en lui baisant
la main comme par respect, lui tâta le pouls
adroitement, et il ne se trompa point. »

Mais de toutes les parties du corps, la *figure*
est celle qui donne les indications les plus nombreuses comme les mieux caractérisées. C'est
surtout dans la figure humaine qu'on apprend
ce qu'il y a d'extraordinaire et d'inconnu dans
les harmonies de l'esprit et du corps. « L'air
d'innocence qu'on remarque sur le visage des
convalescens, vient de ce que les passions se
sont reposées et n'ont pas encore repris leur
empire. (Joubert.) » En effet, le visage de

l'homme, ce tableau animé, s'épanouit ou se contracte, se colore ou se ternit, d'après les impressions multipliées de ce souffle léger et mobile qu'on appelle le sentiment; de là les notions les plus justes sur l'état de l'homme intérieur. Remarquons en outre que tous les modes du sentiment, même les nuances les plus fines, les plus variées, sont aussitôt exprimés par le jeu de la physionomie. Ainsi, comme on l'a observé, tout sentiment extrême, quelqu'en soit la cause, se peint dans les traits, autrement dit, chaque passion a son visage. Cela est tellement vrai, que si l'impression se prolonge, l'empreinte ne s'efface plus; les traits conservent cette expression tourmentée et douloureuse que laissent sur la physionomie les peines de l'âme plus ou moins concentrées. C'est là ce qui compose la physiognomonie médicale si importante à connaître. Mais s'il y a la physionomie *chlorotique, adyna-mique,* la physionomie de *l'hydropisie*, si bien saisie par Gérard Dowe, la physionomie de la *phthisie,* celle des *cancers,* etc., il y a également la physionomie de la colère, celle du désespoir, de l'envie, du chagrin profond et secret. Observons encore que non seulement la douleur morale se manifeste dans l'ensemble de la figure, mais encore sur chacune des parties qui la composent. Un sentiment profond, énergique, se peint dans chaque trait du visage en particulier, sur la bouche, sur les joues, sur le front, dans les yeux, dans la couleur de la figure, dans sa pâleur, dans chaque pli, dans chaque froncement de la peau, dans les plus grands, les plus petits, les plus imperceptibles mouvemens de la face. Examinez les lèvres; le sourire vrai ou faux, naturel ou forcé, est un signe presque infaillible. Lorsque le malade se raidissant contre le malheur, masque d'une feinte insensibilité les angoisses du cœur, alors le rire a quelque chose d'amer, de forcé, quelque chose de plus poignant encore que les pleurs. Observez au-dessus des orbites ces profonds sillons tracés par le malheur, puis entre les sourcils, cette double ligne résultat de la fréquente expression des sentimens violens. Considérez les rides du front, des lèvres, celles que creusent les longs soucis, les amers et profonds chagrins à l'angle des paupières, audessous des pommettes, déplorable protestation de nos infirmités permanentes contre nos joies passagères, et vous trouverez des indications pathologiques des plus évidentes. Surtout étudiez les *yeux;* souvent ils décèlent les plus secrètes angoisses comme la joie la plus intime. C'est aux

yeux et au front que se lit la lettre du cœur.
On sait que Boërhaave examinait les yeux de
ses malades avec une loupe, pour voir si le sang
passait dans les vaisseaux capillaires. Mais dans
la médecine morale, l'instrument par excellence
est un esprit attentif et pénétrant, qui découvre
dans les yeux et le regard, une âme en proie à
la douleur et un corps atteint ou menacé d'une
grave maladie.

Il faut pourtant avouer qu'il est des visages
auxquels l'âme commande la douleur ou la joie,
visages qui trompent ou déroutent le médecin
observateur par leur trouble ou leur calme apparent. Mais tôt ou tard la vérité se décèle,
tantôt par un regard expressif, vif, éclatant,
morne et abattu, tantôt par un sourire artifi-
ciel, mécanique qui ne dépasse pas la lèvre, et
qu'on finit par reconnaître. Quoi qu'on fasse,
il y a toujours dans la figure humaine *bien observée,* une place où les secrets mouvemens du
cœur se trahissent ; c'est un livre hiéroglyphique
où les initiés reconnaissent les caractères des
passions et des sentimens profonds. Il est difficile qu'il en soit autrement, car les anatomistes
ont remarqué que les muscles de la figure, outre
leur grand nombre, adhèrent assez fortement
à la peau dans presque toute l'étendue de leur

face externe, disposition qui a lieu aussi par leurs appendices sous le cou et le cuir chevelu. Il en résulte que ces muscles forment en commun une sorte de masque extrêmement mobile, véritable et curieux appareil d'expression de nos idées, de nos sentimens et de nos passions. C'est ce qui donne à la séméiotique faciale une si haute importance dans l'étude des maladies organiques et de la souffrance morale; il ne s'agit que de les étudier avec persévérance et sagacité. Bien souvent les patiens eux-mêmes ne s'y trompent pas, quand on les met sur la voie; c'est ainsi que Stobœus, d'après Haller, conseillait de présenter un miroir aux personnes fortement en colère, comme le meilleur moyen de les calmer. Toutefois, il convient de faire une analyse minutieuse de chacun des signes corporels; ainsi, il n'est pas jusqu'à la couleur des cheveux qui ne mette sur la voie le médecin attentif. On sait toute l'influence du chagrin sur ces parties si dénuées en apparence de sensibilité; une douleur morale, forte, subite, blanchit quelquefois tout à coup les cheveux, à plus forte raison quand le délétère moral agit avec opiniâtreté. Un auteur du seizième siècle parlant du supplice de Marie Stuart, dit que le bourreau « montra la teste au peuple, qui commença à crier *vive la royne* (Elisabeth)! et comme à cette monstre sa coiffure chût en terre, on vit que l'ennui et la fascherie avaient rendue en l'âge de quarante-cinq ans toute blanche et chenue, cette pauvre reyne, qui vivante avait emporté le prix des plus belles femmes du monde. » (Journal de Henry III, par Pierre de l'Estoile, an 1587.)

Il est encore un caractère de l'agitation morale, forte, prolongée, et qui a passé dans le système nerveux, c'est la perspicacité rapide et profonde que donnent la passion, la douleur, sur l'objet qui l'occupe fortement et exclusivement. On peut certes attribuer à cette cause le surprenant phénomène de la *seconde vue,* dont l'homme exalté se trouve quelquefois doué. En général, l'être passionné a sur certains points une force, une lucidité de perception très-remarquable due à deux causes : l'une physiologique, la concentration nerveuse sur l'encéphale et les organes des sens ; l'autre morale, la forte et constante attention sur une même série d'idées. C'est donc avec raison qu'une femme d'esprit disait : « Quand on attend l'homme qu'on aime, pas un bruit n'échappe, on les *distingue* tous. » Or, ceci peut se dire d'une infinité d'autres circonstances. C'est probablement cette facilité d'exaltation et de concentration qui rend les individus névropathiques très-exposés aux extases, à la catalepsie, au somnambulisme, à toutes les impressions vives plus ou moins soutenues.

Au reste, il convient de bien peser les signes caractéristiques dont nous venons de parler. Tous ont leur poids, leur signification, leur valeur, mais cette valeur est constamment relative au sujet sur lequel on les observe. Tel individu présentera un formidable appareil de symptômes nerveux, sans qu'il y ait un grand danger, tandis que chez un autre, ce même ensemble de manifestations morbides est l'annonce des plus graves accidens; c'est ce que l'expérience démontre tous les jours. On voit aussi des malades pusillanimes qui grossissent et exagèrent la douleur morale comme la souffrance organique, leur imagination étend un voile lugubre sur tous les objets. Ce sont de ces âmes qui sont par-tout *douloureuses*. Il est encore des individus qui, sous une forme d'insouciance et de gaîté factices, cachent la crainte de mourir. Cette sorte de mépris *gladiatoral* de la vie, n'est qu'une forfanterie contre laquelle le médecin doit être en garde, car si ce mépris existe réellement, il se cache avec soin, et le suicide n'est pas loin. On ne saurait nier d'ailleurs que les signes précédemment exposés n'ont pas toujours une correlation exacte et rigoureuse avec telle ou telle affection morbide imminente ou déclarée; ils ne donnent que de simples probabilités, bien qu'à des degrés différens. C'est de leur ensemble, c'est de leur liaison, de leurs rapports que se tirent les inductions les plus saillantes. Le grand principe d'Hippocrate, *non uno signo, sed concursu omnium*, trouve ici une juste application. Dans la médecine morale, les signes pathognomoniques ou certains, sont aussi rares que dans la pathologie matérielle. N'est-il pas vrai que dans cette dernière le praticien est obligé d'étudier, de rassembler, d'analyser une foule de symptômes pour arriver à un diagnostic plus ou moins certain? Or, c'est bien le moins qu'on s'attende aux mêmes difficultés dans la médecine morale, dont la base, singulièrement mobile et fugace, réside dans la force ou la faiblesse de la volonté. Cependant si vous avez bien posé les données du problème, si vous avez saisi la forme, les caractères de la douleur morale, sourde ou patente, qui use, qui ébranle et détruit l'organisme; si l'influence morbifère des affections morales sur l'économie vous est connue; enfin si vous savez employer à propos ce puissant levier qui a son point d'appui dans le cœur humain, l'espérance, soyez sûr que vous obtiendrez d'admirables résultats. Mais c'est sur-tout dans cette branche de l'art que le talent de l'observation est indispensable au médecin. Il doit connaître et pénétrer le patient, l'étudier, l'approfondir en quelque sorte, posséder ce tact difficile qui saisit les nuances et les variétés ; cet art d'écouter, de parler, de se taire, d'agir, de s'abstenir, de s'éloigner, de revenir, en sorte que le malade ne puisse échapper ni à la finesse de son observation scientifique, ni à la séduction de son dévouement.

Passons maintenant aux applications des principes précédens.

§. IV.

APPLICATIONS PRATIQUES DES PRINCIPES EXPOSÉS.

Si les médecins connaissaient à fond les avantages de la médecine morale, cette belle partie de la science aurait une étendue, une importance qu'elle n'a pas aujourd'hui. On s'en tient toujours à des banalités de consolation, d'encouragement, données et reçues comme telles, et qui n'influent pas le moins du monde sur la marche de la maladie. On ne veut ou on ne sait pas voir qu'il s'agit de mettre en jeu la plus grande puissance de l'homme, la VOLONTÉ, d'en tirer tout le parti possible dans l'intérêt de la santé. Loin de là, la plupart des médecins se laissent user le cœur, pour ainsi dire, par une longue habitude de ne considérer que le côté matériel des maladies. Aussi a-t-on remarqué qu'en général, les vieux médecins, à moins d'un esprit philosophique acquis de bonne heure, sont moins accessibles à la pitié que les jeunes. Le *que m'importe?* cette sourdine appliquée à toutes les sympathies, à tous les sentimens, paraît infiniment commode, expéditive, et l'on s'en sert même sans y penser. Il faut avouer aussi qu'un des grands motifs qui ont condamné la médecine morale à rester dans le vague, est la grande difficulté des applications, le défaut de base et de principes. Ajoutons que dans cette pathologie, le médecin doit tout à la fois sentir et raisonner ; par une observation attentive, pourtant faite avec convenance et opportunité, son premier soin est de bien connaître le patient, de gagner sa confiance pour dominer et conduire son intelligence ; voilà ce qui fait que le but est sinon impossible, au moins très-difficile à atteindre. Et puis convenons que tout sentiment exalté, profond, fait très-souvent évanouir le fantôme métaphysique et glacé de la raison; celle-ci est naturellement bornée, comme tout ce qui est positif, tandis que l'autre est infini, comme tout ce qui se lie à l'imagination.

Quelle est donc la première condition pour vaincre ces obstacles? de posséder des connaissances puisées tout à la fois dans le cœur humain et dans les lois de l'économie physique, d'étudier l'anatomie de l'*homo duplex,* l'homme organique et moral. On trouvera alors d'incalculables ressources quand une passion vive, une émotion profonde, un chagrin prolongé, menaçant la vie, la santé, le bonheur, seront soumis à l'observation médicale. Il faut scruter sous tous les rapports, veine par veine, fibre à fibre, le cœur humain, et constamment se rappeler que la médecine est, comme l'a dit Bacon, la science de *l'alliance du corps et de l'âme.* Encore une fois, que vous servira de distinguer une lésion organique, un trouble fonctionnel plus ou moins grand, si vous ne remontez pas à la source, si vous ignorez que la passion, une douleur morale quelconque, a brisé ouvertement, ou secrètement usé les ressorts de l'économie? Suivez dans la pratique *civile* les médecins qui guérissent le plus, vous verrez que ce sont presque toujours des hommes habiles à connaître, à manier, à tourner en quelque sorte l'âme humaine, à porter le calme dans l'imagination.

La *première base* de la médecine morale est donc de bien connaître le rapport plus ou moins constant, l'influence réciproque des différens états organiques sains ou morbides, avec les différens états moraux. C'est en sachant comment les sensations, les sentimens s'aiguisent et s'émoussent, comment la surexcitation morale ou passion naît, se développe, acquiert une énergie fatale ou s'épuise, s'éteint et se glace sans retour, qu'on peut se flatter de pénétrer la cause d'une infinité de maladies. Cette curieuse recherche de la nature humaine est d'autant plus importante, et, j'ose le dire, d'autant plus facile dans certains cas, que chacun peut la faire en soi-même. En général, notre cœur est le point de départ de nos convictions; nous allons de nous aux hommes, plus rarement des hommes à nous. Que cette étude de la conscience serve donc à la pratique de l'art; il ne s'agit point ici de systèmes plus ou moins futiles, de philosophie ou de médecine, mais d'une méthode pour guérir ou soulager l'humanité. Cependant cette connaissance physiologico-morale suffit-elle au médecin? Non sans doute. Il doit joindre à son savoir, à sa pénétration, une sensibilité d'âme toute particulière; il faut un cœur qui, *sans nuire au jugement,* déborde de compassion et de mansuétude. Sentir battre en soi jusqu'à un certain point la fibre que l'on veut mettre à nu dans autrui, est indispensable pour calmer et guérir la douleur morale. On peut bien travailler son visage pour lui donner cet air de pitié sentimentale qu'on aime dans un médecin, parce qu'il distribue des paroles de vie et de mort, mais tôt ou tard un coin du masque se lève, et la réalité paraît. Les malades un peu observateurs de leur médecin, et à moins de délire ils le sont tous, ne s'y trompent jamais. Malheureux s'ils ont affaire à quelque docteur tranchant, décisif, superficiel, pour qui les règles de la connaissance de l'homme moral sont aussi inutiles qu'un microscope l'est à un aveugle; ou bien à ces froids-raisonneurs qui contemplent leurs souffrances avec la tranquillité de l'analyse philosophique, assistent à leurs maux avec la superbe indifférence d'une science impitoyable ou d'une sagesse égoïste. Alors comment parler la langue des consolations? comment faire descendre la manne de l'espérance dans l'esprit du malade, le fortifier, l'encourager, lui prodiguer ces douces paroles d'allégeance, ces soins, ces attentions qui viennent du cœur et qui frappent au cœur? Le malade est abandonné à lui-même; or, qui ne sait ce qu'il en coûte de patience et de force pour obtenir cette tranquillité, cette tempérance morale si utiles au milieu d'épreuves et de crises douloureuses?

A ce caractère de douceur et de sensibilité commisérative, ajoutons d'autres qualités morales non moins utiles, comme la circonspection, la prudence, un certain laisser-aller de franchise, de bonhommie et même de gaîté, non pas cette folle gaîté qui s'évapore en quolibets et en lazzis, mais cette sorte de gaîté austère, si l'on peut ainsi s'exprimer, qui plaît dans le médecin, sans rabaisser la dignité de son ministère. On ne saurait dire combien ce genre de gaîté rassure le malade, combien elle le dispose à la confiance. Après une opération importante, soyez certain que pas un des mouvemens de la figure du chirurgien, pas un de ses regards ou de ses gestes, pas une de ses paroles qui n'échappe au patient; tout est secrètement recueilli, étudié, commenté par le malade. Or, rien ne le rassure comme le calme qu'il observe; il conclut de la gaîté tranquille du chirurgien à l'issue

favorable de l'opération. Ces réflexions s'appliquent également aux médecins ; leur physionomie n'est-elle pas toujours et tacitement consul-
tée par les malades? Il y a des praticiens assez heureux pour avoir une de ces physionomies qu'on
aime d'abord, parce qu'elles répondent à toutes
les sympathies bienveillantes de l'âme. Saint-
Evremond appelle le médecin Sylvestre, qui lui
donnait des soins à Londres, le docteur *aux
regards salutaires.* Mais si cet heureux don n'est
pas accordé à tous, au moins doit-on s'attacher
à posséder cette douce gaîté qui plaît et attire.
Voici ce que dit Sanchez, célèbre médecin por-
tugais : « Mon maître, le docteur Pinho, médecin de la ville de Guarda, était doué d'une
foule d'avantages. J'ai été son disciple pendant deux ans, et j'ai observé que dans le mois
où il faisait son service à l'hôpital de la Miséricorde de cette ville, il y avait une bien plus
grande quantité de malades qui sortaient gué-
ris que dans le mois suivant, où l'autre médecin était de service, quoique ce médecin
fût très-instruit. Je me souviens que lorsque
mon maître entrait dans la salle des malades,
tous levaient la tête avec empressement pour
le voir, tous avaient la gaîté et la satisfaction
peintes sur le visage. »

C'est ainsi que par le savoir, par le jugement, puis par une sorte de cordialité expansive, par une insinuante douceur, surtout par un dévouement vrai, on saura préparer les voies de la guérison. Lorsque la nécessité de convaincre figure au nombre de nos devoirs, l'art de plaire, d'attirer, devient en quelque sorte une vertu. Plaisez au regard et à l'oreille, l'un et l'autre vous livreront le cœur. Neuf fois sur dix le cœur domine l'intelligence. D'ailleurs que se propose-t-on d'obtenir? La *confiance* du malade. En général, c'est toujours là le but du médecin; mais dans la médecine morale, il faut que cette confiance soit pleine et entière, qu'aucune pensée, s'il est possible, aucun dessein du malade n'échappe à celui qui l'aide de son talent et le protége de son expérience. C'est alors que les difficultés dont j'ai parlé commencent à s'aplanir. D'ailleurs, quelque grandes et incontestables que soient ces difficultés, il est toujours deux anses à l'aide desquelles on peut saisir l'homme et le diriger; l'une est la CRAINTE et l'autre L'ESPÉRANCE. En effet, il n'y a rien que la crainte et l'espérance ne persuadent aux hommes. Il n'est pas de souffrance de cœur malade qui ne trouve du soulagement dans cette double piscine. Tout médecin qui saura se servir avec adresse de ces deux sentimens, pourra manier, amollir, soulever, fléchir, soumettre, conduire l'esprit du malade qui se confie à ses soins. A moins de folie, il existe au fond du cœur humain un espoir tenace de la vie. Or, c'est précisément ce sentiment qu'il convient d'exploiter, de faire valoir avec art, de substituer à la passion sans frein, à la douleur morale extrême, qui ne laissent place ni au jugement ni au raisonnement. Gagner le cœur pour être maître de l'esprit, *hæ tibi erunt artes.* Si un malade ignore ou perd de vue la gravité de sa maladie, s'il dédaigne les préceptes de l'art, s'il s'aveugle sur le danger où il se trouve, s'il s'opiniâtre dans un régime contraire au mal dont il est atteint, il faut alors qu'une crainte salutaire le frappe et le pénètre profondément. Au contraire le patient est abattu, craintif, exagérant ses maux, alors que l'Espérance, cette infatigable amie du cœur souffrant, accourt afin de seconder le médecin. Celui-ci doit sans cesse ranimer ce sentiment, l'opposer aux chagrins, aux inquiétudes que le malade ne cesse de couver sourdement dans son esprit. On sait très-bien qu'on n'a ni de l'espérance ni de la gaîté par ordonnance du médecin ; mais qui donc ignore que dans un état d'atonie morale,

profonde et complète, un homme habile saura
toujours ranimer, fortifier l'esprit, lui persuader
tout ce qu'il voudra. Pendant les terribles jour-
nées de juillet 1830, une dame enceinte, très-irritable, et très-effrayée par les évènemens, fut
prise des douleurs de l'enfantement. La terreur
qui l'oppressait détermina bientôt des accidens
menaçant de devenir graves. Son médecin,
homme d'esprit, fait parvenir secrètement une
lettre à un de ses amis. Celui-ci arrive bientôt,
et affirme que le roi a retiré les fatales ordonnances. « Cependant le canon tire toujours, » dit
la malade. « Vous avez raison, madame, mais
c'est un signe de réjouissance, vous pouvez m'en
croire. » Pleinement rassurée, notre malade se
calme, et l'accouchement fut des plus heureux.
L'effet sédatif d'un mot dit à propos fut aussi
prompt qu'efficace.

Toutefois pour obtenir de tels résultats, il faut
une confiance illimitée, elle est le fondement
de toute médecine morale. On doit l'acquérir à
tout prix, ou renoncer à la guérison. L'homme
qui a beaucoup souffert a ordinairement l'esprit
défiant, mais on finit toujours par obtenir sa
confiance. Souvent on y parvient en prenant un
intérêt marqué, exclusif pour le malade, en lui
parlant de ce qui le touche le plus vivement

dans ses affaires, ses devoirs, sa réputation, ses succès dans le monde, dans les sciences ou la politique ; dans le soin de lui persuader, s'il s'agit d'une maladie, que le temps agira sûrement, que l'art possède des moyens certains, etc. D'autres fois un ton ferme, décidé, presque insouciant en apparence, parvient plus directement au but que des actes multipliés de complaisance. Mais ce moyen demande à être manié avec infiniment d'adresse et de prudence. En tout cas, il faut se garder de ces paroles sèches, insignifiantes, qui, loin d'atteindre le but, en altèrent les moyens. C'est à l'homme de l'art à agir selon les occurrences et les manifestations symptômatiques ; seulement qu'il se rappelle que la vraie médecine sait tous les secrets de l'âme humaine, qu'elle a une réponse bienfaisante à toutes les douleurs. Mais il faut que le malade arrive à se convaincre que le malheur qui le frappe est moins grand qu'il ne le suppose, et que s'il s'agit d'une maladie qui le dévore, ce n'est qu'une *crise* qui a une marche bien connue, des remèdes efficaces et un terme assuré. Dites, affirmez sans crainte, le malade en croira toujours quelque chose. L'essentiel, je le répète, est de faire naître, de maintenir la confiance, et par elle un espoir plus ou moins fondé. Je le demande, qui voudrait de la vie sans l'espérance ? Mais combien elle est plus nécessaire encore quand ce poison lent mais sûr qu'on appelle *tristesse*, a pénétré dans l'économie, qu'elle menace de détruire, ou lorsque l'inquiétude s'ajoute à une maladie chronique et dangereuse! Il a été dit avec raison que l'espérance était *incantatio malorum*. On voit à quel prix et comment on peut l'acquérir, puis l'immense parti qu'on peut en tirer, bien qu'elle soit de sa nature fugitive et peu consistante (1).

Ce que je viens de dire démontre, il me semble, combien il importe d'obtenir la *confiance* afin d'arriver à l'espérance, c'est-à-dire au seul moyen de donner à la volonté cette énergie capable d'opérer une réaction salutaire. Entre l'homme qui espère et celui qui est abattu par la lutte, se trouve une immense distance pour obtenir la guérison, aucun médecin ne l'ignore. Pourquoi cela? C'est que chez ce dernier, le grand et puissant ressort de l'homme,

(1) C'est en parlant de l'Espérance qu'un de nos vieux poète a dit :

Elle allaite chacun d'illusion; pourtant,
Sans être contenté, chacun s'en va content.

la *volonté*, est brisée, et qu'il n'est plus possible de maîtriser l'influence des nerfs morbides, comme de ranimer les puissances de la vie. Ne comptez plus sur le courage, la plus grande nécessité morale. Toutefois la confiance obtenue, la volonté relevée, affermie par l'espérance, ne constituent néanmoins que le commencement du traitement. La plaie morale s'offre dès-lors au médecin ce qu'elle est; c'est à lui d'en mesurer l'étendue, d'en sonder la profondeur, d'en apprécier la sensibilité. Or, cet examen repose sur les trois bases suivantes :

1° L'INDIVIDU ; 2° la CAUSE ; 3° les EFFETS.

L'individu. En général, nul homme n'a souffert vivement, longuement, sans croire qu'un grand désordre n'existât dans le monde; bien plus, tout malade croit être prédestiné à des douleurs privilégiées et qui ne sont réservées que pour lui ; ce sentiment de personnalité augmente encore, si ce même malade est sensible et irritable, bien plus encore s'il vit avec cette crainte agitée que connaissent seuls ceux qui ont beaucoup souffert. Voilà ce qu'on doit savoir et compter dans l'analyse de tout état moral morbide. Cependant il y a des différences importantes à observer et à noter. Je le répète, il est des hommes qui résistent jusqu'à un certain point à la douleur de l'âme comme à celle du corps; il en est d'autres au contraire que les malheurs, les chances de la fortune courbent sous leurs poids sans qu'ils puissent se relever; la tristesse est à jamais leur lot. Après de violens chagrins, l'espoir se retire à jamais de certaines âmes auxquelles l'expérience de la douleur semble donner d'inexorables certitudes. Le célèbre Wilberforce écrit à un de ses amis : « J'ai appris que le pauvre Ramsay était mort hier; il y a donc eu enfin un sourire sur ses lèvres!» Il en est de même de l'aptitude aux jouissances. La nature a fait un bonheur d'illusion pour les hommes ardens qui imaginent, comme elle a fait un bonheur solide pour les hommes froids qui raisonnent. Ces variétés, ainsi qu'une foule d'autres, ne doivent jamais être oubliées; on doit également examiner la position sociale du malade, ses habitudes, ses préjugés, l'éducation qu'il a reçue. Car un homme accoutumé au luxe, à l'aisance, qui tombe dans l'adversité, éprouve une douleur bien autrement poignante que celui qui est habitué à une condition médiocre, toutes choses égales d'ailleurs. Persuadons-nous bien qu'il y a aussi des douleurs morales intolérables pour ceux qui sont atteints et

. convaincus d'être riches, d'être puissans et célèbres, d'avoir la réputation d'être heureux ; et
même plus le bonheur a été constant, plus la douleur morale sera aiguë, excessive, quand son
heure arrivera. L'immensité de nos désirs, les
continuelles excitations de l'égoïsme sans l'action
fortement répressive de la raison, expliquent
ces phénomènes. Rappelons encore jusqu'à quel
incroyable degré les personnes nerveuses sont
ébranlées, bouleversées par les plus petites ex
citations morales et physiques. Cependant il y
a toujours un *maximum* et un *minimum* de
capacité de sensibilité très-différens selon les
individus; ainsi la même impression agit comme
deux sur l'un, comme dix sur un autre, comme
vingt sur un troisième, etc. Or, les résultats
doivent prodigieusement différer, et ils diffèrent
en effet pour les symptômes et les maladies qui
en sont la suite; il convient donc de les prévoir,
s'il est possible, de les évaluer, d'en tirer des
conséquences pratiques et médicales.

Les maladies ont aussi leur degré d'influence ;
on dirait que la nature semble d'intelligence
avec la mauvaise fortune, en nous rendant par
la maladie elle-même plus faibles, plus craintifs,
plus délicats, plus aptes aux impressions douloureuses. C'est là ordinairement l'effet des

affections morbides, surtout quand elles se prolongent. Quel médecin n'a pas rencontré de ces
constitutions maladives et fatales qu'un rien
excite, qu'un rien décourage. Il en est de même
du malheur; continué au-delà d'une certaine
mesure, il rend timide, irritable, susceptible ;
aussi le cœur grossier de la prospérité ne peut
souvent comprendre la soupçonneuse délica-
tesse de l'infortune. Adressez-vous au médecin
habile pour bien connaître cette disposition de
l'âme. Ces effets morbides s'augmentent de beaucoup quand cette infortune se cache. La douleur
des âmes fortes est toujours pudique; elle est si
vraie cette douleur, qu'un regard curieux, une
question indiscrète semblent en quelque sorte la
profaner. Viennent ensuite les différences que
présentent les sexes. Il y a des femmes fortes, et
la plupart d'entre elles supportent incompara-
blement mieux que les hommes la douleur et les
contrariétés ; la résignation et la patience, voilà
leurs armes; quelques-unes mêmes, par scrupule
de conscience, s'interdisent jusqu'au *péché de
murmure,* selon l'expression d'une malade à
laquelle l'auteur de cet essai a long-temps donné
ses soins. S'agenouiller et demander du courage à la source dont toute force émane ici-bas,
tel est leur unique espoir; plus d'une a rappelé

dans son cœur cette belle pensée d'une femme pieuse : *les eaux de l'affliction sont comme celles de la mer, elles perdent leur amertume en s'élevant vers le ciel.* Cependant, il est vrai de dire que les femmes sont plus expansives dans leurs souffrances que les hommes, et elles les manifestent plus clairement. Qu'on lise à cet égard l'admirable page de Mme de Sévigné, sur la douleur de la duchesse de Longueville, lorsqu'elle apprit la mort de son fils tué au passage du Rhin. Les femmes ont encore un avantage, c'est de pleurer facilement. Aussi ce symptôme est-il plus remarquable et par cela même plus inquiétant chez l'homme. Il faut que le coup ait pénétré bien avant dans l'âme, quand on voit un homme grave, sensé, réfléchi, verser des larmes, spectacle qui frappe et étonne les plus insensibles (1). Les différences d'âges ne sont pas non plus à négliger ; il est certain que le jeune homme éprouve une douleur morale autre que le vieil-

---

(1) Un jeune écolier travaillant peu, se montra tout-à-coup studieux et appliqué. On lui en demanda la raison. Voici sa réponse : « Mon père et ma mère m'ont réprimandé ; maman a pleuré, je m'y attendais ; mais quand j'ai vu *pleurer* papa, j'ai compris qu'il y avait bien du mal dans ma conduite, et qu'il fallait absolument en changer. »

lard, qui semble toujours assister au dernier règlement de ses comptes. L'essentiel, en un mot, est de bien saisir sur chacun le mode spécial de réaction vitale, ou plutôt la diathèse *d'irritabilité* de l'individu souffrant.

Les causes. C'est dans l'appréciation de celles-ci, appréciation bien combinée avec la mesure individuelle des forces organiques, qu'on trouvera les moyens de guérir la douleur morale; on saura du moins si elle est curable ou non, et jusqu'à quel point. Il y a d'ailleurs des degrés infinis de souffrance morale, parce que les causes elles - mêmes varient infiniment, et par leur nombre et par leur intensité. Au milieu de cet océan de passions humaines qu'on appelle *vie sociale,* qui pourrait nombrer toutes les causes de douleur morale, toute leur violence sur notre faible organisme? Est-il rien de plus funeste à l'économie que des revers subits de fortune? pour un père de famille, qu'une ambition sans succès et des prétentions avortées? est-il rien de plus cruel que la haine impuissante et méprisée? que l'envie jetant inutilement sa bave impure sur tout ce qui l'offusque? que les tourmens d'un joueur effréné? qu'un amour violent et non partagé? que le désespoir d'un homme qui, ayant tout donné, sa fortune, ses affections, ses en-

trailles, se voit trompé, méprisé, abandonné? etc.
Imagine-t-on ce qu'il y a de funeste à la santé
dans un mariage malheureux, dans ces existences unies au hasard, se révoltant contre ce
lien indissoluble qui fait de l'un des époux la
croix éternelle de l'autre? On ne saurait croire
tout ce que contient de lie empoisonnée le calice
d'une union mal assortie. La perte de ce qu'on
aime, d'un époux, d'un enfant chéri, porte également une atteinte cruelle aux forces tutélaires
de la vie. Aussi, dit un ancien, *quodam modo moritur ille qui amittit suos.* « Celui-là meurt en quelque sorte qui voit mourir les siens,» car les cer-
cueils emportent souvent plus qu'ils ne con-
tiennent. Saint Augustin écrit à son ami Alype,
en parlant de la mort de sa mère : « Je sentis déchirer cette double vie, composée de la sienne
et de la mienne. » On ne finirait pas si l'on voulait rechercher toutes les causes de la douleur
morale, infiniment plus nombreuses, plus actives, plus pénétrantes que celles de la douleur
physique. Il faut néanmoins que le médecin
philosophe qui veut y remédier, s'étudie à les
connaître, qu'il en recherche la source, qu'il
en examine la forme, l'action, l'intensité, la
rapidité; autrement il se perdra en inutiles conjectures, en tâtonnemens de diagnostic infruc-

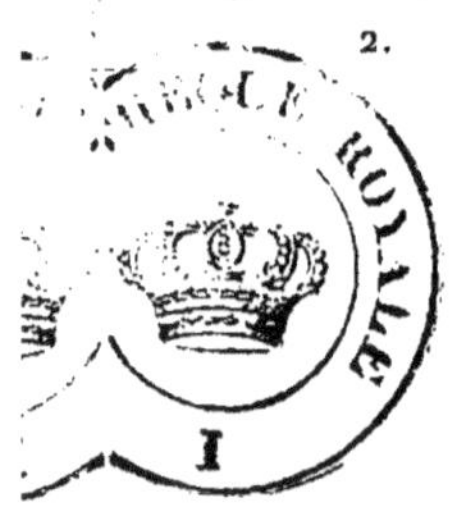

tueux. Quelquefois la cause échappe; alors que le médecin se guide par le principe suivant : toutes les fois que, sans motif bien connu, un individu languit et souffre, c'est qu'un noir levain de chagrin s'aigrit au fond de son âme; c'est que la passion, quelle qu'elle soit, a traversé d'un courant électrique les organes, qu'elle les a excités, stimulés, puis affaissés, usés, brisés, car la loi physiologique est toujours la même.

Les effets. Il est des douleurs morales qui tuent subitement, en détruisant la vitalité dans sa source; c'est une espèce de *fulguration.* Les recueils de médecine sont pleins de faits qui démontrent la vérité de cette assertion. Il en est d'autres qui, sans frapper à mort, stupéfient et paralysent. Borelli dit avoir vu couler de véritables *larmes de sang.* (Cent. 2, observ. 56.) Enfin, il en est de ces douleurs qui détruisent la personnalité, ou du moins celle des rapports sociaux. Alors se manifeste l'aliénation mentale, tout à fait hors de notre cadre, ainsi qu'il a été dit; d'autres fois le patient, accablé par la souffrance morale, lutte et résiste : au bout d'un temps plus ou moins long, ce malade se surmonte, comme on dit; pleinement rentré dans *la possession de soi-même,* il est parvenu à se placer en quelque sorte au - dessus de soi pour se dominer, et au-dessus des autres pour n'en rien attendre : alors, la santé revient, la plaie se ferme, bien que la cicatrice ne s'efface jamais. Il s'en faut pourtant de beaucoup que les choses se passent toujours ainsi : une fois que le délétère moral, par l'intermédiaire du cerveau et des nerfs, a saturé l'économie, les organes, et parmi eux le plus irritable et le plus faible, finissant à coup-sûr par s'altérer plus ou moins profondément, il y a un contre-coup qui constitue cette détérioration organique dont j'ai traité précédemment. Il faut bien comprendre ce que c'est que la douleur continue, la douleur qui ne finit ni le jour ni la nuit, ni aujourd'hui ni de-main, que le temps ne fait qu'accroître et rendre plus aiguë, pour concevoir tout ce qu'elle peut produire de désordres et de maladies dans no-tre économie. Ajoutons que si le malheur se prolonge ou réellement ou dans l'imagination, il multiplie ses effets, il les aggrave, parce qu'il a quelque chose de décourageant qui lasse de soi-même, qui importune les autres, et affaiblit radicalement les forces. Comment alors espérer la réaction de la volonté, et par celle-ci la réaction vitale et physiologique? Bien que la cause de la souffrance s'éloigne par le temps, trop souvent ses effets persistent : on tombe alors dans la prostration intellectuelle, dans l'abattement résigné, espèce de linceul où l'on s'éteint dans le marasme, véritable force d'inertie des victimes. En effet, pour peu qu'on soit observateur, on a souvent été frappé de voir ces maladives anxiétés à peu près inexplicables, mais qui détruisent à la longue l'âme et le corps, détraquent le caractère et la vie. Beaucoup de médecins ne comprennent la douleur morale que dans la passion à son apogée, c'est-à-dire dans ce qu'elle a d'extrême, de violent, d'absolu ; mais ces effets sont plus rares qu'on ne croit : presque toujours la souffrance de l'âme ronge et altère peu à peu l'organisation. Un ancien dit, en parlant de la douleur en général, *si gravis brevis, si longa, levis,* c'est-à-dire, dans la langue de Montaigne, elle met bientôt fin à *toi* ou à *soi;* mais l'expérience clinique prouve qu'il n'en est pas toujours ainsi, à beaucoup près. Cette remarque s'applique surtout aux individus doués d'une grande affectibilité, qui s'attachent vivement et pour long-temps. On lit dans l'*Imitation de Jésus-Christ : «* Le souci ronge ceux qui aiment. »

Du reste, on conçoit facilement que les effets de la douleur morale sont toujours proportion-

nés à des circonstances individuelles et extérieures. Le mode d'organisation, le climat, la
saison, l'aspect des lieux où l'on a souffert sont
des modificateurs dangereux ou utiles, mais
toujours puissans; la présence, la parole de
certaines personnes augmentent le mal ou l'a-
doucissent. Qui doute que Napoléon, ce Titan
foudroyé, n'eût été consolé, peut-être guéri par
sa femme et son fils ? Il n'est pas jusqu'au milieu social où l'on vit qui n'ait aussi sa part
d'action dans ce rude combat de l'homme contre la nature et la fortune; les usages, les modes,
les préjugés ont donc leurs poids et leur valeur.
Dans l'antiquité, Caton et Brutus se donnaient
la mort en voyant leur patrie asservie; le moyen-
âge nous offre des martyrs de la foi et de l'honneur, mais l'industriel des temps modernes
se suicide après banqueroute. Ce résultat tient
évidemment à cette soif ardente de gain qui
dévore, à des températures différentes, toutes les
classes de la société actuelle. C'est au médecin
habile qu'il appartient d'apprécier ces différences dans leur état présent et dans leurs résultats
sur l'organisme. J'avoue sans peine que le problème est difficile, compliqué, mais la médecine morale n'est-elle pas la partie de notre art
la plus noble dans son but et ses moyens ?

N'est-ce pas elle qui constitue réellement sa dignité ?

D'ailleurs, dans cette multitude embarrassante de symptômes, d'effets apparens ou cachés, produits par la douleur morale, il est toujours une base que le praticien ne doit jamais perdre de vue ; nous pouvons même l'établir comme *l'indication* première et fondamentale, la voici :

Connaître aussi exactement que possible L'IDÉE FIXE *qui de la conscience et du moi, a passé dans le cerveau, dans les nerfs et dans toute l'économie.*

Puis viennent la recherche des causes, l'examen de l'individu, celui des résultats produits, l'état actuel du malade, ce qui était avant l'irruption du mal, l'évaluation comparative de ses forces avec l'idée fixe dont l'implacable et irrésistible puissance assujétit la volonté, la contraint et l'enserre dans le petit cercle d'une action impuissante.

Cette indication bien comprise, bien méditée, servira de fil conducteur dans l'immense variété des cas que présente la douleur morale ; elle facilitera l'emploi des moyens curatifs et leur direction particulière. La recherche de l'idée fixe, le *phantasma,* comme dit un philosophe, est tellement importante, que cette idée persiste et s'accroît même aux dépens de la volonté dans la folie ; c'est là qu'on la retrouve quelquefois dans son inexpugnable obsession. Cependant, pour en revenir à notre objet, l'indication curative, le médecin ne doit pas oublier que dans les premiers momens d'une douleur forte et profonde, l'art ne peut rien, ou à peu près. L'individu n'est plus à lui, sa raison est dominée, écrasée ; comment donc lui inspirer à propos de *l'espérance* ou de la *crainte?* Sans le perdre de vue, il est mieux d'attendre que le premier choc de la douleur soit passé ; il faut laisser à la nature le moyen de rassembler ses ressources et ses forces. Mais ce premier temps du *summum* d'acuité écoulé, hâtez-vous de travailler à la réaction. Déjà le malade, selon les admirables expressions de Bossuet, *éprouve les besoins d'un cœur qui se penche vers un autre pour y verser un secret ;* il est bon alors de tâter sa douleur, de l'essayer pour ainsi dire, afin d'amener un peu plus tôt, un peu plus tard, ou une crise prompte et favorable, ou un écoulement lent et graduel de cette même douleur. Ici se présentent deux ordres de moyens curatifs pour attaquer l'idée fixe et implacable, la cause étant donnée et connue : 1° les moyens moraux, 2° les moyens physiques.

Les moyens moraux sont de deux sortes, quoiqu'ayant une intime connexité, la PAROLE et les ACTES.

Y a-t-il, je le demande, un médecin auquel un malade n'ait dit : docteur, à présent que j'ai causé avec vous, je me sens mieux? Que s'est-il passé? L'espérance s'est glissée dans le cœur du malade, et avec elle le sentiment du *mieux*. Concevez-vous déjà la puissance de la parole (1)? mais l'effet en est bien plus remarquable quand il s'agit du moral, c'est-à-dire d'attaquer une idée par d'autres idées. Comment dire ici tout ce que peut la parole du médecin sur un malade qu'il connaît et dont il possède la confiance? N'a-t-il pas, comme un magicien, le don de guérir avec des paroles enchantées? Si la conversation ne fait pas disparaître le mal, elle peut du moins faire oublier que l'on est malade, et en touchant le cœur persuader la raison. Toutefois il est indispensable que ces paroles soient adaptées au caractère du malade, à sa position, à la

---

(1) *Siquidem fateri possem, quantum verba medici dominantur in vitam ægrotantis, ejusque phantasiam transmutent.* (Baglivi, *Prax. medic.*, cap. 14.)

nature de sa douleur; qu'on y retrouve un langage
de bon conseil et de bon sens, réservé, prudent, cordial, expansif selon le temps, la circonstance, la cause du mal, etc.; conseils qu'il
faut savoir élever jusqu'à la mesure des plus
hautes afflictions. Persuadez-vous bien que de
douces et sympathiques paroles qui émeuvent,
qui vont jusqu'au fond du cœur chercher des
fibres qui leur répondent, sont un miel divin
dont chaque malade se pénètre et dont il est
avide; qu'un organisme usé par le chagrin et
la maladie, sa conséquence inévitable, se soutient, se fortifie par le *pain de la parole.* Le
médecin comme l'apôtre, doit savoir distribuer
cette nourriture de l'esprit aux cœurs souffrans,
ulcérés par le malheur et l'injustice. Que l'influence de ce moyen ne se fasse pas sentir tout
d'abord, il faut s'y attendre, toute espèce de
médicament en est là. Le malade est trop violemment saisi pour qu'il en soit autrement;
quand on sent avec force, raisonne-t-on toujours avec justesse? Le monde qu'on voit alors
est-il le monde des réalités? Non sans doute,
attendez donc et soyez persévérans. En effet,
une parole tantôt douce, insinuante, persuasive,
tantôt élevée, ferme, quoique toujours bienveil-
lante, ne tardera pas à opérer. Je dis ferme,

parce que ce serait une complète erreur de croire qu'il faut toujours s'apitoyer sur le sort du malade; c'est son courage, c'est sa volonté, c'est son âme, c'est son esprit qu'il s'agit de relever. Si un mot imprudent peut déterminer de graves accidens, une parole nette et ferme ranime souvent un malade et lui donne une force d'âme véritablement médicatrice. Un auteur dont le nom m'échappe, raconte dans un des Mémoires de l'académie de chirurgie, qu'après une amputation de la cuisse faite à l'Hôtel-Dieu, un jeune élève dit au malade : « Dépêche-toi de mourir, *nous avons besoin de cadavres.* » Dès le soir même il y eut des accidens formidables, et le malade succomba au bout de peu de jours. Voici un exemple tout opposé : M. A. Petit raconte qu'ayant pratiqué l'opération de la taille, il se déclara deux heures après une hémorrhagie effrayante. « *C'est fait de moi,* dit le malade, *je perds tout mon sang.* — Vous en perdez si peu, répliqua tranquillement le chirurgien, que vous serez saigné dans une heure. » Son intention n'était pas telle, mais il voulait rassurer le malade, et il réussit complètement. Une jeune femme singulièrement irritable, éprouvait à chaque accès de colère des spasmes presque convulsifs; comme elle était jolie et coquette, je lui dis un jour avec fermeté, que dans un accès de colère il lui arriverait certainement, par la compression sanguine du cerveau, une paralysie des muscles de la face, et peut-être une *distorsion* permanente de la bouche. Le remède fut héroïque ; la jeune femme devint un ange de patience et de douceur. On voit ici toute la force d'une parole dite à propos. Il en est de même dans la douleur purement morale. Une parole tue, tant la calomnie sait parfois mettre du venin dans une parole, mais une parole ranime et fait vivre, tant la science et l'esprit savent mettre de baume et d'espoir dans une parole. Le silence même, dans une circonstance donnée, peut être suivi de dangereux effets. En voici un exemple : De Laubanie, un des plus braves généraux de Louis XIV, défendit Landau en 1704 avec un courage et une habileté extraordinaires. Bien qu'une bombe qui éclata à ses pieds lui eût fait perdre la vue, son zèle ne se ralentit point pendant soixante-neuf jours que dura le siége. On crut qu'une si belle action vaudrait à Laubanie le bâton de maréchal de France. Le duc de Bourgogne, qui avait pour lui beaucoup d'estime, le présenta un jour au roi en disant : « Sire, voilà un pauvre aveugle qui aurait besoin d'un *bâton*. » Louis XIV ne répondit rien à ce mot si heureux et si bien placé. Son cruel silence affligea tellement Laubanie, cet homme d'ailleurs si ferme, si courageux, qu'il tomba malade et mourut peu de temps après.

C'est au médecin, d'après les lois de la physiologie expérimentale, à bien saisir l'occasion et l'à-propos. J'ajouterai encore quelques observations fondées sur l'expérience. La première, de tempérer toujours la dignité de notre ministère, par cette onction ou paternelle ou amicale qui rend la parole plus efficace, parce que le cœur du malade s'ouvre à plaisir pour la recevoir; il faut de la vie à la vie, il faut du sentiment au sentiment. La seconde, est de ne jamais trop abonder dans le sens du malade, qui tantôt cherche à donner le change, et presque toujours exagère. Il en est par exemple, et j'en ai fait la remarque, qui veulent savoir leur sort, connaître la vérité sur la maladie qui les dévore; peu leur importe, à ce qu'ils disent; mais l'espérance est dans leur âme et le mépris de la mort seulement sur leurs lèvres, le médecin ne doit pas s'y tromper: c'est une vérité fondée sur la nature même du cœur humain, prouvée par l'expérience, attestée par une pratique journalière. Il est au contraire des esprits ardens qui, lassés par le malheur et regardant comme intolérable

Le fardeau de la vie imposé par les dieux,

désirent s'en débarrasser le plus tôt possible. Une fois placés sur la pente de l'abîme où tout coule et se perd, la mort leur semble un asile assuré, une infaillible ressource contre les atteintes du sort. Cette idée les séduit, et ils y reviennent sans cesse. Le rôle du médecin est d'autant plus difficile dans ce cas, qu'il y a une dissimulation profonde de la part du malade. Il faut donc le deviner en quelque sorte, combattre directement et par tous les moyens possibles son funeste penchant. Un repos profond et inaltérable dans la mort, telle est la véritable hallucination qu'il s'agit de neutraliser. Un auteur allemand peint la mort comme un belle fée qui porte dans ses mains *une coupe d'or pleine d'un sommeil sans rêve.* Malheur à celui qui, atteint d'une vive douleur morale, se complaît dans de pareilles images! une force destructive le pousse et l'agite sans cesse. Au reste, quand la cause est grave et les résultats dangereux, qu'on se garde de donner des espérances trop grandes et peu fondées, la déception amènerait un profond désespoir; l'essentiel est de faire espérer, disons mieux, dans certains cas extrêmes, de faire rêver un *mieux* possible. Un

air de conviction entière et ferme, un ton net
et prononcé atteignent souvent le but; le malade espère parce qu'il croit, et il croit parce
qu'il est assuré que vous croyez également. Barthez dit, en parlant de l'exercice de la médecine:
« Hésitez long-temps avant de faire, n'hésitez
jamais pour prononcer. » Ce grand médecin
avait raison, il n'y a pas de meilleur précepte
dans la médecine morale; c'est aussi l'avis de
Gaubius, savant médecin et philosophe (1). Un
autre précepte non moins important, est de
se mettre à la portée de l'esprit du malade. Au
fond, tous les hommes se ressemblent pour les
passions et les sentimens; mais, je le répète,
l'éducation, les préjugés, la position sociale
amènent des différences qu'il convient d'apprécier. En général, il est bon, quand il s'agit
d'adoucir par la parole les douleurs morales,
de ne pas être trop subtil, trop savant, trop
métaphysicien. On pourrait reprocher à quelques médecins ce que Bacon dit de certains
philosophes : « Ils ne donnent pas de lumières
parce qu'ils sont trop élevés. » Un certain

(1) *De regimine mentis, quod medicorum est* (ouvrage
divisé en deux discours prononcés à l'université de
Leyde, l'un le 8 février 1747, l'autre en février 1763).

charme de causerie, en un mot, *l'art de jaser*, joint à une grande effusion de bienveillance et de dévouement, obtiennent plus d'avantages. Au reste, tout dépend du malade auquel on s'a-dresse ; un médecin habile et ayant du tact ne s'y trompe jamais, il sait qu'il y a une justesse de goût, comme il y a une justesse de sens.

Une chose également importante, est d'éviter avec soin de rappeler les circonstances péni-bles, orageuses où s'est trouvé le malade quand l'évènement est passé. Il faut glisser sans affec-tation sur ces mêmes circonstances, si l'on est forcé d'en parler, car l'impression faite sur l'économie a été quelquefois si cruelle et si profonde, que les années l'effacent à peine. Quand il s'agit de douleur morale, le plus inexorable des bourreaux est la mémoire. N'al-lez donc pas exciter l'exubérance fougueuse de la vie intérieure, raviver la plaie par le souve-nir, cette plaie est toute prête à saigner encore. M. B***, maintenant libraire à Paris, fut arrêté à Bordeaux pendant la terrible année de 93, ainsi que quelques amis dont plusieurs furent sur-le-champ condamnés à mort. M. B*** était en prison depuis quinze jours environ, lorsque le concierge, qui le connaissait depuis long-temps, vint le trouver avec une figure morne, la voix basse et l'air embarrassé. «Qu'avez-vous? lui dit M. B*** effrayé. — Ce que j'ai, reprit son ami le concierge, c'est une bien triste nouvelle à vous apprendre ; au reste, vous avez du courage, et vous saurez vous en servir. — Eh bien après, dit M. B***, vivement tourmenté.— Eh bien, voici ce dont il s'agit, répliqua son cruel interlocuteur. J'AI ORDRE.... puis il s'arrêta. — Ordre de quoi? dit le prisonnier, pâle d'effroi et d'horreur. — *J'ai ordre* de vous mettre en liberté, reprit en riant le concierge.» Mais la transition morale qu'éprouva M. B*** par cette détestable plaisanterie fut telle, qu'il éprouva une crise nerveuse des plus violentes, suivie d'une grave maladie. Plus de vingt ans après, il suffisait de lui répéter tout bas et solennellement : *J'ai ordre....*, pour déterminer un spasme presque convulsif. On voit, par cet exemple et bien d'autres que l'on pourrait citer, avec quel soin, quelle précaution il faut éviter de rappeler le passé. Autant la conversation du médecin est un puissant sédatif de la douleur morale, autant elle serait aiguë et mortelle, dans certains cas de souffrance de l'âme. Voilà ce qui concerne la parole considérée comme moyen curatif; voyons maintenant les actes.

§. V.

APPLICATIONS PRATIQUES DES PRINCIPES EXPOSÉS.

(Suite.)

Nous avons parlé de la toute puissance de la
parole chez le médecin, quand il s'agit d'une
douleur de l'âme, quelqu'en soit la cause ;
mais, s'il est possible, qu'il y joigne les actes,
la guérison n'en sera que plus sûre et plus rapide. Avouons-le toutefois, le médecin ne peut
toujours détruire directement la cause externe,

2.   8

même quand il la connaît. En voici un exemple : Villarceaux, le dernier amant de Ninon, croyant qu'elle le trahissait, fit une grave maladie. Ninon coupe ses cheveux et les lui envoie pour prouver sa constance : à l'instant même le malade éprouve du mieux, et guérit en peu de temps. Qui ne connaît la belle action de Bouvart pour un homme subitement ruiné et par cela même accablé par la maladie. Mais il est très-peu de médecins, surtout dans le temps actuel, qui puissent disposer d'une somme de trente mille francs. Cependant, selon les circonstances, la position, la nature de la cause, on trouve presque toujours le moyen de soulager le malade ; il n'y a rien de plus ingénieux que la bienfaisance quand elle est active. Un médecin est appelé près d'un homme accablé de douleurs ; bientôt il découvre l'origine du mal ; l'infortuné était sur le point de perdre sa place, l'unique ressource de sa nombreuse famille. A l'insu du malade, il écrit au ministre, il lui peint avec force la position de son malade. Le ministre répond, et donne l'assurance positive que la place ne sera pas réformée ; on présume l'effet d'une aussi puissante médication sur le malade. Une dame, peu favorisée de la fortune, venait de remercier un médecin de ses soins et le prier d'en indiquer le prix. Tout en causant, ce médecin remarque que la pauvre dame ayant tiré une méchante tabatière de sa poche, ramenait avec le bout du doigt le peu de tabac qu'il y avait au fond. Il commence par fixer un prix excessivement modéré à ses honoraires, puis il dit : « Ah ! vous n'avez plus de tabac, le mien est excellent ; donnez-moi votre tabatière que je la remplisse ; » il la remplit en effet, mais il avait caché quatre louis au fond de la boîte. Voilà comment avec du soin, de la prudence, de l'attention, surtout du dévouement, on parvient souvent à opérer de ces cures où le savoir entre pour moitié, et la grâce des manières pour l'autre. L'essentiel est de saisir *l'idée fixe,* de l'observer avec art, d'en apprécier l'intensité, d'en prévoir les résultats, sans trop laisser découvrir l'étude qu'on en fait. En effet, parfois il faut pour ainsi dire épier la marche de la maladie morale, la suivre pas à pas, heure par heure ; d'autres fois se confier au temps, aux ressources de la nature, n'employer que des palliatifs. Tout dépend de la cause et de la susceptibilité des malades. Il en est qui désirent qu'on ne les quitte pas, il en est d'autres qui, s'apercevant qu'on multiplie les soins, concluent tacitement qu'ils sont beaucoup plus mal

qu'on ne le dit; il en résulte un surcroît d'agitation, une inquiétude sourde et rongeante que
l'on confond ensuite avec *l'idée fixe* primitive,
de là un diagnostic incertain et de tristes résultats.

Ce que je viens de dire s'applique également
aux médicamens. C'est à coup sûr dans l'hygiène bien réglée qu'il faut chercher les moyens
assurés d'affaiblir et de guérir la douleur morale. Mais quand celle-ci dépend d'une maladie
chronique, il faut bien la combattre par des
médicamens. Eh bien! il est peu de médecins
qui ne connaissent la répugnance de certains
malades pour les drogues, tandis que d'autres
les désirent excessivement et en espèrent leur
délivrance : il convient donc de les satisfaire,
mais avec discernement. Bien plus, il faut quelquefois changer fréquemment les substances
médicamenteuses, en donner d'insignifiantes,
les déguiser, leur imposer des noms extraordinaires. L'esprit humain est ainsi fait; et Pline,
qui n'aimait pas les médecins, ne concède pourtant qu'à eux le droit de tromper les hommes.
Ajoutons que dans la douleur morale, l'imagination des malades est très-facilement impressionnable et toujours disposée à exagérer le
mal présent, à regarder comme certain le mal

problématique de l'avenir. La plupart sont en quelque sorte hors d'eux-mêmes, *extra se positos,* dit le médecin Paul Zacchias. Attaquez donc *l'idée fixe* par tous les moyens possibles, afin de diminuer la surexcitation nerveuse qui en est la dangereuse conséquence ; la fiction n'y fait rien, pourvu qu'elle aille au but. J'ai vu un malade atteint de catarrhe pulmonaire chronique peu grave, mais son inquiétude, son impatiente imagination en faisaient une phthisie pulmonaire. Son médecin, au lieu de sirop de guimauve, s'avisa de lui prescrire avec une sorte de solennité, le sirop d'*althea composé;* alors le malade, plein de confiance, obtint d'heureux résultats ; il ne cessait de vanter cet excellent médicament. Chez les femmes à imagination vive et qui cessent de nourrir, je préfère de beaucoup l'*anti-laiteux* de Weiss à tous les autres purgatifs, bien qu'il n'agisse que comme ces derniers, mais le nom contribue essentiellement à son efficacité. Le docteur Miquel, l'habile rédacteur du Bulletin de thérapeutique, nous a cité l'observation suivante : M. de L***, accablé de chagrins et de douleurs nerveuses, se soulageait par l'usage de l'opium, mais il en éleva tellement les doses que l'on craignit des accidens formidables. Sans prévenir le malade, on substitua à l'opium du jus de réglisse mêlé d'extrait de laitue, et les effets furent absolument les mêmes. C'était au point que quand le malade sortit, on se trouva obligé de l'avertir, afin qu'il ne prît pas chez un pharmacien l'énorme dose d'opium à laquelle il se croyait accoutumé. Quelquefois même il est utile de frapper l'esprit du malade par un acte hardi et ingénieux. Un jeune médecin de New-York voulant guérir un de ses cliens de la funeste passion de boire des liqueurs spiritueuses, lui dit qu'il était dans les conditions organiques d'une *combustion spontanée*. A quelques temps de là lui ayant pratiqué une saignée, il eut l'adresse de verser dans le bassin qui recevait le sang une certaine quantité d'alcool très-rectifié. La saignée faite, le chirurgien jette un peu d'étoupe allumée sur le sang, qui s'enflamme aussitôt. Le malade effrayé promit qu'à l'avenir il éviterait le rum et l'eau-de-vie comme autant de poisons. C'est au médecin à varier le moyen d'après les circonstances, l'individu et la nature de *l'idée fixe*. Bourdois de la Motte, célèbre praticien de Paris, consentit à faire porter un collier de cinq têtes de vipère enveloppées de mousseline, à une jeune fille atteinte d'une maladie nerveuse aussi bizarre que dangereuse, et le remède eut

un plein succès. C'est ainsi qu'agissent les amu-
lettes, les talismans, les incantations magnéti-
ques, etc., etc. Bien que ce soit une chose
connue, une vérité acceptée par les praticiens,
il n'en est pas moins vrai que la puissance de
l'imagination pour la guérison des maladies est
bien loin d'être connue; les remèdes matériels
absorbent trop l'attention des médecins. Cependant on observe tous les jours de surprenans
effets de l'efficacité de la première. Il y a peu
d'années qu'à vingt lieues de Paris, je vis une
vieille dame asthmatique, cruellement tourmentée par l'idée qu'elle n'avait plus que quinze
jours à vivre. Cette dame avait fait venir de
Paris je ne sais quelle machine, au moyen de
laquelle on respirait un gaz singulièrement efficace, *selon le prospectus*. Quoique je n'eusse
aucune confiance dans un pareil moyen, je de-
mandai à la dame si elle s'en trouvait bien.
«A merveille, me répondit-elle; demandez-le à
ma fille, qui depuis huit jours aide à mes expériences; il n'y a pas de comparaison entre mon
état actuel et ce que j'éprouvais avant de respirer cette bienfaisante vapeur; mon imagination
est calme, je digère bien et j'engraisse.» Eh bien!
trois jours après, j'appris que la bonne dame,
ainsi que sa fille, avaient négligé de tourner la

manivelle qui permettait au gaz de couler librement. A peine ce dernier fut-il respiré, que des accès de toux violente et réitérée, forcèrent bientôt d'y renoncer. Que de faits semblables ne pourrait-on pas rapporter! Un peu plus, ou un peu moins, nous ressemblons tous pour la prévention à ce vieillard qui, dans une comédie burlesque, est forcé de coucher dans la rue. Scapin, qui l'accompagne, fait avec sa bouche le bruit d'un rideau qu'on tire le long d'une tringle; il demande ensuite au vieillard comment il se trouve; « oh! dit celui-ci, beaucoup mieux; il n'y a pas de comparaison, je commence même à me réchauffer. »

Du reste, il ne faut pas croire que les personnes ignorantes ou d'un petit esprit soient les seules où se manifestent la puissance de l'imagination contre la douleur physique ou morale. D'illustres savans en ont cité plusieurs exemples remarquables. En voici un digne de remarque. Quand on eut découvert les propriétés de l'oxide nitreux, le docteur Beddoës crut que cette substance lui offrirait un spécifique certain contre la paralysie. Davy, Coleridge et lui se déterminèrent à tenter une expérience non pas *in animâ vili*, mais sur un paralytique de bonne maison abandonné par les médecins. Le patient ne fut point averti du traitement auquel on allait le soumettre. Davy commença donc par placer sous la langue de ce malade un petit thermomètre de poche, dont il se servait dans ces occasions pour connaître le degré de chaleur du sang, degré que l'oxide nitreux devait augmenter. A peine le paralytique eut-il senti le thermomètre entre les dents, il fut persuadé que la cure s'opérait, et que l'instrument merveilleux dont le docteur lui avait vanté la puissance, n'était autre que le thermomètre. « Ah! s'écria-t-il, je me sens mieux.» Davy adressa un regard expressif à Beddoës et à Coleridge. Au lieu du spécifique, on se contenta du thermomètre ; le lendemain, même cérémonie, qui se répéta encore le surlendemain. Pendant quinze jours consécutifs, le mystérieux talisman fut placé avec toute la solennité convenable sous la langue de ce pauvre homme, dont les membres se délièrent, dont la santé renaquit, dont la cure fut complète, et auquel on ne fit subir aucun autre traitement. Si Davy n'eût pas entouré d'un certain mystère son expérience, s'il avait négligé la partie dramatique de son art, s'il avait dit au patient, voici un thermomètre qui doit me servir à tel usage, le malade serait resté paralytique, et la guérison par l'oxide nitreux au-

rait peut-être entraîné sa mort. (*Revue britan-
nique*). Les recueils scientifiques, je l'ai dit,
abondent de pareils faits, et la pratique journalière en fournit de nouveaux. Le point essentiel pour essayer de tels moyens est de bien
considérer, d'une part, la nature et la force de
la cause ; de l'autre, le tempérament intellectuel du malade.

Cette dernière considération mérite surtout
un examen particulier. Quel est le but qu'on se
propose d'atteindre dans le cas de douleur morale aiguë ou chronique? Affaiblir et user,
dominer ou briser *l'idée fixe;* il faut s'attacher,
le tempérament intellectuel étant donné, à fortifier, et, comme on dit, à *remonter* le moral du
malade. Il faut que la volonté l'emporte enfin,
que le MOI réacteur triomphe de l'idée éner-
vante et déjà morbide. Le corps *doit* et l'esprit
veut; appliquez donc ce principe à toute douleur morale, et vous finirez par la vaincre. Il est
une force venant des profondeurs de l'âme humaine dont on ne connaît qu'imparfaitement
l'étendue. Toutefois, ainsi que j'en ai fait la
remarque, ce n'est pas au début que la volonté
soutenue, affermie par le médecin l'emportera;
quoi qu'on fasse, il y a un temps de crise à
passer. Le malade, comme anéanti par le mal-

heur, entraîné, subjugué par la douleur, est toujours prêt à répondre : Dites donc à mon cœur de
ne plus battre, ordonnez donc à mon sang de ne
plus brûler dans mes veines, à mon souvenir de
s'éteindre. Mais peu à peu la vive impression
s'émousse ; la volonté se relève, se retrempe, et
le temps marche ; bientôt la souffrance ne laisse
plus qu'une cicatrice et un reste de sensibilité.
On dirait que la douleur morale se compose
d'une suite d'oscillations dont la première touche au désespoir et la dernière au repos. Ces
effets sont d'ailleurs proportionnés à l'énergie
du caractère, à son action plus ou moins intense
sur la cause du mal. Les âmes fortes habituées
au combat sont excellentes pour hâter de leur
vertu cet apaisement des perceptions affectives
et douloureuses. Elles les remplacent successivement par des perceptions d'un autre genre,
elles les combattent du moins par de nouvelles
sensations, et bientôt ce ne sont plus pour elles
que de vagues instincts, un sentiment confus
qui restent dans la conscience sans l'agiter ni la
troubler. Aussi ne remarque-t-on plus cette
inquiétude fébrile, ces tressaillemens d'espoir
et d'abattement que produisent les petites circonstances, les moindres bruits, les actions,
les paroles les plus insignifiantes ; symptômes

d'un esprit malade et préoccupé qui se prend
d'une profonde tristesse à propos de rien et à
propos de tout. La guérison marche vîte; car
bien qu'on ne puisse nier la puissance de l'organisme, l'âme est pour le corps un agent qui
le domine et le transforme; c'est ainsi que la
vie spirituelle a sa *force médicatrice*. Sans doute
pour obtenir son entier développement, il faut
toute la liberté morale; mais ce premier des biens
est souvent comme tous les autres, le fruit du
travail et le prix du combat. D'autres fois, si la
volonté manque d'énergie pleine et directe, on
parvient au but par la résignation; le chemin
est plus long, mais souvent plus sûr. Le courage,
voilà l'arme du fort; la résignation, voilà celle du
faible, c'est ce que l'on observe chez beaucoup
de femmes; elles pleurent, elles attendent et
elles guérissent; aussi les désordres organiques
suite de la douleur morale, sont-ils beaucoup
plus rares chez les femmes que chez les hommes.
Ainsi une volonté dans toute sa puissance ou
une volonté qui se plie mais ne s'abat jamais,
tel est un des moyens les plus efficaces pour
combattre la souffrance morale. Un écrivain
illustre de nos jours a dit : « Il n'y a au monde
qu'une sagesse, qu'une force, c'est d'attendre
le flot et de rester ferme quand il vous inonde,

de nager quand il vous entraîne, de croiser les bras et de mourir avec insouciance quand il vous submerge. » Ce principe stoïque trouvera peu de sectateurs, parce qu'il est contraire à la loi première de l'organisme, la conservation. La nature, la médecine et la philosophie crieront toujours à l'être animé, *vis* et *souffre le moins possible.*

Maintenant, aidons-nous d'un autre moyen thérapeutique. Ne croyez pas que cette volonté, quelque forte qu'on la suppose, puisse triompher si la cause persiste; on connaît ce principe très-anciennement admis dans la pathologie matérielle, *sublatâ causâ, tollitur effectus,* ôtez l'épine, l'irritation cesse. Eh bien! le même axiôme est en tout applicable à la médecine morale. A la vérité, dans beaucoup de cas, par exemple dans une maladie chronique, le médecin ne saurait écarter la cause qui perpétue l'idée fixe: mais outre qu'il y a des moyens d'amoindrir celle-ci, il est une infinité de circonstances où la cause peut être ou détruite ou dissimulée, ou éloignée ou épuisée par le temps. L'art du médecin est d'attirer vers la surface le chagrin qui ronge le cœur, de le réduire à une douce tristesse, puis de l'effacer entièrement. Mais comment y parvenir s'il néglige d'écarter la cause immédiate ou indirecte, si celle-ci, toujours active, toujours présente, irrite sans cesse la plaie morale? Quand on dit qu'après un certain nombre d'années une personne a succombé à sa douleur, on peut être certain que l'idée fixe, comme le *spectre* d'Hamlet, a été entretenue, ravivée, soit par l'imagination, soit par les objets extérieurs. Dans une situation déchirante de la tragédie d'Inès de Castro, on lit ce vers :

Éloignez mes enfans, ils *irritent* mes peines.

Rien de plus exact moralement et médicalement parlant. L'attention excessive que l'on prête aux maladies de l'âme contribue infailliblement à les entretenir et à les aggraver. C'est bien autre chose quand on irrite sans cesse l'idée, et par suite le système nerveux, l'économie entière, non seulement par le souvenir, mais encore par des portraits, par des lettres, par les lieux, les tombeaux, etc. Il y a des convenances, des devoirs à observer, je le sais ; cependant Bentham dit avec raison que, si on renonçait *au deuil,* on épargnerait au monde une grande somme de souffrances. Plus une pensée triste est profonde, plus par cela même

on la trouve tenace ; elle le devient bien autrement encore quand on y joint des perceptions
analogues qui la nourrissent et l'exaspèrent. Il
faut oublier ses douleurs, ou se creuser une
tombe, il n'y a pas d'alternative. Est-il au monde
quelque chose de plus poignant, de plus douloureux pour le cœur d'une mère que l'aspect
des pièces d'habillement ou les joujoux d'un
enfant chéri qu'elle vient de perdre? C'est à
briser sur le champ le cerveau et produire immédiatement la folie. La comtesse d'Harcourt
perdit son mari, qu'elle aimait beaucoup ; non
contente de lui faire élever un superbe mauso-
lée, elle fit modeler en cire sa statue, qu'on re-
vêtit avec la *robe de chambre,* la *perruque* du
défunt, etc. Cette statue, de grandeur naturelle,
fut ensuite placée dans la chambre à coucher
du comte, où la malheureuse veuve passait les
jours et les nuits à pleurer : une aussi constante
et terrible excitation de la douleur morale amena
bientôt de funestes résultats, et la comtesse
d'Harcourt ne tarda pas à rejoindre dans le tombeau celui qu'elle avait tant regretté. De nos
jours, nous avons vu Mme N*** venir de Naples
et accompagnant le cercueil de son mari, ne
perdant jamais de vue le monument de sa
douleur et la source qui la renouvelait sans cesse ;

aussi, quelques mois suffirent pour éteindre sa pénible existence. On voit, par ces exemples, combien il importe de soustraire le malade à l'impression funeste de certains objets.

Et s'il était possible d'étouffer les souvenirs, on hâterait infiniment la guérison ; mais ceci n'est donné qu'au plus heureux des médecins, le temps. Chez les anciens, on croyait que les âmes heureuses buvaient les eaux du *Léthé* avant de parvenir dans l'Elysée ; il y a dans ce dogme une connaissance profonde du cœur humain. La mémoire ne rappelle pas la douleur physique, ce triste privilége n'appartient qu'à la douleur morale ; mais ce qui augmente surtout le mal, ce qui l'entretient, c'est la perpétuelle comparaison que la victime fait de son état présent avec celui qu'elle regrette (1). La mémoire est alors un tourment sans fin, contre lequel il faut

(1) Il y a long-temps que Boëce a dit : *In omni adversitate fortunæ, infelicissimum genus est infortunii, fuisse felicem.* (De Consolat., lib. XII.)

Un ancien poète français, Berthaut, a parfaitement exprimé cette idée par ces vers si connus :

> Félicité passée
> Qui ne peut revenir,
> Tourment de ma pensée,
> Que n'ai-je en te perdant perdu le souvenir !

lutter sans cesse et par toutes sortes de moyens. Il est surtout quelques personnes sensibles et exaltées chez lesquelles les objets extérieurs et les souvenirs agissent avec une puissance singulière ; un rien les ramène au point d'où elles sont parties, d'autant plus que ces mêmes personnes éprouvent le cruel besoin d'analyser les chagrins qui les oppriment ; elles s'acharnent sur leur douleur, elles la méditent, elles la savourent pour ainsi dire, et restent sous ce charme amer de la mélancolie qui plaît à certaines âmes. Alors, une lettre, un mot, une allusion, le son particulier d'une voix, un morceau de musique, certains parfums, etc., tout devient pour elles la cause incessante de nouvelles douleurs ; la plaie s'irrite toujours, car le caustique y est sans cesse appliqué. Le médecin doit étudier attentivement ces infortunés, il faut surtout qu'il s'applique à éluder certaines questions du malade, et qu'il y mette cette adresse, ce sang-froid qui semblent d'instinct tant ils paraissent naturels, mais qui sont le fruit d'un tact exquis joint à une longue pratique. Cependant que le médecin n'aille pas trop loin ; prenez garde que le malade ne trouvant le poids trop lourd et l'épreuve trop forte, ne succombe à la tentation du suicide, ou bien que concen-

<table><tr><td>2.</td><td>9</td></tr></table>

trant en lui la douleur qui l'opprime, il ne refuse sa confiance. Alors plus d'espoir de soutenir, de fortifier, d'exalter même sa volonté, de lui redonner cette force d'âme qui *commande* au corps de vivre, quel que soit le profond et douloureux sentiment de l'injustice du sort.

Il est encore un moyen de médecine morale qu'il ne faut pas négliger, c'est la *révulsion*. L'action nécessaire, énergique de la volonté, est certainement indispensable, ainsi que l'éloignement graduel des souvenirs, mais ces moyens ne suffisent pas, leur action manque trop souvent d'efficacité ; il faut les aider. Quelques élans plus ou moins répétés de volonté forte ont lieu, ils ébranlent *l'idée fixe;* mais la plus petite circonstance fait bientôt perdre tout le terrain conquis; alors l'abattement, la tristesse, le découragement n'en sont que plus profonds, plus marqués ; l'idée fixe a repris sa fatale influence sur le cerveau et l'organisme entier. Quel moyen reste-t-il au médecin ? C'est d'opposer, s'il est possible, une passion à une autre, de combattre un sentiment vif par un autre qui ne l'est pas moins. Une forte ambition guérit un désir violent, effréné, mais dans une direction contraire; un amour n'est complètement éteint que lorsqu'un autre amour a brûlé sur sa cendre.

Ce remède fut de tout temps conseillé par les moralistes, et son efficacité se confirme chaque jour par la pratique matérielle de l'art et par les moyens moraux qu'il emploie. En définitive, le médecin ne fait que changer en certitude les vraisemblances de la philosophie. Que s'agit-il ici? De modifier par d'autres idées la direction des idées exclusives ; en un mot, de soumettre le cerveau à des impressions plus ou moins vives, mais autres que celles qui, profondément enclavées dans l'entendement et concentrées dans l'idée fixe, surexcitent continuellement cet organe. S'il est permis de se citer soi-même, voici ce que l'auteur de cet Essai a dit dans un ouvrage où il s'est efforcé de résoudre beaucoup de questions relatives au système nerveux : « Quand la foudre menace un édifice, que fait un habile physicien ? Il diminue graduellement la masse d'électricité et il la disperse. Ah! qu'un tel conducteur de nos passions serait une précieuse découverte pour l'humanité ! Toutefois, on peut en diminuer les effets en changeant lentement, successivement les sentimens qui prédominent (1). »

(1) Physiologie et hygiène *des hommes livrés aux travaux de l'esprit*, 4ᵉ édition, tom. 2, pag. 344.

Cette *révulsion* peut se faire de deux manières, d'abord et directement sur l'organisme,
puis sur le moral, plus heureusement encore si
l'on peut combiner ces deux ordres de moyens,
de manière qu'ils puissent agir simultanément.
Tâchons d'en apprécier rapidement les effets.

Le régime. Qui n'a pas entendu parler des
méthodes expurgatives ou sanctifiantes des anciens hiérophantes ou prêtres d'Egypte? Qui
ne sait encore que dans la plupart des religions
le jeûne, les macérations, le choix de certains
alimens, les bains, les ablutions, les pratiques
de toute espèce ne sont autre chose qu'un système hygiénique plus ou moins heureux, employé contre l'instinct exalté ou la passion? On
ne saurait nier que ces moyens sagement com-
binés, selon l'individu, le climat, les circonstances, ne produisent de bons effets; ils modifient l'organisme et ils soutiennent la raison;
de nos jours on les néglige beaucoup trop.
Agissez donc sur l'économie, et vous agirez
sur les sentimens, sur les pensées; il n'est pas
de vérité mieux connue et moins souvent mise
en pratique. En tempérant le sang, vous tem-
pérez la passion, vous émoussez du moins ses
vives et brûlantes attaques. Quoi qu'il fasse,
l'homme, *esprit-corps,* sent faiblir sa résolution

quand la force physique diminue. En voici une preuve; il s'agit du crime commis par Damiens sur Louis XV. Je laisse parler un des historiens de l'époque. « Je dis que c'est un homme atrabilaire par les effets du sang et du physique nerval....; ayant un sang âcre et bouillant qui, à chaque saignée, faisait des effets prodigieux, et l'obligeait à s'en faire tirer tous les quinze jours et à prendre de l'opium pour le calmer quatre ou cinq jours, après quoi sa frénésie de tuer le roi le reprenait, selon l'effervescence du sang. On m'apprit à ce sujet qu'il avait envoyé chercher son hôtesse de Versailles, et lui avait dit que c'était elle qui était cause du malheur du roi, ce qui pensa la faire mourir. Puis il s'expliqua, disant qu'il lui avait demandé en arrivant à se faire *saigner,* qu'elle avait répondu qu'il faisait trop froid, et que s'il l'avait été, il n'aurait commis cette action, ou du moins l'aurait commise plus tard. » (Assassinat de Louis XV, extrait par Lémontey des *Mémoires manuscrits* du duc de Croy.) Que de faits publics! que d'actions secrètes renfermées dans la conscience individuelle ou dans l'intimité des familles, ne pourrait-on pas citer à l'appui de ces principes! A peu d'exceptions près, on peut dire, soyez sobres, vous serez bons et justes ; l'équilibre moral dépend très-souvent de l'équilibre physique. Si la plupart des hommes voulaient remonter anneau par anneau la chaîne de leurs maladies, de leurs misères, ils arriveraient souvent à des actes de déraison, produits par des écarts de régime. Toutefois, on demande quel régime il faut suivre dans la douleur morale ; je réponds par ce simple et profond axiôme médical : *c'est selon.* Cette douleur est-elle le résultat d'une maladie, il est évident que ce régime sera conforme aux exigences de la maladie elle-même. Si, au contraire, la douleur est toute morale, il faut que le régime soit basé sur les effets produits examinés avec soin, pesés au poids d'une sage expérience. Qu'on se rappelle surtout que toute douleur morale, subite ou prolongée, affecte l'estomac dans sa sensibilité et sa contractilité ; c'est à cette cause qu'il faut attribuer l'abattement, l'énervation, la consomption et cette sorte de langueur *irritative,* caractéristique des personnes sensibles, éprouvées par de longs chagrins. Le langage commun, source inépuisable et trop négligée de lumières philosophiques, confirme ces assertions médicales : *il en perd l'appétit,* dit-on vulgairement, expression qui ne manque ni de force ni de sens. Le retour de l'appétit prouve également la diminution de la douleur morale, car l'idée fixe n'irritant plus continuellement le cerveau et les nerfs, l'estomac tarde peu à reprendre ses fonctions, à moins qu'une longue altération de ces dernières n'ait produit quelque lésion organique. Ainsi non seulement le régime est un puissant moyen de guérison, mais on peut encore le considérer comme un moyen *indicatif* du progrès, de la continuation ou du déclin de la douleur morale.

L'exercice violent du corps. Agir fortement pour neutraliser le trop penser constitue un moyen de révulsion morale dont les effets sont incontestables. Les anciens n'en ignoraient pas l'efficacité, et un vers célèbre d'Ovide en est la preuve ;

Otia si tollas, periére cupidinis arcus.

Malheureusement ce moyen est peu employé de nos jours. On oppose mille difficultés au médecin, et le malade lui-même, frappé d'apathie, s'y refuse bien souvent. On reconnaît là cette absorption mentale particulière à ceux qui éprouvent le supplice de *l'idée fixe* et douloureuse. Il n'existe pourtant pas de plus puissant *diverticulum* de la douleur morale, que des bras qui se reposent peu et des jambes presque toujours en activité. D'une part, la sensibilité morale trop énergique s'abaisse, se circonscrit; de l'autre, l'influx nerveux se régularise, l'irritation cérébrale diminue; alors vient le sommeil, ce doux et sûr calmant du malheur, ou bien une sorte de torpeur morale presqu'aussi bienfaisante que le sommeil; enfin la force, la santé, le bien-être reparaissent, et l'on revient à ces deux lois importantes de la vie primitive, *manger* et *dormir*. Prescrivez donc avec instance un exercice du corps violent à tout malade poursuivi par la passion, par le chagrin; il faut le forcer en quelque sorte à trouver dans le travail corporel un des soutiens de la vigueur morale et de la santé des organes. D'étonnans résultats sont en effet obtenus par cette méthode; peu d'idées fixes résistent à ces attaques réitérées, à cette révulsion continuelle et méthodiquement calculée. Un grand écrivain en a fait la remarque : saint Jérôme portait, pour noyer ses pensées dans ses sueurs, des fardeaux de sable le long des steppes de la mer Noire. C'est en effet par une fatigue extrême que l'on parvient à calmer et à dompter les nerfs. « J'en ai fait l'expérience, me disait un malade. Ah! que j'ai brouetté d'ennuis, de chagrins, de douleurs ! mes terrasses en sont farcies ! Aussi ai-je complètement pardonné à cette *boue humaine,* un cœur méchant, tout le mal qu'elle m'a fait. »

La chasse, l'équitation, même sur un cheval fougueux, le soin de conduire une voiture dans des chemins difficiles, le travail de ramer dans un fleuve rapide, etc., le jardinage, l'agriculture sur une grande échelle, sont des remèdes efficaces. Pourquoi ? C'est qu'ils forcent l'attention à se déplacer, c'est qu'ils impriment aux idées une direction autre que celle de l'idée fixe, qui reste dans l'âme après l'avoir percée. Le séjour à la campagne, en s'y exerçant à des travaux matériels, peut être salutaire ; la sérénité de l'âme est parfois la fille de la sérénité du ciel, pourvu que de mélancoliques rêveries n'alimentent pas sourdement la maladie.

Toutefois il est deux remarques essentielles à faire sur l'exercice du corps employé comme révulsif des affections pénibles du cœur. La première, que le malade ait dans l'emploi de ce moyen un but quelconque qui le force à réfléchir. S'il est bon de laisser au temps sa lenteur, son irrévocabilité, il est incontestable néanmoins que l'être pensant a besoin d'une intention qui le dirige, d'un objet fixe qui l'entraîne et lui commande. C'est surtout quand il s'agit de guérir des affections pénibles par la révulsion morale, qu'on reconnaît cette nécessité.

La seconde remarque est de faire que ces exercices du corps soient mesurés, rhythmiques même, s'il est possible, qu'ils aient lieu à des temps et à des heures fixes. L'ordre est un excellent remède d'ennuis et de chagrins, comme il est un admirable économe de temps et de travail; rien ne dompte, rien ne domine une imagination, quelque vive qu'on la suppose, comme une activité corporelle réglée, comme des pratiques invariablement déterminées. La méthode, l'assujettissement à des formes d'action quelconques, aident singulièrement à la guérison d'une âme exubérante et péniblement affectée. Le remède à une sensibilité trop vive, est de contraindre l'esprit et le corps à des occupations exactes, chaque jour prescrites et mesurées. Il faut avoir en toutes choses, un ordre dans son intérieur, une méthode, un arrangement uniformes; on rentre plus facilement dans le calme quand on s'y astreint; et ce qui semble horriblement pénible dans les commencemens, devient ensuite facile par l'habitude. Le point important pour le médecin est de ne pas permettre à l'imagination de s'élancer dans de vagues rêveries, encore moins de se concentrer sur l'objet de sa douleur; que le patient ne s'habitue pas à vivre d'émotions et de sentimens exaltés. En effet, certains malades d'esprit finissent par s'identifier en quelque sorte avec leurs chagrins; bien plus, ils s'y complaisent, car la douleur a aussi son charme, ses voluptés, comme le bonheur sa mélancolie et ses amertumes.

Les voyages. Il n'est pas de praticien qui n'apprécie ce puissant moyen de révulsion pour soutirer le trop plein de l'émotion et par conséquent amortir *l'idée fixe,* cause de la douleur morale et de la perte de la santé. Les voyages, cette manière mobile et rapide d'exister, qui ne se compose que de sensations fugitives, et emporte tous les attachemens de la terre sans laisser le temps d'en contracter nulle part, sont en effet un moyen héroïque pour détourner, briser les sentimens tristes et trop convergens sur une seule idée. Je donne en ce moment des soins à un homme atteint de la plus bilieuse misanthropie, mais qui a éprouvé l'efficacité de ce moyen. Voici ma formule, *recipe :* deux cents lieues à faire, et il les fait; à son retour, on ne saurait dire combien la santé est améliorée, toujours parce que la tête s'étant calmée, les fonctions digestives ont repris de l'énergie, puis le sommeil est venu, etc. On voit donc la nécessité de voyager pour refaire la santé de l'esprit comme pour celle de l'économie. En déplaçant le corps à chaque instant, en variant sans cesse les impressions cérébrales, on finit par ébranler et effacer l'idée fixe. Il y a ici une succession forcée, obligatoire, pour ainsi dire, de sensations, qui opère presque infailliblement. Les accidens, les embarras, les dangers même du voyage doivent aussi être comptés. On connaît également la suprême influence sur l'âme des lieux que l'on voit, quelquefois plus encore de ceux que l'on *revoit.* A l'aspect du vaste Océan, d'un fleuve rapide et majestueux, d'une forêt immense, d'un désert sans bornes, d'une montagne qui se perd dans les nues, l'âme reçoit une vive impression qui l'étend, l'agrandit et l'enlève aux impressions précédentes. Ne croyez-vous pas que dans ces instans d'enthousiasme, la nature ne seconde merveilleusement les efforts du médecin? Cependant prenez garde, et j'en ai fait la remarque, prenez garde que certains lieux ne se lient à des souvenirs qui ravivent la plaie morale. Quand il s'agit de douleurs de l'âme, de vives impressions, de sentimens profonds, les choses muettes et inanimées semblent parler. Le malade ne l'avoue pas toujours, mais il reste dans les derniers replis de son âme, et pour jamais, une tristesse muette et inerte qui accepte toutes les distractions, et pourtant qu'aucune ne change au fond et réellement. Il semble assister au monde, mais il ne vit plus activement, il ne revient pas à la vie telle qu'elle est, la vie en chair et en os, la vie active et sociale. De pareils malades exigent une surveillance particulière, la mort ou la démence sont imminentes. Le seul moyen peut-être de combattre cette tendance funeste est de faire que le malade ne voyage jamais seul. On sait que Socrate répondit à un mélancolique qui se plaignait de n'avoir retiré aucun avantage de ses voyages : « c'est que vous n'avez voyagé qu'avec vous-même. » En effet, dans cet isolement, l'impression des objets extérieurs est souvent fugitive ; on change de situation, mais on transporte dans chacune d'elles le noir chagrin déposé au fond de l'âme, *post equitem, sedet atra cura.* Deux voyages en Italie ne purent délivrer un malheureux jeune homme du tourment d'un amour non partagé. « Que faire de plus ? disait-il en me regardant douloureusement : *ouvrir une porte à l'âme en*

souffrance.» Je vis le danger; après bien des difficultés, je lui persuadai d'entreprendre, le sac
au dos, à pied, et en compagnie de trois autres
jeune gens, un voyage en Suisse. Le malade
suivit mon conseil, et il revint sinon tout-à-fait
rétabli, au moins capable de se livrer à des occupations qui achevèrent sa guérison. La conscience, notre boussole morale, guide toujours
bien, mais il faut que le malade aide le médecin, qu'il le seconde pleinement sans arrière-
pensée : il y a tant de force dans une volonté
qui vient du cœur !

Les voyages de mer ont aussi une efficacité
marquée ; et sans adopter tout ce qu'a dit Gil-
Christ à cet égard (1), il est certain que ces
voyages, maintenant si faciles, offrent de nombreux avantages. La mer, toujours variée dans
son éternelle et immense uniformité, est un
spectacle par lui-même très-attachant, indépendamment des autres circonstances. Il y a
ici de puissantes causes de révulsion pour écarter l'*idée fixe,* cet esprit de destruction de l'éco-

____

(1) *Utilité des voyages sur mer, etc.,* ouvrage traduit
de l'anglais de M. Abenezer Gil-Christ, par Bourru,
docteur régent de la Faculté de médecine de Paris;
1 vol. Paris, 1770.

nomie, ou du moins pour en diminuer la force
et l'acuité. Néanmoins il ne faut pas croire qu'en
mettant à la voile par un bon vent, on laisse
aussitôt derrière soi ses inquiétudes, ses soucis,
ses malheurs; mais si ce voyage a duré un certain temps, s'il a été marqué par des incidens
pénibles, dangereux ou agréables, soyez assuré
qu'il y aura une complète guérison ou un allè-
gement marqué. « Il me semble, disait un malade, que le mouvement des flots a emporté
ma douleur. » Sans doute; mais le temps,
mais l'absence, mais les impressions diverses
de l'esprit ont aussi leur large part; c'est au
point que si après un ou deux voyages, la
santé physique ou morale n'est pas rétablie,
on est en droit de regarder l'*idée fixe* comme
incurable, ou bien que sa cruelle et constante
action a déterminé de graves lésions organiques
intérieures.

Les eaux minérales ont aussi leurs avantages : il ne s'agit point ici de leurs qualités spéciales pour telle ou telle maladie ; mais
le mouvement, le déplacement, le changement
d'habitudes produits par le voyage, les nouveaux pays qu'on habite, l'air plus ou moins vif
qu'on respire; bien plus, le bruit, l'agitation,
les plaisirs de certains établissemens thermaux

forment un ensemble d'actions, de réactions, d'impressions, de sensations nouvelles, répétées, variées, même forcées, qui nécessairement influent à la longue sur un cœur malade, et peuvent le soustraire à la ténacité oppressive de *l'idée fixe* qui bouleverse le moral et compromet la santé.

S'il ne s'agit que d'une douleur morale à combattre, rien de plus évident qu'il ne faut chercher que ce que nous venons de dire dans le moyen dont il s'agit. Toutefois, si on a fait choix d'une eau minérale quelconque, qu'on s'y tienne ; bien plus, qu'on l'administre avec soin, avec méthode, son efficacité sur le moral n'en sera que plus prompte et plus réelle. Il ne faut pas oublier qu'il s'agit bien moins d'opérer sur les organes que de frapper l'imagination. Quand on se propose de guérir ou d'alléger des souffrances, tout doit tendre au but, qui est toujours noble et élevé.

Terminons cet Essai par l'examen de quelques autres moyens médicaux non moins précieux et actifs que les précédens.

§. VI.

APPLICATIONS PRATIQUES DES PRINCIPES EXPOSÉS.

(Suite et fin.)

Nous avons exposé en grande partie les moyens physiques de révulsion indispensables pour attirer au dehors, pour neutraliser et dissiper l'*idée fixe*, cause d'une infinité de maladies. Il est encore des moyens de révulsion qu'on pourrait appeler *moraux*, car ils n'agissent à peu de chose près que sur l'imagination, et leur efficacité n'en est que plus réelle. Un

homme ayant éprouvé de grands revers de fortune, tomba dans une sorte d'anéantissement
moral qui compromit gravement sa santé. Cependant il fallut disputer ce qui lui restait de
biens et les conserver à sa famille; alors s'en-
suivit un procès très-long, très-compliqué;
mais les embarras, les soucis que lui occasionna
ce procès, l'activité qu'il fut nécessaire de développer, guérirent complètement cet infortuné
de sa mélancolie. M. C*** perdit son fils unique; sa douleur fut affreuse, rien ne pouvait
le consoler, sa santé dépérissait à vue d'œil.
M. C*** accepta une place dont les fonctions
difficiles, épineuses, exigeaient une continuelle
application d'esprit; il s'y livra complètement;
en peu de temps la plaie de l'âme se cicatrisa,
il ne resta qu'un souvenir douloureux, mais
sans âcreté, la santé reparut. Voilà la révulsion
morale, voilà comment il est possible d'attaquer, d'ébranler, de détruire par d'autres idées
l'*idée fixe*, profondément implantée dans le *moi,*
dans le cerveau, dans le sang, dans chaque organe, dans l'économie entière.

Parmi ces moyens de révulsion morale plus
ou moins variés, gardons-nous d'oublier l'étude
des sciences et des arts. Le pouvoir calmant
d'une application forte et soutenue de l'esprit,

est trop avéré pour qu'on néglige d'y recourir.
Après de violentes secousses de l'âme, la vie
n'a plus d'ensemble, plus de suite, plus de
but ; il y a un découragement complet, il faut
se hâter de changer cet état ; le moyen le plus
sûr peut-être est de substituer aux inquiétudes
du cœur les curiosités de l'esprit. Je le sais ,
c'est presque une trivialité de redire ce que les
anciens et les modernes ont tant de fois répété
sur ce sujet. Qu'importe , si ce moyen présente des avantages incontestables ? Que se propose-t-on en effet ? De fuir la réflexion sur ses
maux comme une ennemie, comme un poison
irritant ; de distraire l'imagination, de dissiper
cet enivrement de tristesse qui absorbe l'âme,
stupéfie l'esprit et détruit le corps ; en un mot,
de tâcher de vivre sans souffrir. Où trouver dès
lors un moyen plus puissant de révulsion pour
les facultés de l'intelligence, capable de les dé·
tourner de l'idée fixe, en les reportant sur d'autres objets ? Changer le genre de vie irritant et
usant de la passion et du chagrin, en un autre
qui occupe sans épuiser ni abattre, tel est le
problème à résoudre. La plupart des passions
humaines ne sont que le *débordement* d'une activité qui a méconnu son véritable cours ; il
s'agit donc de le régulariser et non de l'arrêter.

Sage médecin, souvenez-vous de la vérité de ce principe de Luther : « Le cœur humain est comme la meule d'un moulin; si on y met du blé elle l'écrase et en fait de la farine; si on n'y met rien, elle tourne toujours, mais s'use elle-même. » Un homme frappé par la rude main du malheur, doit donc être sans cesse excité, poussé dans une nouvelle voie de réflexions. Le but est de reporter sa pensée endehors de soi, si l'on peut ainsi s'exprimer; c'est-à-dire s'attacher à une vérité importante, se consacrer aux actions généreuses, éclairer l'ignorant, ramener le sourire sur les lèvres du malheureux; aider, seconder son ami, oser être son conseiller intrépide; devenir le bienfaiteur de son ennemi; en un mot, puiser la force de vivre dans le désir extrême d'être utile aux hommes. Mais combien hâtera-t-on sa guérison, si l'on peut ajouter à ces moyens les attraits de la science, se lancer dans l'étude de cette philosophie qui, soulevant l'homme des basses régions de la passion et des jouissances matérielles, lui imprime un mouvement d'ascension vers Dieu, terme infini de ses désirs et but final de son existence? Il y a dans ces grandes et nobles occupations, des élémens de médecine psychique dont les résultats sont à peu près infaillibles. Et puis il ne faut pas croire que les sciences exigent toujours de grands efforts d'esprit pour attacher et se plaire à leur étude, notamment l'histoire naturelle. N'ayez jamais peur de ne rien trouver de nouveau à admirer dans les œuvres de la nature. Celui qui a le plus regardé l'admirable spectacle qu'elle nous offre, est celui à qui il reste le plus à voir; car ce sont les yeux, c'est l'esprit, et non les merveilles qui nous feront défaut; étudier la nature et l'homme, c'est chercher la pensée de Dieu dans un livre écrit de la main de Dieu même. Je l'ai dit ailleurs, tout intéresse dans l'immense nature : ici les vérités les plus sévères sont encore avant les illusions les plus heureuses. La fleur la plus humble, le grain de sable, le ruisseau qui serpente, la toile d'araignée, l'insecte qui bourdonne, la goutte de pluie sur l'aile de l'oiseau, ont leur intérêt scientifique et leur idéalité poétique. C'est souvent avec de petits objets qu'un esprit vigoureux et pénétrant, s'élance vers *ce monde des idées* que les choses *représentent*: tout dépend du coup-d'œil et de l'intelligence (1).

(1) Physiologie et hygiène *des hommes livrés aux travaux de l'esprit, etc.;* 4ᶜ édition, tom. 1, pag. 33o.

Mais la grande, l'insupportable difficulté est de fixer l'attention quand l'esprit est continuellement préoccupé d'un autre objet. Montesquieu assure qu'il n'y a pas de chagrin ou d'ennui qui tienne contre une heure de lecture. Il est douteux que cet illustre écrivain ait jamais éprouvé de profonds chagrins et d'autres passions que celle de l'étude; l'expérience lui aurait appris qu'on peut inutilement et machinalement parcourir dix, vingt, trente pages d'un livre, si l'attention est fortement distraite par une idée fixe. Ajoutons que quand de longs chagrins, de grands malheurs, une passion vive ont fortement exalté l'intelligence et agité le cœur, il est difficile de rien trouver qui soit capable ensuite d'occuper l'esprit. Après cette dévorante et terrible maladie, tout ne semble-t-il pas froid, insipide, insupportable? Cependant ne faisons pas le mal plus grand qu'il n'est en effet; s'il est certain que le moyen de révulsion morale dont nous parlons ait très-peu d'efficacité dans le commencement, il ne l'est pas moins que peu à peu il acquiert de la puissance et qu'il finit par triompher, pourvu qu'il y ait de la persévérance.

Les beaux-arts, qui intéressent vivement l'imagination, sont par cela même un énergique moyen de révulsion morale. Sans entrer à cet égard dans des détails superflus, je dirai, d'après des observations médicales multipliées, que de tous les beaux-arts, la peinture m'a paru le plus propre à calmer l'âme et rasséréner l'esprit. On a beaucoup vanté *la musique* pour cet objet; eh bien! d'après ces mêmes observations, je ne dirai pas qu'on exagère son influence, mais j'affirmerai qu'elle est souvent nuisible. Il y a long-temps que Salomon a dit que *la musique est importune dans le deuil*. En effet, une douleur morale actuelle et profonde, repousse tout espoir de consolation; la distraction de la musique l'irrite, l'accroît au lieu de l'apaiser. Aussi Mme de Staël retraçant les peines de son héros dans *Corinne,* dit : « Oswald, depuis son malheur, ne s'était pas encore senti le courage d'écouter ces accords ravissans qui plaisent, mais qui font un véritable mal quand des chagrins réels nous oppressent. » En effet, la musique peut *charmer* les maux physiques, il y en a beaucoup d'exemples, mais à coup sûr, ce n'est qu'un remède fort douteux pour les vives douleurs de l'âme; quelquefois même il les exaspère. La musique *incitative* ou *calmante* est une distinction absolument inadmissible dans la pratique médicale, et les essais tentés de cette dernière sur les aliénés, n'a que très-peu réussi. A beaucoup près, on

ne sait pas ce que la musique renferme de dangers ou de puissance médicatrice, ce qu'elle sug-
gère de sentimens doux, sympathiques ou violens. Un pareil moyen ne peut donc être utile
que si l'on en fait une étude scientifique et approfondie. En général, la musique agite et agace
les nerfs, elle excite trop l'imagination pour
être employée autrement qu'avec d'excessives
précautions. Si elle est vive et gaie, elle irrite
et impatiente le cœur péniblement affecté ; est-
elle au contraire expressive, touchante et mélo-
dieuse, elle remue jusqu'au fond des entrailles,
elle sympathise trop avec l'idée fixe et douloureuse ; alors une sorte de rêverie s'empare du malade, les souvenirs abondent, les émotions re-
naissent, la plaie saigne de nouveau et redevient
sensible, c'est un des états de l'âme les plus délétères. J'ai vu des personnes presque guéries, fondre en larmes, éprouver des spasmes, après tel
morceau de musique qui leur rappelait des circonstances cruelles de leur vie. Il y a peu d'années, lord M*** était si vivement épris d'une célèbre cantatrice morte en Angleterre, qu'il fut
atteint d'aliénation mentale. Guéri de cette funeste maladie, il arrive à Paris, court à l'opéra
d'*Othello,* où il entend chanter la romance du
saule, par la sœur de celle qu'il avait tant ai-

mée ; dès l'instant il éprouva une violente attaque de nerfs. Ayant fait d'inutiles efforts pour
obtenir cette actrice en mariage, un matin on
trouva ce malheureux pendu à une écharpe en
cachemire, et le crâne brisé par deux balles de
pistolet. Des morceaux de papier brûlé firent
voir que cette arme avait été bourrée avec la
romance du *saule*. Quant à l'écharpe, elle avait
appartenu à la cantatrice célèbre dont nous
avons parlé, qui l'avait donnée à sa femme de
chambre, de laquelle lord M*** l'avait acquise
à un prix exorbitant.

Ce que je viens de dire de la musique peut
s'appliquer aux *spectacles*. On ne peut nier leur
puissante distraction sur l'esprit ; mais l'emploi
de ce moyen exige une prudence extrême. Il y
a ici un ensemble de sensations et d'impressions
sur le cerveau et les nerfs, sur les idées et les
sentimens, dont on ne saurait récuser les funestes résultats, notamment pour les femmes.
Il est peu de médecin observateur qui ne puisse
en citer des exemples. Ce qui conviendrait le
mieux, ce sont les spectacles gais, amusans,
d'un comique très-vulgaire, mais ce sont précisément les spectacles que repoussent les personnes nerveuses profondément blessées dans
leurs affections. Ce qu'elles veulent, c'est la

peinture exagérée des passions, ce sont des tableaux qui les excitent fortement. Qu'on se persuade bien que ce sont là autant de crises auxquelles l'économie ne saurait résister. On sent alors combien le péril est menaçant, combien le mal s'aggrave, s'il existe encore, combien la rechute est facile, si la maladie est à peine guérie. Car souvenons-nous qu'à peu de chose près, tout peut se gouverner dans l'économie, à l'exception d'une sensibilité extrême, désordonnée, qui se calme quelquefois, mais ne s'éteint jamais dans certaines organisations. Le temps seul a cet insigne pouvoir dans certaines circonstances.

Il est un moyen de révulsion morale infiniment supérieur aux spectacles, du moins à mon avis, c'est le *monde*. Je n'ignore pas que beaucoup de personnes, adoptant en cela les principes de la sagesse vulgaire, ont une opinion toute contraire. Un illustre médecin, Zimmermann, veut que dans la douleur morale on s'éloigne du monde; mais qui fut jamais plus morose, plus irritable, plus accablé de maux que Zimmermann lui-même, plus victime de la *solitude* qu'il a tant recommandée, et pour laquelle il a écrit un ouvrage si attachant? Mme de Staël se moque de ces gens qui con-

seillent le monde contre la douleur morale.
« Quand ils voient, dit-elle, les âmes sensibles
agitées par les peines du cœur, ils leur propo-
sent toujours de sortir de l'air où est l'orage,
pour entrer dans le vide, qui tue.» J'ai presque
honte de ne pas partager l'avis de cette illustre
femme, mais la vérité, mais l'expérience médicale doivent passer avant tout. D'ailleurs il
faut distinguer; le monde s'entend aussi des
affaires, des devoirs, ou bien encore des occupations d'une profession active ; or, est-il rien
de plus propre à calmer l'*idée fixe* et douloureuse, cause provocatrice du désordre des fonctions de l'économie? Ces obligations, ces devoirs, cette chaîne de convenances sociales, ces
usages reçus dont on se plaint comme d'un
boulet que nous traînons tous, ont pourtant
cela d'utile, c'est qu'ils *forcent* à se contraindre,
et que la contrainte, quelque pénible qu'on la
suppose d'abord, finit par amortir et dominer
l'imagination. Les pensées se régularisent pour
ainsi dire comme les actions, et il en résulte à la
longue cette puissance de raison, cette supériorité tant désirées du bon sens sur les passions, et surtout des impressions éminemment
sédatives pour la douleur morale. A la longue
on a même la force d'effacer de ses traits le

signe fatal des profondes douleurs. On voit qu'un pareil moyen médical sagement combiné avec d'autres, ne doit pas être négligé par le médecin.

Il y a plus, c'est que le monde frivole n'est pas à dédaigner, si, par des motifs particuliers, le malade est obligé de s'y livrer. Eh quoi! dira-t-on, faut-il laisser cet infortuné dans le cercle banal de la vie matérielle, dans ce monde d'extravagans, de fous, de mimes, de paradistes, d'indifférens, de masques plus ou moins gais, de fripons et de dupes; faut-il le condamner à entendre le rire de la sottise, le bourdonnement ricaneur du vulgaire? etc. Pourquoi pas, si c'est un moyen de guérison. Ce monde empêche de trop penser, et c'est déjà beaucoup; il agite à la surface, c'est encore quelque chose; enfin à la longue il remédie à cette éternelle opposition qui subsiste entre la raison et une sensibilité extrême. Les petites choses entrent dans le système de la vie, comme les grains de sable dans celui de l'univers; et leur effet les rend souvent plus importantes que les grands principes de la philosophie. Nous en voyons ici un exemple frappant. Il est certain que ce tourbillon enivrant, étourdissant de plaisirs superficiels et néanmoins fatigans, que cette laborieuse oisiveté, ce fracas, ce tumulte des folies du monde, sont parfois l'énergique et seul dissolvant *d'une idée fixe,* capable de résister à d'autres moyens, *doloris medicamenta epicurea.* Cette activité forcée n'est-elle pas cent fois préférable à la solitude, où les souvenirs se réveillent sans cesse, où le cœur s'agite et se dévore lui-même? à cet isolement si doux en apparence, quelquefois si précieux pour ceux dont l'orgueil s'irrite volontiers de la compassion même la plus sincère? Quand ce ne serait que pour captiver sans cesse l'intelligence, pour l'occuper forcément ailleurs, pour s'empêcher de vivre avec cette crainte agitée que connaissent si bien ceux qui ont beaucoup souffert, on aurait obtenu de grands avantages. Sans doute on ne doit pas s'attendre à trouver dans le monde dont il s'agit, ces soins, ces attentions, cette bienveillance qui rassurent et qui calment, à rencontrer des cœurs à battemens parfaitement isochrones au vôtre, pour me servir d'un terme scientifique; mais un homme prudent n'estime-t-il pas à leur valeur ces banales affections du monde auxquelles on donne le nom d'amitié? Il n'en est pas moins vrai que ce bruit qui étourdit et fait oublier nécessairement, que cette agitation qui fatigue le corps sans attacher l'esprit, ni pénétrer jusqu'au cœur, que ce spectacle varié, tumultueux, tourbillonnant, finissent par gagner de l'empire à l'insu du malade, et pour ainsi dire malgré lui. Tout homme est seul, dit-on encore; il ne touche à vrai dire les autres que par son écorce; selon un auteur célèbre, on entre seul dans ce monde et l'on en sort seul, avec quelqu'aide cependant, un accoucheur et un fossoyeur. Sans doute, mais on n'y vit pas seul; la vie sociale, la vie de famille déposent contre ces désolantes maximes; or, on prend toujours quelque chose du milieu où l'on se trouve plongé. La plus âcre douleur morale ne résistera qu'un certain temps à des sensations, à des idées, à des sentimens répétés dans un sens opposé.

Ainsi, fuir tout-à-fait le monde me paraît le plus sûr moyen d'entretenir la douleur morale, de l'exaspérer; très-promptement alors elle agit sur le corps, détériore les organes et compromet à jamais la santé. On répète sans cesse : si vous avez au cœur quelque plaie vive à guérir, n'allez pas où la foule rit et s'enivre; aux cœurs blessés, *l'ombre et le silence*. Dangereux apophthegmes, qui prouvent peu d'expérience des lois de la vie; la médecine parle différemment parce qu'elle s'appuie sur l'expérience et la connaissance de l'homme. La douleur morale triple d'énergie dans la solitude, elle rend fous les caractères faibles (1). Quelques-uns se livrent aux abus du vin ou de l'opium, comme il y en a des exemples ; c'est-à-dire qu'ils échappent à la folie furieuse pour tomber dans l'abrutissement. Au reste, point de maxime trop absolue, les âmes ont leur hygiène comme les corps : aux unes le bruit et l'agitation semblent préférables, aux autres le calme et le recueillement offrent plus de ressources ; le tact et la sagacité du médecin dans le diagnostic, serviront à indiquer la voie.

Mais s'il est facile de prouver l'efficacité du monde comme révulsion puissante dans les souffrances de l'âme, il n'est pas aisé d'en démontrer l'utilité aux malades ; presque toujours ils repoussent ce remède avec une étonnante opiniâtreté. On ne saurait croire jusqu'à quel degré

---

(1) Zimmermann parle d'un savant abbé qui, profondément plongé dans la solitude, s'imaginait être un grain d'orge, dans les dernières années de sa vie. « Il raisonnait fort bien, dit-il, sur toutes choses, et avec tous ceux qui venaient le voir ; mais le bon abbé ne voulait jamais sortir de sa maison, dans la crainte d'être mangé par les poules. »

s'élève le trompeur besoin de solitude qui travaille les cœurs ulcérés par la douleur morale. Ce qui augmente leur répugnance pour le monde, c'est qu'ils y trouvent les visages froids, les cœurs indifférens, les oreilles closes ; le calme n'existant qu'autour d'eux, contraste avec leur agitation intérieure, et semble la redoubler. Cette sorte d'existence dissipatrice leur est antipathique. Alors le cœur se replie sur lui-même, le ferment du malheur qu'il contient s'aigrit de plus en plus, et augmente l'aversion qu'on a pour les autres. Il faudrait que tout le monde les comprît d'abord, que chacun vînt jeter du baume dans leurs plaies, car le grand vice de la douleur physique ou morale est bien souvent de rétrécir l'âme, dans les intérêts de notre personnalité. Cependant ils s'accoutument peu à peu à cette indifférence, ils la comprennent, ils l'excusent ; au bout de peu de temps, dociles aux conseils du médecin, ils lui obéissent et se laissent conduire. Dans la turbulence inquiète et douloureuse du premier moment, je ne saurais trop le redire, il n'y a rien à faire ; le trait vient d'être enfoncé, attendez, observez ; mais après une certaine période de temps, pressez, insistez, faites en sorte de surmonter les répu-pugnances du malade pour rentrer dans la se-

ciété; persuadez-le que c'est un remède excellent, qu'aucun médicament ne se prend avec
plaisir, et que son efficacité est démontrée,
car le médecin, *piè mendax,* doit toujours être
ferme et positif dans ses promesses. Mais il en
est ici comme de l'étude des sciences et des arts,
tant recommandée comme antidote de la douleur morale, on préfère mille fois se concentrer dans sa propre 'souffrance ; toute occupa-
tion répugne, tout travail ennuie. Cependant,
faites, agissez, livrez-vous à l'étude, peu à peu
au dégoût succède l'indifférence, puis l'intérêt
se manifeste, ensuite l'attachement, quelquefois
arrive le goût passionné ; il y en a de nombreux
exemples. Rien de plus facile à expliquer. L'âme
humaine ne peut demeurer long-temps dans la
même situation ; tant qu'une lueur d'activité lui
reste, elle tend au mouvement, et plus un sentiment l'a violemment comprimée, plus elle se
rejette avec force vers un sentiment contraire.

'Tels sont en partie les moyens que la médecine emploie pour guérir toute douleur morale
qui, déterminant une exaltation morbide du
système nerveux, conduit inévitablement à de
graves affections organiques. Cependant, quelle
que soit l'énergie de ces moyens, et malgré l'habileté avec laquelle on les emploie, il ne faut

jamais compter sur leur efficacité immédiate ; le temps, cet élément indispensable de guérison pour toute maladie du corps, l'est également pour celles de l'âme. Mais quoiqu'il y ait d'inconsolables douleurs, le temps les épuise bien plus encore, si on aide son action par les moyens dont nous avons parlé.

Il est des signes particuliers auxquels le médecin attentif reconnaît la bienfaisante influence de ces moyens. Après le premier choc et l'agitation violente qui en est la suite, l'irritation morale et physique diminue, les continuelles et absorbantes réflexions ont cessé, l'esprit reprend son équilibre, quelques fonctions se rétablissent peu à peu, notamment celles de la digestion et de la respiration ; le sommeil revient, sinon profond et prolongé, au moins par intervalles et sans *tressaillemens* nerveux ; la voix est calme, égale, non saccadée ni fortement accentuée ; enfin les traits du visage ne sont plus contractés, ils s'épanouissent et reflètent la sérénité intérieure qui commence à renaître. C'est dans cette circonstance qu'il convient d'agir fortement ; tout vient alors en aide au médecin ; un remède presque insignifiant, un mot, une démarche suffisent pour tranquilliser ; l'espérance vit à si bon marché ! Quelquefois néanmoins

l'ébranlement a été si brusque, si violent, que le
malade a beaucoup de peine à surmonter sa
douleur. L'encéphale, vivement frappé par le
coup moral, reste dans une sorte d'*asthénie* paralytique ; le malade est stupéfié ; à chaque instant, le rocher qu'il roule et veut écarter, re-
tombe sur lui pour l'écraser ; ce cas est grave,
la raison et la vie du malade sont en danger ;
et pourtant on en voit qui résistent. Mais une
vive douleur de l'âme, noblement et silencieusement portée comme une croix pesante, jusqu'au terme d'une vie qu'elle absorbe, n'en est
pas moins une terrible maladie. Il n'est pas
donné à tout le monde de cuirasser son âme
contre les effets de l'injustice, des trahisons,
des abandons perfides, de la calomnie, des sé-
parations, et surtout de cette grande et terrible
séparation qu'on nomme *la mort ;* car malgré
la cupidité actuelle qui dévore les consciences,
il ne faut pas croire que les revers de fortune
soient l'unique cause des vives douleurs morales. Certes, Juvénal a raison :

Ploratur lacrymis, amissâ pecuniâ, veris.
« Vous pleurez votre argent, vos larmes sont sincères. »

Toutefois, il est d'autres sources de chagrin,

et les médecins en acquièrent journellement des preuves.

Au reste, il faut se rappeler que la douleur morale, comme les maladies essentiellement matérielles, se termine de deux manières : tantôt il y a des crises, comme de la colère, de l'emportement, même des crises physiques, comme des vomissemens, de la diarrhée, des convulsions, et surtout des larmes, car on dirait que celles - ci sont destinées à excréter le chagrin ; d'autres fois la terminaison a lieu par *lysis,* comme disaient les anciens, c'est-à-dire sans secousse apparente. Peu à peu la douleur se calme, s'apaise, s'obscurcit et disparaît ; la volonté et le cerveau reprennent graduellement leur empire sur les idées, puis sur le bouillonnement du sang, sur l'excitation nerveuse, sur les impulsions instinctives. Bientôt, soit par la disparition de la cause elle-même, soit par l'action des trois grands remèdes suivans proposés par un ancien, *necessitas, dies longa, doloris satietas,* la nécessité, le temps, la satiété même de la douleur, toute exaltation physique et morale a cessé sans secousses extraordinaires. On voit ici combien est grande l'analogie des phénomènes morbides physiques et moraux, car, quoiqu'on ne puisse réduire en dé-

monstration les vérités qui tiennent à l'intelligence, au sentiment, il n'en est pas moins vrai
que ces vérités ont leurs développemens, leurs
lois, leurs applications, comme dans les objets
physiques. Que se propose-t-on lorsqu'il s'agit
de maladies ordinaires ou matérielles? De rétablir l'état normal ou physiologique. Le but est absolument le même dans la médecine morale; ramener à un salutaire équilibre les facultés intellectuelles et affectives, se régler d'après ce qu'exigent *la sagesse, la santé, le bonheur,* trois sortes
de synonymes. Quiconque a vécu, quiconque
sait lire dans le grand livre du passé, apprend
bientôt que tout ce qui, au moral comme au physique, n'est pas exactement dosé, mesuré, cal-
culé, apprécié, tout ce qui est exagéré, tout ce
qui déborde, dépasse la mesure, doit inspirer
de la méfiance; la maladie en est la conséquence assurée, sinon toujours immédiate. Les
recherches médicales, les profondes explora-
tions du cœur humain, et, par dessus tout, une
expérience positive, concordent sur ce point,
le plus digne d'intérêt et d'attention pour l'humanité.

D'ailleurs, quels que soient les moyens de
thérapeutique morale auxquels le médecin a recours, il faut se rappeler :

1° Que ces moyens doivent toujours se baser d'après le caractère, la sensibilité, l'âge, l'éducation, les préjugés, le sexe du malade, et surtout d'après la cause et son degré d'intensité.

2° D'examiner avec soin les effets déjà produits sur l'économie, en prévoir les résultats, reconnaître surtout l'organe lésé ou le plus menacé.

3° De combiner ces moyens, de les varier, d'en faire une méthode de traitement d'autant plus complète et efficace qu'elle sera plus diversifiée.

4° De mettre dans son emploi, autant que possible, une persévérance, une religieuse ponctualité, presque toujours couronnées par le succès.

5° Enfin, que si la guérison n'est pas toujours complète, au moins obtient-on avec certitude une diminution de souffrance morale capable de prévenir les altérations organiques, ce qui est un immense avantage.

Une chose consolante pour le médecin et le malade, est de se persuader que la force médicatrice innée dans le corps humain, tend aussi bien à guérir la douleur morale de l'âme que la souffrance physique. L'ordre moral reprend de lui-même, dans beaucoup de cas, sa régularité, son ascendant ; c'est une des grandes lois de la vie. Mais cet effet salutaire se manifeste bien plus rapidement en s'aidant des moyens thérapeutiques dont nous avons parlé. Cette *idée fixe,* éminemment abstraite, qui obsède et qui tue, dans les grandes passions, les grands sentimens, les grandes douleurs, ne résiste que bien rarement quand elle est vivement attaquée par la révulsion morale bien dirigée. Les voyages, les affaires, les luttes politiques, les obligations du monde, celles d'une profession quelconque, les études scientifiques, les travaux artistiques, et cette foule d'occupations qui, exerçant l'intelligence sans agiter le cœur, emploient le temps, frappent les sens à chaque instant, captivent la mémoire, entraînent l'esprit, subjuguent l'imagination, affaiblissent les souvenirs, en émoussent du moins les traits les plus aigus ; telles sont les ressources de l'art contre la douleur morale, cet agent éminemment destructeur de notre économie. Ces moyens ne guérissent pas toujours ; un fond d'amertume reste dans les derniers replis de l'âme, mais cette portion de venin est peu à craindre, car les rapides mouvemens de l'existence où l'on est plongé empêchent de réfléchir et de souffrir. Peu à peu l'idée fatale s'éloigne, s'enfonce dans le passé, ce n'est plus qu'un fantôme désormais sans action sur l'organisme. Heureux s'il est possible de les remplacer par des illusions nouvelles, cent fois préférables à cette inflexible et inhumaine raison qui souvent attriste et déflore la réalité.

Cependant il est des personnes qui douteront de la possibilité du succès. Le sceptique et désolant, *tout cela est bien difficile,* sera dans leur pensée et sur leurs lèvres. Qui nie cette difficulté? Trop souvent la douleur morale est un abîme où se perd la science des hommes. Mais aussi la thérapeutique dont il s'agit, constitue la partie la plus élevée comme la moins connue de la médecine, et cet *Essai,* car je le nomme ainsi sans fausse modestie, en fournira de nouvelles preuves. Où chercher un problème d'une solution plus ardue que celui de dire à une profonde affliction : «Tu n'iras pas plus loin?» que celui de persuader à un homme poursuivi, tourmenté nuit et jour par une idée fixe, de la détruire; de changer le cours de ses désirs, de ses opinions, de combattre ses habitudes, ses préjugés, de le convaincre qu'il doit se refaire, se recomposer sentiment par sentiment? Cependant il ne faut pas confondre la difficulté avec l'impossibilité, il y a entr'elles une immense distance..... *Tout cela est bien difficile!* Soit, mais qu'y a-t-il de facile dans notre art? Est-il donc si aisé de traiter une fièvre typhoïde, le choléra-morbus, une péripneumonie et cent autres maladies? Ce sont là autant de problèmes très-complexes, et cependant le praticien en trouve souvent la solution, à l'aide de trois moyens qui ne lui ont jamais manqué : l'observation, l'expérience et l'induction.

La chose essentielle par-dessus tout, en fait de médecine morale comme dans la médecine matérielle, est de connaître à fond l'individu qui souffre. Le cœur d'un malade est comme bien des instrumens, il dépend de celui qui le touche. Ce composé de savoir, de jugement, de finesse et de tact qu'on nomme *expérience* dans un médecin, est ici d'une indispensable nécessité. Il faut encore savoir parler cette langue des consolations, si douce, si précieuse aux âmes ulcérées par le chagrin. Manquer de cette *intelligence du cœur,* qui seule révèle les mystères de la vie intérieure, c'est ignorer la base de toute médecine morale. Dans ce cas, le malade peut adresser au docteur qui le traite ces paroles du poète Saady : « Si votre âme n'est pas en harmonie avec la mienne, tout ce que je vous dirai vous paraîtra une fable. » A ces dons heureux il faut joindre l'art de savoir attendre; de la patience, encore de la patience, toujours de la patience ; c'est encore là un des fondemens de la psychiàtrie, ou médecine de l'âme, le succès en dépend. L'asphyxie morale, comme l'asphyxie physique, ne se dissipe qu'à force de temps, de soins et de patience. Or, cette dernière qualité est d'autant plus précieuse que le malade est impatient, irrité, par conséquent irritable et susceptible, que le cri de la douleur est souvent amer et injuste. Mais il faut se rappeler qu'une extrême douleur du corps et une vive souffrance de l'âme, mettent presque toujours l'homme dans un état de minorité intellectuelle et morale, et puis *res est sacra miser;* ces belles paroles doivent être à jamais gravées dans le cœur du médecin. Ajoutons que la patience a ses lauriers comme le courage, et que les succès qu'on obtient, valent bien tout ce qu'on peut y mettre de temps, de labeur et de savoir.

Cependant n'allons pas trop loin; ce serait une témérité d'espérer toujours de réussir. Les mêmes analogies de la médecine morale et organique, tant de fois rapprochées dans le cours de ce travail, se retrouvent encore ici. Dans ces deux ordres de moyens de guérison, on ne remarque que trop souvent l'insuffisance de l'art; ses doutes, ses revers, ses erreurs, ses mécomptes, nous les avouons sans difficulté. La méde-

cine ne guérit pas plus du désespoir que la logique ; souvent l'amitié la plus dévouée, la charité la plus ardente sont insuffisantes à remplir
cette noble et sainte mission. Mais convenez
aussi que les divers moyens thérapeutiques, ma-
niés avec prudence et méthode, ont aussi de
nombreux succès ; avouez encore que si la médecine ne guérit pas toujours, elle dirige, elle aide,
elle persuade, elle soutient, elle console ; est-ce
donc si peu pour l'humanité? Elle console surtout, voilà un de ses moyens les plus infaillibles. Un écrivain célèbre a dit : « Pourquoi ce
mot, *je vous consolerai,* qu'il parte de la bouche
d'une femme, de l'œil caressant d'un chien, de
la lettre d'un ami ou de la chaire d'un prêtre...,
pourquoi ce mot a-t-il encore une puissance
irrésistible?... » La médecine seule peut répondre à cette question, parce qu'elle possède la
connaissance de l'homme, physique et morale,
parce qu'il lui est donné de faire directement
l'application des plus beaux préceptes de la philosophie pratique.

MÉMOIRE

SUR UNE NOUVELLE MÉTHODE DE HATER LA GUÉRISON DES PLAIES RÉCENTES.

————•[•]•————

Prévenir, ou du moins *diminuer* autant que possible l'inflammation des plaies, est un des plus grands problèmes de la chirurgie. Celui qui en donnera la solution complète, aura fait faire à l'art un immense progrès. Les saignées générales et locales, les anti-phlogistiques, les émolliens, les réfrigérans employés sous toutes les formes, ne sont pas autre chose que des médications employées pour atteindre le but dont nous parlons. D'après mes recherches, mes expériences et un grand nombre d'observations, j'offre aux praticiens l'emploi d'un moyen dont les résultats sont aussi évidens que positifs.

Dans un Mémoire précédent (*voyez* tome 1ᵉʳ, page 258), je crois avoir démontré les avantages de l'emploi des *feuilles de plomb* pour la cicatrisation des plaies en *suppuration,* et dans certaines conditions déterminées. Maintenant il s'agit d'établir et de prouver les avantages non moins marqués d'un autre procédé pour hâter la guérison des plaies *récentes,* pour faire en sorte que les unes guérissent promptement par adhésion primitive ou première intention, ce qu'on doit toujours se proposer dans certains cas, et de diminuer dans les autres l'inflammation et la suppuration, ces deux grandes causes du retard de la cicatrisation. C'est toujours en consultant les phénomènes tels qu'ils se présentent à nous, dans leur simplicité et leur succession naturelle, qu'il est possible de connaître les meilleurs moyens de guérison; on pourra, je l'espère, en acquérir de nouvelles preuves par la lecture des considérations et des faits suivans :

I. *Obstacles les plus fréquens à la prompte guérison des plaies.*—En général, les plaies ne guérissent que très-rarement par première intention, c'est-à-dire sans inflammation ni suppuration. Il faudrait, pour parvenir à ce point toujours désiré de la science, des conditions et des moyens encore inconnus. Jusqu'à présent, il n'est guère que les plaies d'une très-petite étendue, de peu de profondeur et sans la moindre complication, comme, par exemple, celle qui est le résultat de la saignée, et d'autres d'une aussi faible dimension, qui ont ce privilége. Mais si les plaies par incision et par piqûre présentent de l'étendue et de la profondeur, bien plus encore, si la plaie est contuse, les deux phénomènes dont nous avons parlé ont lieu : toutes ces plaies s'enflamment et suppurent, toutes par conséquent sont d'une guérison plus longue et plus difficile que les autres.

Mais quelle peut être la cause de cette grave et importante différence dans les phénomènes que présentent les plaies ? Elle n'est pas seulement dans la nature de la blessure et des parties divisées; cette cause se trouve encore dans l'irritation produite par un corps étranger, ou introduit dans la plaie, ou inhérent à la lésion elle-même : ceci est le plus ordinaire. Un aiguillon le plus fin possible fait une très-petite blessure guérissant en peu de temps ; mais que cet aiguillon reste dans la plaie, il faut alors que la nature déploie un grand appareil de forces, une suite de plusieurs phénomènes, pour en opérer l'expulsion. Qu'est-ce que la blessure faite par une lancette ? Très-peu de chose assurément ; mais s'il s'y trouve une *gouttelette* de pus vénérien, variolique ou vaccinal, la petite plaie, loin de se guérir, s'irrite, s'enflamme, et prend des caractères particuliers, toujours relatifs au principe introduit dans l'économie. Il en est de même de tout corps étranger, quelles que soient sa nature, son origine, et qui reste dans la plaie ; jamais, ou du moins presque jamais celle-ci ne guérit qu'alors que cet obstacle n'existe plus. Tous les efforts de la nature ont donc pour but primitif d'opérer cette expulsion, tandis que les phénomènes de la cicatrisation n'ont lieu que secondairement.

Ces faits, quoique vulgaires et connus, tendent pourtant à établir ce grand principe de thérapeutique chirurgicale, que dans toute plaie qui ne guérit pas par première intention ou par

ce que John Hunter appelle inflammation adhésive, il y a une cause particulière qui, s'opposant à ce phénomène, force la nature à déployer
d'autres moyens, et à passer, si l'on peut ainsi
s'exprimer, par le long circuit de l'*inflammation* et de la *suppuration,* pour arriver à la *cicatrisation.* Cette cause est presque toujours dans
les corps étrangers, que la nature doit expulser.
Cependant il ne faut pas croire que ces corps
étrangers viennent toujours du dehors, qu'ils
soient constamment perceptibles aux sens, enfin
qu'on puisse les extraire, soit avec la main, soit
avec quelque instrument. Ces corps étrangers
sont aussi produits par le sang épanché ou infiltré, par une infinité de caillots obturateurs
des extrémités coupées des petits vaisseaux,
par les débris de la peau, du tissu cellulaire,
des muscles déchirés, brisés, broyés dans des
proportions infinies, toujours relatives à la nature de la plaie et à la forme du corps vulnérant, sans parler des esquilles qui forment une
classe à part de corps étrangers. Ces débris ou
ce résidu dont nous venons de parler, forment
dans la plaie un véritable *détritus,* ou sorte de
corps étranger qui provoque nécessairement
l'irritation, ensuite la réaction inflammatoire,
puis enfin la suppuration, phénomènes propor-

tionnés dans leur intensité à l'étendue de la plaie, à sa nature et aux organes lésés. Ce que nos devanciers ont appelé la *détersion* d'une plaie, n'est autre chose que le résultat du travail de la nature, qui, ayant expulsé ou élaboré les corps étrangers dont il vient d'être question, l'ont placée dans les conditions les plus favorables à la formation de la cicatrice.

On peut donc, pour les plaies, établir et suivre une ligne ascendante qui démontre que plus ce *détritus* est considérable, étendu, multiple, moins l'inflammation adhésive ou par première intention sera possible. Il y a ici une rigueur proportionnelle facile à concevoir entre les phénomènes qui auront lieu indubitablement et la plaie qui se présente, considérée dans sa nature et dans sa cause.

En effet, si l'on fait une plaie simple par incision et de peu d'étendue avec un instrument d'un tranchant fin et très-affilé, cette plaie guérit aisément et presque toujours par première intention. Pourquoi cela? C'est qu'il y a très-peu de *détritus*. Mais si l'on augmente l'épaisseur du tranchant, que celui-ci étant moins fin, l'action de *scier* soit par cela moins parfaite, moins égale, le détritus augmente par le déchirement des parties, dès lors les chances de guérison par adhésion primitive diminuent ou même disparaissent tout-à-fait; bien plus encore si l'instrument est grossier, déformé, couvert de rouille à son tranchant et sur les surfaces, toutes choses étant égales d'ailleurs. Lorsque des plaies par incision on passe à celles qui sont le résultat d'une *piqûre,* on observe les mêmes différences. Que cette piqûre soit faite par un instrument fin, très-poli, par exemple une aiguille destinée à l'acupuncture, la guérison a lieu par première intention. Dans ce cas, il est facile de présumer qu'il n'y a qu'un simple écartement des fibres. Mais le plus souvent la piqûre étant faite par un instrument d'un volume plus considérable et plus mousse, les parties sont pressées, refoulées, meurtries; le sang épanché ne trouve pas d'issue. On conçoit alors que le *détritus* étant plus considérable, il faut nécessairement, pour que la guérison s'opère, qu'il y ait inflammation et suppuration, phénomènes subordonnés aussi pour leur intensité, non seulement aux parties lésées, mais à la forme de l'instrument vulnérant, se rapprochant plus ou moins des corps contondans. Maintenant, si des plaies par piqûre on passe à celles que l'on nomme plaies *contuses,* parce qu'elles sont le produit de l'action d'un corps plus ou moins obtus, le désordre est tel, le *détritus* organique si considérable, qu'il n'y a jamais guérison sans réaction inflammatoire et suppuration. Aussi les *plaies d'armes à feu,* regardées à juste titre comme le prototype des plaies contuses, offrent-elles toujours les deux périodes dont nous venons de parler. Les parties frappées ou traversées par le projectile sont tellement dilacérées, mutilées, broyées en quelque sorte, qu'on a donné à cette fatale disposition le nom expressif et énergique d'*attrition,* c'est-à-dire qu'il existe un amalgame complet de sang, de chair, de vaisseaux déchirés. C'est au point que dans les commencemens qu'on faisait usage des armes à feu, les chirurgiens, persuadés qu'il y avait une véritable intoxication, agissaient en conséquence. On sait que ce préjugé ne fut détruit que par la pénétrante hardiesse du génie de notre Ambroise Paré.

Ce qui vient d'être dit prouve évidemment qu'il est facile d'établir une échelle de proportion entre les blessures ou lésions de continuité, et de graduer sur cette échelle les chances de guérison par première intention ou par inflammation et suppuration. En effet, depuis la plaie faite par un instrument d'un tranchant délicat et fin jusqu'à celles qui sont le résultat des armes à feu, à tous les degrés, on voit les chances de succès diminuer et cesser entièrement. Il existe donc un *maximum* de cette forme de guérison probable dans les premières de ces lésions, et un *minimum* dans les plaies contuses; enfin une impossibilité absolue dans les plaies d'armes à feu; car il n'existe pas, je crois, d'exemple dans la science, de guérison de ces dernières par première intention, et l'on en conçoit la raison. Il ne s'agit point ici, je le répète, des variétés de plaies produites par les parties lésées, entretenues par un virus quelconque ou par une certaine disposition individuelle qu'on appelle à juste titre la loi de tolérance ou degré de capacité morbide. Il faut seulement admettre que la différence de conditions dans les plaies pour guérir par première intention est toujours relative à la quantité de *détritus* formé par le sang, par les débris de la peau, du tissu cellulaire, des muscles, des vaisseaux, plus ou moins déchirés et mutilés, et cela depuis la plaie la plus simple jusqu'à la plaie contuse la plus compliquée, enfin aux plaies d'armes à feu.

II. *Indication fondamentale.* — Il est dans les investigations scientifiques un principe qu'on ne doit jamais perdre de vue, c'est de partir de ce qui est réel, prouvé par l'expérience, pour arriver au possible d'une amélioration évidente ; or, que démontre ici l'expérience ? que plus le détritus est considérable dans une plaie, moins on peut espérer la guérison sans inflammation ni suppuration ; ce sont là des faits aussi journaliers que faciles à observer. L'indication première est donc, dans le commencement, ou de chercher à obtenir la guérison par première intention, ou du moins, s'il n'est pas possible de l'obtenir, de diminuer autant que faire se peut l'éréthisme inflammatoire qui ne tardera pas à se développer. L'affrontement des bords de la plaie, sa soustraction aux influences atmosphériques, l'extraction des corps étrangers extérieurs, le rapprochement et le maintien des lambeaux s'il en existe, la compression dans certains cas, et surtout, depuis quelque temps, l'emploi plus ou moins prolongé des réfrigérans, sont les moyens employés chaque jour avec des succès plus ou moins variés. Pour moi, je pense qu'avant d'y recourir pour diminuer la réaction inflammatoire, sur-tout à l'emploi de l'eau froide, il existe une *indication plus fondamentale* encore, et qui doit être préalablement prise en grande considération, c'est d'enlever immédiatement et autant que possible le *détritus* dont il a été question. Rien ne prévient, rien ne diminue davantage la période d'inflammation, et par conséquent de suppuration qui doivent avoir lieu. Mais comment y parvenir? Le moyen le plus certain est une forte aspiration de l'air, aspiration exercée sur la plaie elle-même, soit par la *succion,* selon le procédé des anciens, soit, comme je l'ai pratiqué, par l'application et le jeu d'une *ventouse à pompe* dont l'ouverture de la capsule ou *cucurbite* est proportionnée à l'étendue même de la surface de la plaie.

Par ce procédé, le sang épanché *s'exprime* de la plaie ainsi que de l'extrémité des petits vaisseaux et du tissu cellulaire; il en est de même d'une multitude de petits fragmens presque invisibles fournis par le déchirement des parties. Dès lors aucun corps étranger n'existe, la plaie est tout-à-fait nette et pure, si l'on peut dire ainsi; aucune cause d'irritation n'ayant lieu, l'inflammation est nulle; ou, s'il est impossible de la prévenir entièrement, elle est bornée dans son intensité et dans ses résultats ultérieurs: bien entendu qu'il convient de mettre ici en ligne de compte et d'apprécier les obstacles apportés d'ailleurs par la gravité de la blessure et des organes lésés. Cette application de la ventouse pour hâter la guérison des plaies récentes se fonde également sur la pratique comme sur le raisonnement. Ce n'est donc point une théorie purement gratuite; elle repose au contraire sur une série de généralisations inductives fournies par l'expérience. Consultons donc cette expérience; voyons d'abord les faits qui l'ont produite à des époques où ces faits étaient plutôt observés que raisonnés.

III. *Faits historiques et empiriques.* — Dès la plus haute antiquité on avait remarqué que l'action de sucer les plaies en abrégeait singulièrement la durée. Les poètes, les historiens, les livres de médecine de l'antiquité sont remplis de faits de ce genre, et si c'était ici le lieu, je pourrais en citer de nombreux exemples. Qu'on le croie bien, les anciens n'ont pas toujours été des observateurs rêveurs, consultant plutôt l'imagination que le fait en lui-même, l'histoire de l'art le prouve suffisamment; souvent ils ont bien vu, et leur expérience ne s'est nullement démentie dans la suite des âges. C'est ainsi que l'art de sucer les plaies pour en hâter la guérison s'est maintenu chez les différens peuples de l'antiquité. Il y avait même parmi eux des personnes consacrées à cette sorte de fonction chirurgicale, individus connus sous le nom de *psylles*. A la vérité, on avait principalement recours, et avec raison, à ces psylles ou suceurs, dans les cas de morsure de serpens ; mais on les employait encore dans les blessures faites par les armes de trait, flèches, dards, etc., dont les anciens faisaient un grand usage. Cependant on ignore les détails de l'opération. Tout ce qu'on sait, c'est qu'après avoir arraché le trait de la plaie quand il y était resté, le psylle, appliquant sa bouche sur la plaie, aspirait le sang à plusieurs reprises. Or, comme ce qui est réellement bon et utile se perpétue toujours, cet usage s'est conservé dans beaucoup de pays ; bien plus, si l'on en croit Percy, il y avait dans les régimens français, jusqu'au siècle dernier, des hommes préposés à cet effet. On avait pour but de *désenvenimer* la plaie ; c'est ce qu'on appelle *panser du secret,* quoique ce prétendu secret fût connu de tout le monde (1).

Ce qu'il y a de certain et de bien démontré, c'est que l'action de sucer une plaie empoi-

(1) En 1712, on a publié à Amsterdam un livre intitulé l'*Art de sucer les plaies,* celui d'Anel probablement, in-8° avec figures. Malgré d'actives recherches, je n'ai pu me procurer ce petit ouvrage.

sonnée ou d'y appliquer une ventouse en fait disparaître le danger, surtout si la succion a lieu de bonne heure, et avant qu'il y ait absorption. Dans les morsures des serpens ou des animaux atteints de la rage, cette pratique a été recommandée de tout temps; les anciens ont laissé à cet égard d'excellens préceptes. «Quand un chien est enragé, dit Celse, il faut enlever le virus à l'aide de la ventouse (1).» Plus loin, il s'explique avec plus de détail dans les cas de morsure de serpens. «Il convient, dit-il, de commencer par établir une ligature au-dessus de l'endroit blessé, en ayant attention toutefois de ne pas trop serrer cette ligature, de peur que la partie ne s'engourdisse. Il faut ensuite extraire le venin, ce que fait très-bien la ventouse.» Les expériences modernes ont pleinement confirmé ce que dit ici le médecin romain, expériences que j'ai répétées plus d'une fois. Dans d'autres cas, je me suis assuré par des faits comparatifs sur les animaux, que de deux plaies simples et non envenimées, toutes choses étant égales d'ailleurs, la plaie qui a été soumise à l'action de la ventouse guérit beaucoup

(1) *Utique autem si rabiosus canis fuit, cucurbitulâ virus ejus extrahendum est.* (Cels., lib. 5, cap. 27.)

plus vite que l'autre. C'est une expérience d'autant plus facile à faire, notamment sur les chiens, qu'il n'est pas possible d'appliquer sur ces animaux le moindre appareil. Si l'on se sert de bandelettes agglutinatives, il les lèchent et les emportent en peu de temps.

Du reste, sans avoir recours à ces expériences, ne voyons-nous pas tous les jours les personnes étrangères à notre art, blessées d'une manière légère, essayer de faire saigner la plaie, sachant très-bien que la guérison n'en sera que plus prompte, car l'inflammation et la suppuration n'auront pas lieu? Il n'est pas un tailleur, une couturière, une brodeuse, une lingère, etc., qui, s'enfonçant une aiguille même assez profondément dans les chairs, ne presse le doigt en tout sens pour exprimer le sang, n'applique sa bouche sur la blessure pour opérer à plusieurs reprises sur la blessure une forte succion, et presque toujours avec un plein succès. Il est clair que dans ce cas la succion est une ventouse naturelle, dont les effets sont identiques aux ventouses artificielles que nous employons. On a vu également obtenir par la succion d'excellens effets, même dans les cas de piqûre assez grave. Voici ce qu'on lit dans un ouvrage que Mme la comtesse de Chalot, veuve du célèbre tragédien Talma, a publié sous le titre d'*Etudes sur l'art théâtral.* En 1792, dans une pièce de Collot-d'Herbois où l'héroïne doit être enlevée, l'acteur chargé du fardeau faisant malheureusement un faux pas, alla tomber rudement dans la coulisse, et non seulement il écrasait la pauvre actrice, mais il arriva qu'une grosse épingle entra de toute sa longueur dans la poitrine de celle qu'il abîmait de son poids. L'accident était affreux ; on porta la malheureuse femme dans sa loge. Les médecins, les chirurgiens s'empressèrent autour d'elle ; tout le monde était en rumeur, car cette actrice était aimée de ses camarades. D'après l'avis des médecins, la plaie ne saignait pas assez. « Il faut sucer la plaie, dit l'un d'eux en élevant la voix, c'est le seul moyen d'écarter le danger. Allons, ne tardons pas... Talma, vous ne répugnerez pas, je pense... Il faut la sauver.» Talma, en rougissant, fut le sauveur, et il acquit ainsi des droits imprescriptibles à la main de celle qu'il aimait. » A toutes ces observations, j'ajouterai les remarques suivantes, c'est que quand on emploie les ventouses scarifiées, les petites incisions, quelquefois assez larges et profondes, comme Larrey les faisait, guérissent toujours par première intention, sans doute à cause de l'effusion de sang qui a été produite.

Si l'évidence doit être la seule règle de certitude que nous possédons dans notre art, il n'est rien de mieux démontré que l'action salutaire de cette méthode pour hâter la guérison des plaies récentes ; la multiplicité et l'identité des faits sont telles qu'il n'y a aucune témérité, je pense, à l'adopter, toutefois en modifiant les applications selon les cas et l'immense variété des plaies qui se présentent dans la pratique.

IV. *Principes et inductions.* — Les faits précédemment exposés, quoique empiriquement observés, sont néanmoins assez multipliés, assez évidens pour faire admettre l'utilité de la ventouse dans les premiers momens d'une blessure reçue. Ces faits, anciens et modernes, deviennent, comme il arrive toujours, les vérificateurs de la science après en avoir été les matériaux, c'est-à-dire qu'en les interprétant d'après l'étude des phénomènes de la vie et ce que fournit l'expérience, il est bon de les formuler en principe clair et positif, pour en déduire des conséquences formelles et évidentes. Ainsi :

La *fin* ou le but qu'on se propose d'atteindre,

c'est d'enlever tout principe étranger à la plaie qui vient d'être faite, afin que la nature soit libre dans ses opérations.

Les *conséquences* sont d'obtenir l'adhésion primitive, dite par première intention, ou bien, si cela n'est pas possible, de circonscrire, de diminuer la période d'inflammation et de suppuration.

Le *moyen* consiste dans l'application d'une *ventouse à pompe* sur la surface de la plaie, afin d'opérer une aspiration suffisante pour enlever le *détritus,* qui, déterminant l'inflammation, retarderait les phénomènes de cicatrisation. On comprend pourquoi on doit préférer la ventouse à pompe à l'ancien procédé. Ce dernier serait impraticable, à cause de la combustion qui en est la base. Tels sont le principe, les conséquences et le moyen qui, fondés sur l'expérience et les lois de la vie, établissent l'utilité de la méthode en question.

Trois remarques sont néanmoins importantes à faire ici. La première est que l'orifice de la capsule ou *cucurbite* doit toujours être un peu plus large que la surface de la plaie, afin que cette dernière soit entièrement exposée à l'action de l'instrument.

La seconde, c'est de recourir le plus promptement possible à l'application de la ventouse. Plus cette application sera immédiate, c'est-à-dire rapprochée de l'instant de la blessure, plus il y aura de chances de succès. On conçoit en effet, qu'un commencement d'irritation, bien plus encore d'inflammation, suffirait pour contre-indiquer l'application de la ventouse.

La troisième remarque enfin, c'est que ces applications ne sont nullement douloureuses, ou du moins ne le sont qu'à un degré très-tolérable. La douleur n'est vive et réelle dans les plaies que quand la réaction inflammatoire se prononce, et nous établissons qu'on doit alors s'abstenir de la ventouse. Du reste, la légère congestion capillaire qui a lieu par suite de cette application se dissipe en peu de temps. Quant au saignement par nappe, effet de la ventouse, lorsqu'il se manifeste, on le voit s'arrêter aussitôt que la ventouse est enlevée. On a pu acquérir d'ailleurs la preuve de la vérité de ces assertions, toutes les fois qu'on a suivi l'excellent conseil donné par Celse et d'habiles praticiens modernes, d'appliquer des ventouses dans les cas de morsures d'animaux enragés ; et pourtant il faut remarquer que les morsures sont en général des plaies très-douloureuses.

Il est inutile de dire que l'emploi plus ou moins réitéré de la ventouse à pompe, n'exclut en aucune manière les autres moyens auxquels on a recours pour hâter et compléter la guérison des plaies récentes.

Observations particulières. Emploi de la ventouse. — Frappé de l'heureux résultat des moyens employés par les anciens pour prolonger l'effusion du sang dans les plaies récentes (sauf les cas de section de gros vaisseaux), et de ceux dont se servent journellement des personnes étrangères à notre art, je résolus d'y recourir aussitôt que l'occasion s'en présenterait. Mais au lieu d'employer la succion buccale, je songeai à me servir d'une ventouse à pompe; celle-ci m'offrait le triple avantage de ne point toucher avec la bouche les lèvres de la plaie, ainsi que faisaient les anciens psylles; de ne pas risquer de brûlure; enfin d'opérer avec une certaine force, notamment quand la lésion de continuité présente de l'étendue et plusieurs complications. Je ne citerai que quelques faits, et je suivrai dans leur brève description, la marche que j'ai adoptée précédemment en faisant l'exposition des plaies selon leur degré de complication, l'abondance du *détritus,* par conséquent selon leur probabilité plus ou moins grande de guérir par première intention, ou bien à la suite de l'inflammation et de la suppuration.

Un homme qui se rasait s'entendit appeler; il tourna brusquement la tête, et se fit à la joue une blessure de deux centimètres environ d'étendue, mais sans profondeur. Quand j'arrivai la plaie saignait à peine. J'appliquai une ventouse à pompe, et le sang reparut, mais en petite quantité. Les bords de la plaie (qui s'écartent toujours pendant l'action de la ventouse) ayant été ensuite rapprochés et maintenus par des bandelettes de taffetas d'Angleterre, la guérison s'opéra en peu de temps, il n'y eut qu'un peu de phlogose sur les bords de la plaie.

Deux soldats de la gendarmerie d'élite de l'ancienne garde royale (corps auquel j'étais attaché en qualité de chirurgien), se battirent en duel. L'un d'eux reçut à la partie externe et supérieure de la cuisse droite un coup de sabre. La blessure, quoiqu'assez profonde et étendue, ne présentait aucune gravité. Quand j'arrivai, les deux lèvres de la blessure étaient assez largement séparées, le sang ne coulait plus, et l'on observait un léger caillot au fond de la plaie. Après avoir mis le malade dans une position favorable, j'appliquai deux fois la ventouse à pompe. Après avoir *exprimé* une certaine quantité de sang, je fis la réunion au moyen de longues bandelettes de diachylon gommé, et la plaie guérit en peu de temps. Il n'y eut pourtant pas de guérison par adhésion primitive, dans la stricte acception du mot, mais l'inflammation et la suppuration furent à peine indiquées.

Les plaies récentes, par l'effet des instrumens piquans, présentent plus de difficultés que les précédentes, attendu que l'action de la ventouse ne peut avoir lieu sur toute la surface de la plaie, qui, longue et étroite, se resserre encore au bout de très-peu de temps par un léger gonflement. Cependant l'application de l'instrument est d'autant plus nécessaire dans ces plaies, qu'elles saignent peu en général, qu'il y a beaucoup de sang épanché ou infiltré, et que le détritus est plus abondant ; aussi ces plaies, pour peu qu'elles soient profondes, ne guérissent jamais par première intention. Toutefois, s'il est possible d'appliquer immédiatement la ventouse, on obtiendra toujours une certaine quantité de sang et de détritus, dès lors l'inflammation et la suppuration auront le moins d'intensité possible. Plus l'instrument, je le répète, sera aigu, à surfaces polies et glissantes, plus il y aura de chances de guérison, toutes choses étant égales d'ailleurs. On peut en outre augmenter l'action réitérée de la ventouse par des pressions douces sur le trajet de la plaie, si cela est possible, par l'emploi de l'eau chaude, qui favorise l'épanchement du sang; enfin, dans certains cas, par des incisions pratiquées à une ou aux deux ouvertures de la plaie, surtout quand on doit craindre un étranglement inflammatoire.

Un ouvrier se perça la main de part en part avec un foret. Appelé très-peu de temps après l'accident, je fis plonger la main dans de l'eau chaude pendant un quart d'heure environ : puis, ayant appliqué une ventouse sur le dos puis sur la paume de la main, j'obtins encore quelques gouttes de sang. Le gonflement ultérieur fut très-modéré, ainsi que l'inflammation, et le malade guérit en peu de temps. Un jeune chirurgien s'étant battu en duel avec un de ses camarades, reçut un coup d'épée qui, glissant du poignet sur la surface antérieure de l'avant-bras, fit une seconde ouverture près du pli du bras, mais sans intéresser les gros vaisseaux sanguins de la partie. Ayant agrandi au moyen d'un bistouri les deux ouvertures, j'exerçai de légères compressions expulsives sur le trajet de la plaie ; je fis placer la partie blessée quelque temps dans l'eau chaude, j'appliquai une ventouse à chaque ouverture, afin d'obtenir le plus de sang possible. L'engorgement et l'étranglement subséquens, qui ont lieu dans ce cas, furent très-modérés ; la suppuration eut lieu, mais sans dépôts multipliés, sans fusées, et le malade ne tarda point à se rétablir, sauf un peu de raideur dans les mouvemens pendant près de deux mois.

On peut ranger les *morsures,* jusqu'à un certain point, dans la classe des plaies par piqûres, avec cette différence néanmoins que la dent ou le crochet de l'animal n'étant jamais aussi affilé qu'une épée ou un stylet, il y a presque toujours déchirement, et par conséquent épanchement de sang, détritus plus ou moins abondant. Bien entendu qu'il ne s'agit point ici des morsures faites par les dents molaires du cheval ou de l'âne, qu'il faut assimiler aux plaies contuses par arrachement ou par broiement. Il est également inutile, je crois, de recommander l'application de la ventouse dans le cas de morsure d'animaux enragés ; nous avons fait voir précédemment (page 184) les avantages que les anciens et les modernes en ont obtenus. Mais je pense que, *dans tous les cas de morsure,* il convient d'agrandir les ouvertures extérieures, de plonger la partie dans l'eau chaude, ou d'appliquer un cataplasme, enfin de recourir à la ventouse pour obtenir le plus de sang possible. Il est rare que des accidens graves se déclarent à la suite de cette méthode tout-à-fait rationnelle et expérimentale. Je pourrais en citer plusieurs exemples, je me contenterai du suivant. Une jeune dame, dirigeant un cabinet de lecture, fut mordue à la main par un énorme chat, et mordue de manière que les quatre crochets de l'animal traversèrent la main assez délicate de cette dame. Il fut bien constaté que l'animal n'était point enragé. Une personne présente à l'accident, quoique étrangère à la médecine, conseilla à la malade de plonger sa main dans de l'eau chaude et de l'y tenir aussi long-temps que possible. Cet excellent conseil fut aussitôt exécuté, et cependant il ne sortit que peu de sang. J'appliquai plusieurs fois la ventouse à pompe sur les deux surfaces de la main, opération qui fut un peu douloureuse, et qui est parfois assez difficile sur la partie dorsale, à cause des inégalités tendineuses ; j'obtins un peu de sang. Je craignais néanmoins le développement d'accidens graves, mais ils n'eurent point lieu ; tout se borna à un gonflement douloureux de la main , qui dura près de trois semaines , mais sans inflammation ni suppuration.

Quant aux plaies contuses , j'ai déjà fait remarquer que, d'après une expérience constante, il n'y a pas possibilité d'obtenir la guérison par première intention ; l'irritation, l'inflammation et la suppuration sont indispensables ; or, pourquoi cette nécessité ? précisément à cause du déchirement des parties , du sang épanché et infiltré, en un mot, d'une masse considérable de *détritus* qui a besoin de l'élaboration vitale pour être expulsée et faire naître les conditions propres à la cicatrisation. Toutefois, je puis assurer que l'application de la ventouse à pompe, faite avec prudence et discernement, diminue l'intensité de la réaction inflammatoire qui se manifeste quelque temps après la blessure reçue. Ainsi, à moins que la lésion d'un vaisseau d'un certain calibre n'en exige la ligature ou la compression, faire plonger la partie blessée dans de l'eau tiède pour en opérer le dégorgement, appliquer ensuite une ou plusieurs fois la ventouse à pompe, rapprocher ensuite les lambeaux s'il en existe, les contenir soit par des bandelettes de sparadrap, soit par des points de suture, recouvrir ensuite, pendant quelque temps, la partie de compresses imbibées d'une solution d'extrait de saturne dans de l'eau froide, telle est la méthode la plus convenable pour diminuer l'intensité inflammatoire, résultat indispensable d'une plaie contuse; il n'y a pas de plus puissans *détersifs* pour arriver à la cicatrisation. Il est évident néanmoins que ce traitement doit être modifié d'après les circonstances produites par l'étendue et la profondeur de la plaie, par les lésions variées des parties, enfin par la cause vulnérante elle-même. C'est ainsi que dans les plaies accompagnées de fracture, il est essentiel, avant d'appliquer la ventouse, d'enlever les petites esquilles s'il y en a, de replacer les fortes esquilles, enfin de procéder à la coaptation des fragmens, quand la fracture a lieu dans un os long. Il est encore à remarquer que dans les plaies contuses, l'application de la ventouse offre de la difficulté, à cause du peu de surface des parties, notamment dans les extrémités inférieures des membres. Cette difficulté est d'autant plus grande, que si l'on se sert d'une capsule ou *cucurbite* de peu d'étendue, le vide se fait à peine, et il n'y a qu'une faible aspiration. Lorsqu'un doigt est écrasé, par exemple, cette application n'est pas possible. La ventouse par succion buccale doit seule être employée, parce que la bouche peut s'adapter aux différens volumes des corps, mais évidemment elle serait insuffisante et de peu d'utilité dans le cas dont il s'agit; il faudrait alors recourir à une capsule ou *cucurbite* d'une petite ouverture et en même temps d'une certaine capacité, où le vide pouvant pleinement avoir lieu, déterminerait une certaine force d'aspiration.

Quant aux plaies d'armes à feu, ces plaies éminemment contuses, il est certain que l'application de la ventouse à pompe sera d'une grande utilité dès le début du traitement. Il y a long-temps que les vrais observateurs, c'est-à-dire les observateurs de bonne vue et de bonne foi, ont remarqué que plus on rapproche ces blessures des plaies simples, c'est-à-dire saignantes, plus le dégorgement sera complet, moins l'étranglement inflammatoire sera intense, la suppuration prolongée. De là le précepte de débrider, d'inciser immédiatement ces plaies, soit pour en enlever les corps étrangers, soit pour faciliter l'issue du sang épanché et infiltré. Malgré ces excellens préceptes, que de fois n'ai-je pas vu, dans nos ambulances, et dans les hôpitaux, pendant les rudes campagnes napoléoniennes, de formidables accidens être presque toujours le résultat de l'engorgement inflammatoire, suite infaillible du désordre occasionné par le corps vulnérant qui, dans son trajet, brise, déchire et broie les parties! Mais combien d'accidens n'aurais-je pas prévenus si, dans beaucoup de cas, j'avais eu recours à la ventouse à pompe, dont l'usage n'était pas connu à cette époque! La seule amélioration que je fis pour la facilité, la promptitude et l'économie dans les pansemens, fut de substituer à l'emploi de la charpie fine celui des feuilles de plomb, pour les plaies à surface unie et en voie de cicatrisation (1). Depuis cette époque, je n'ai eu que très-peu d'occasions d'employer la ventouse à pompe dans les cas de plaies d'armes à feu. Voici pourtant deux cas où j'y eus recours avec avantage. Un gendarme d'élite voulant démonter un pistolet qu'il ne croyait pas chargé, pressa la détente, et le coup partit. La balle vint frapper la main droite d'un de ses camarades, qu'elle traversa, sans trop de désordre, entre la partie inférieure du

______

(1) *Voyez* le Mémoire sur ce procédé, tom. 1, pag. 258.

pouce et le premier os métacarpien. Appelé peu d'instans après, je fis plonger la partie blessée dans de l'eau tiède, puis j'appliquai les ventouses aux surfaces de la main, sur les deux plaies; il sortit une certaine quantité de sang. D'abord l'inflammation fut assez vive, mais cet accident se dissipa en peu de temps, et la période de suppuration ne fut pas de longue durée.

Un jeune homme reçut, en se battant en duel, un coup de pistolet. La balle pénétra dans le bras droit, un peu au-dessus du pli du bras; parcourut une partie des muscles, et sortit un peu en arrière de l'articulation de l'épaule, en rasant la surface de l'humérus. Après avoir largement débridé les deux ouvertures, j'appliquai la ventouse à chacune d'elles. Le sang coula avec une certaine abondance; l'inflammation qui survint étant très-modérée, aucun accident n'eut lieu, et la guérison ne tarda pas à se manifester. Je conviens que les deux faits précédens ne présentent aucun caractère de gravité. Il n'y a ici, comme dans une foule d'autres cas de plaies d'armes à feu, ni corps étranger, ni fracture, ni enclavement de la balle, etc. Toutefois, il m'est évident que non seulement l'application de la ventouse a favorisé la guérison dans ces deux faits, mais que le même moyen employé dans les cas graves, diminuant par une forte expulsion de sang et de détritus l'inflammation, préviendrait ainsi de funestes résultats.

Je n'ai point eu l'occasion d'employer le moyen dont il s'agit, après de graves et importantes opérations de chirurgie, mais je suis porté à croire à son utilité pour diminuer l'intensité inflammatoire et hâter la période de cicatrisation. La probabilité, qui prévoit plus qu'elle ne voit, s'élève cependant sur ce point à un degré presque égal à celui d'une démonstration, car les mêmes causes produisent les mêmes effets. Je suis donc convaincu que si, après une grande amputation, de nombreux vaisseaux étant liés ou tordus, on appliquait une large ventouse à pompe sur la surface de la plaie pour en extraire le détritus avant de rapprocher les lambeaux et d'appliquer l'appareil, on diminuerait de beaucoup l'inflammation et la suppuration ; peut-être même pourrait-on prévenir ainsi l'infection purulente, ce déplorable accident qui fait succomber tant de malades. Où serait le danger d'un pareil essai ?

En résumé, le principe d'expulser d'une plaie tout ce qui peut déterminer l'inflammation, retarder la cicatrisation, porte avec lui la conséquence d'un moyen capable d'opérer cette expulsion. L'application d'une ventouse à pompe, dans certaines conditions précédemment déterminées, paraît le moyen le plus convenable et le plus énergique pour atteindre ce but. L'utilité de ce procédé, loin d'être une hypothèse gratuite, repose au contraire sur les faits, et le raisonnement sur les phénomènes de la vie les mieux observés. S'il est prouvé que toute vérité scientifique doit arriver à cet état de clarté, de simplicité qui la rend incontestable, nous croyons y être parvenu pour le procédé, objet de ce travail.

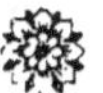

GALERIE MÉDICALE.

DEUXIÈME SÉRIE.

Nunc in Aristippi furtim præcepta relabor.
(HORAT., lib. 1, epist. 1.)

ALIBERT (J.-L).

Pour être médecin et médecin célèbre, il n'est pas toujours besoin de l'irrésistible puissance d'une vocation décidée pour cette profession; Alibert en est un exemple. Il entra d'abord dans une congrégation destinée à l'enseignement ; ensuite , il devint homme de lettres ; enfin , il s'adonna à la médecine. On ignore qui le détermina à prendre ce dernier parti ; il est probable pourtant que ce fut le médecin Roussel, dont il a fait l'éloge , et on doit avouer qu'Alibert avait trouvé dans cet écrivain gracieux un modèle parfait, qui prouvait que la médecine peut s'allier aux lettres et à la philosophie. Toutefois, passer de la poésie à l'étude d'une science aussi grave , aussi sévère que la nôtre , quitter la *Dispute des fleurs,* poème auquel Alibert a consacré sa plume, pour les fièvres intermittentes pernicieuses et les ulcères dartreux, est un contraste assez grand pour qu'on en fasse la remarque. Quoi qu'il en soit, Alibert suivit avec courage sa nouvelle carrière ; possédé de bonne heure par le *digito monstrari,* il voulut se faire un nom dans la science, et il y réussit, bien qu'on retrouve toujours le cachet du littérateur dans ses ouvrages, plutôt que celui du médecin. Il acquit de la célébrité ; puis avec elle vinrent les places , les honneurs, la fortune , les distinctions, cela devait être ; car ce médecin était un homme d'esprit, de savoir et de savoir-faire, triple et infaillible moyen pour obtenir des succès. A la vérité, il se manifesta dans la suite une réaction à son égard ; son auréole pâlit, son piédestal fut raccourci, et il eut une de ces réputations qu'on regarde comme surfaites, que le public rabaisse parfois avec humeur, comme si on la lui avait surprise.

Cependant, Alibert débuta d'une manière brillante ; sa thèse, publiée ensuite comme *Traité des fièvres intermittentes pernicieuses,* fut remarquée, parce que c'était en effet un ouvrage remarquable. Qui est - ce qui connaissait en France le savant ouvrage de Torti? Qui est-ce qui se faisait une idée juste de la gravité de ces fièvres, de leurs formes variées, de leur marche rapide et insidieuse, de leur traitement pour ainsi dire spécial? bien peu de médecins, assurément. Le travail d'Alibert, par sa clarté, par sa méthode, par l'art de présenter les préceptes sous la forme de théorèmes, illumina tout à coup les esprits. Cet ouvrage eut donc un succès complet, et il le méritait ; on peut dire même que c'est aujourd'hui un des meilleurs titres d'Alibert à la reconnaissance des amis de la science. Un pareil essai lui donna de la réputation ; et comme l'auteur était fort adroit, qu'il connaissait une foule de procédés et recettes pour faire sonner son nom et arriver à la célébrité, il prit bientôt rang parmi les médecins les plus distingués de son temps. Toutefois, on doit dire qu'Alibert n'a pas mis toute sa gloire à savoir faire son chemin ; il fit toujours marcher de front le travail scientifique avec son avancement, et sa capacité intellectuelle n'a pas été de tout point inférieure à la capacité de son ambition. Il est surtout une branche de la science à laquelle il donna une impulsion qui dure encore : il s'agit des maladies de la peau. Alibert sut attacher à cette étude un immense intérêt par ses ouvrages, par ses leçons, et même par l'espèce d'originalité qu'il mit à ces dernières. Je sais que le côté pittoresque, une certaine prétention de style, quelque chose du vernis d'un faiseur lettré lui furent reprochés, peut-être à tort. Pourquoi ne pas voir qu'il est des cas où un certain éclat devient indispensable, et qu'il fallait peut-être ce luxe de peintures, de descriptions, de typographie, pour éveiller l'attention publique, pour la fixer sur un sujet de pathologie négligé, quoique très-digne d'intérêt? Alibert le comprit, et agit en conséquence. Ses principes, sa méthode, ses divisions furent d'abord adoptés, puis délaissés : il en conçut quelque dépit, car il vantait sans cesse sa classification; il y tenait même tellement qu'il l'avait fait peindre sur l'un des murs de l'amphithéâtre de l'hôpital Saint-Louis, « car *l'arbre des dermatoses*, selon ses propres paroles, répandait sur les élèves l'ombre de son feuillage et les fruits de son instruction. » L'amphithéâtre a disparu, la classification est rejetée; triste et frappant emblème de la fragilité de nos conceptions médicales!

Mais s'il est vrai, comme on l'a dit, qu'Alibert, en s'occupant des maladies de la peau, eut plus en vue les faveurs de la fortune que les progrès de la science, il y réussit complètement. Les dartres, c'était son filon d'or; il l'exploita long-temps, il l'exploita surtout avec une rare habileté. Ce fut même au traité qu'il publia sur cette maladie, que ce médecin dut en grande partie sa haute position médicale. En 1815, ayant offert à Lefèvre, médecin ordinaire de Louis XVIII, son ouvrage, avec les belles planches gravées et coloriées dont il est orné, Lefèvre, charmé du présent, lui fit avoir, au bout de quelque temps, la survivance de sa place; de là s'ouvrit pour Alibert l'avenir le plus séduisant. Il s'en faut de beaucoup que ses autres ouvrages lui aient acquis les mêmes avantages; quelques-uns même sont aujourd'hui cotés assez bas dans la littérature médicale.

En général, ces ouvrages ont un caractère particulier : on les lit sans fatigue ; mais ils manquent de profondeur, de sagacité méditative, de cette érudition tra-
vailleuse, active, véritable cachet de la force d'attention qui creuse et presse une question, qui la re-
tourne dans tous les sens, la considère sous tous les
aspects. Alibert n'avait qu'à un faible degré la faculté
du sens philosophique qui atteste une grande virilité
d'intelligence. Ne voyant guère que par aperçus, il
s'arrêtait à la surface ; après un premier moment d'observation, il laisse aller le fait et n'en garde qu'une
notion de première vue ; son œil ne plonge pas dans
l'intérieur pour y distinguer le vrai et le saisir fortement. D'ailleurs, on sent toujours que l'auteur vise à
l'effet, que le souci de la forme l'absorbe et le préoc-
cupe sans cesse ; en un mot, qu'il songe trop au costume de sa pensée. Un style naturel et ferme, où les
mots et les idées s'enchaînent dans un ordre précis et
vigoureux, n'est pas le sien ; toujours maniéré, il se
livre trop aux artifices du travail et de l'esprit ; il veut
paraître et briller ; mais sous le voile chatoyant de sa
jolie phrase, on cherche en vain le fait, le réel et le
positif. A la vérité, ce style est toujours correct, élégant, qualités d'autant plus remarquables qu'elles sont
maintenant plus rares. Le style, dit-on, est comme le
cristal, sa pureté fait son éclat : on peut dire que celui
d'Alibert avait toujours cette précieuse clarté qui, dans
les sujets scientifiques, est la première des grâces. Du
reste, ne cherchez dans ses œuvres ni force, ni verve,
ni vues hardies et originales, aucune audace de conception, nulle de ces idées fortes et fécondes qui, ma-

niées avec puissance, rallient à elles nombre d'esprits,
et font époque dans la science. C'est surtout dans son
dernier ouvrage où l'on remarque plus particulièrement les qualités et les défauts dont je viens de parler;
il s'agit de la *Physiologie des passions*, livre qui, selon
Alibert, devait protéger son nom dans l'avenir.

Que doit être le but d'un pareil ouvrage? l'étude des
phénomènes comparatifs entre l'organisme et l'exaltation morale, la recherche des innombrables effets de
cette exaltation sur les fonctions et les organes. Certes,
dans cette conflagration de désirs, dans ce tourbillon
de pensées et d'affections qui, en obscurcissant la raison, constituent et caractérisent la passion, se trouve
nécessairement un principe de maladies singulièrement actif. Il y a ici un ébranlement de l'économie
qui agite et bouleverse jusqu'aux dernières fibres, qui
glace le sang ou le fait bouillonner, qui altère et fait
jaillir la bile, qui brise le cœur, stupéfie la puissance
musculaire ou en triple l'énergie; parfois tue comme
la foudre, le plus souvent use et détruit les forces en
épuisant lentement la vie. De pareils résultats, toujours proportionnés à l'intensité, à la durée de la
cause, comme à la sphère de vitalité individuelle, mé-
ritaient bien qu'on en fît une étude approfondie, sous
le double rapport médical et philosophique. On chercherait en vain de pareilles vues dans l'ouvrage d'Alibert; non seulement il n'agite point l'important et
difficile problème de l'influence réciproque du physique et du moral, mais il craint même de l'aborder. Sa
Physiologie des passions se compose d'une suite de tableaux moraux qui ne se rattachent nullement aux lois

de l'économie, de petites histoires philosophiques ra-
contées avec esprit, mais très-éloignées du but principal. C'est un exposé classique et raisonné de nos sentimens, y compris la modestie, fort étonnée sans doute
de se voir comptée parmi les passions. Toujours une
diction pure, élégante, soignée, des *lécheries* de style
qui sentent le rhéteur homme du monde, mais rien
de ce feu sacré qui, sans emphase comme sans effort,
doit échauffer et animer dans un pareil sujet; rien de
la simplicité d'un style nerveux, solide et élevé, de
cette logique exacte, pressante, qui exclut les sophismes, les paradoxes et les faux brillans. Avec beaucoup
d'esprit et de savoir, Alibert s'est donc tout à fait
trompé sur le fond et la forme de son livre; il n'en a
compris ni le sens ni la portée : à la lettre, ce fut un
auteur vaincu par son sujet.

Comme professeur, on retrouve toujours dans Alibert l'homme d'esprit et disert, qui ne cherche qu'à
mettre en saillie les grâces de son imagination. Discoureur brillant et ingénieux, esprit plein d'atticisme,
s'abandonnant aux chances de l'inspiration, qui parfois le servait bien, il oublia complètement le but de
quiconque se livre à l'enseignement, éclairer et guider
les élèves. Pour atteindre ce but, Alibert manquait de
trois choses fondamentales : de profondeur, de méthode et de patience. Je l'ai vu, en 1807, commencer
son professorat dans la rue Saint-Victor; j'en portai
alors le même jugement qu'à présent, bien qu'à trente-
deux ans de distance : en effet, il n'avait pas changé.
Qui ne se rappelle le mode bizarre de ses leçons de
clinique à l'hôpital Saint-Louis? Là, sous les arbres

de l'établissement, c'est à la manière des péripatéti-
ciens, se promenant sous le portique, ou comme Platon
au cap Sunium, qu'Alibert dissertait philosophiquement sur le *porrigo*, sur l'*eczema* ou la dartre rongeante.
Il affectait aussi de ne désigner les malades que par le
genre d'affection dont on les traitait. Avancez ici, *ery-
thème;* où en êtes-vous, *dartre squammeuse?* comment
va l'appétit, vous, ancien *psoriase?* etc. Etait-ce laisser-
aller réel de bonhomie? était-ce pour affecter l'originalité? on peut supposer l'un et l'autre. Quand il fut
nommé professeur à l'Ecole de médecine, même négligé,
même abandon dans sa manière de professer. Voici,
mot à mot, le commencement d'une de ses leçons, au
mois de mai 1827 : « Messieurs, de même que l'estomac est le roi des organes, le quinquina est aussi le
roi des médicamens; occupons-nous donc, occupons-
nous long - temps de cette écorce importante.......; »
puis, quinze ou vingt minutes de leçon; et voilà un
professeur en renom!

Cependant ce renom, hâtons-nous de le dire, n'était
pas sans fondement; il ne faut pas regarder les succès
d'Alibert comme le bien joué de l'intrigue. Ce médecin avait des connaissances aussi étendues que variées;
son Discours sur les rapports de la médecine, ses divers Eloges, sa Nosographie, etc., le prouvent incon-
testablement. Ce savoir, joint à son adresse, l'avait
fait accueillir favorablement du public. Bien qu'en fait
de réputation l'étendue ne soit pas toujours la mesure
exacte de la valeur, celle d'Alibert était pourtant appuyée sur des services et des travaux réels : malheureusement, ce médecin portait dans l'exercice de l'art

un esprit de légèreté, une sorte d'insouciance qui conviennent peu aux malades, ordinairement très-exigeans, assez disposés dans certains cas à s'amuser avec leur médecin, mais, dans le fond, le jugent toujours avec sévérité. Alibert en fit l'expérience, et il fut peu à peu délaissé du public ; il est même douteux si, dans les derniers temps, il eut autre chose qu'une clientèle de consultans. D'ailleurs, ses distractions étaient continuelles : au lieu d'un grave et sérieux examen du malade et de la maladie, il causait d'art, de littérature, et racontait des anecdotes. Ses distractions étaient si bien connues, qu'on disait dans le monde que souvent, à son hôpital, Alibert prescrivait au premier malade l'*ipéca*....., mais que, toujours distrait et répétant ce mot pendant toute la rangée des lits, il ne le terminait qu'au dernier malade. Ajoutons que ce médecin, dans sa manie anti-polypharmaque, n'ordonnait presque aucun médicament. Il avait tellement à cœur la maxime de Tronchin, qu'en médecine pratique il faut souvent *oser* ne rien faire, qu'il ne faisait absolument rien ou à peu près : or, qui ne sait que l'imagination des malades demande à être en quelque sorte caressée, calmée par l'emploi de certains remèdes ?

D'un autre côté, si Alibert voyait sa clientèle baisser, sa célébrité scientifique de bon aloi lui fut également contestée. J'en ai fait la remarque : son nom et ses œuvres furent, dans les derniers temps, pesés au poids de leur valeur réelle, et il faut avouer qu'on les trouva légers, très-disproportionnés à leur valeur nominale. Ainsi, beaucoup furent convaincus que ce médecin avait tout ce qu'il faut pour acquérir une réputation, de l'esprit, du

savoir, et la très-utile science de l'entregent, mais rien
dece qu'il convient pour la conserver. Peut-être man-
quait-il de cette supériorité réelle, partout présente,
partout prouvée, qui tient autant de la puissance du
caractère que de l'étendue et de la finesse de l'esprit:
or, cet esprit, chez Alibert, était pour ainsi dire en
surface et en éclat; personne ne se laissait plus facilement attirer par tout ce qui brillait, sans trop s'inquié-
ter si c'était de l'or ou du cuivre, du diamant ou du
stras. Seulement dans l'intimité, et quand il ne voulait pas représenter, on pouvait apprécier tout ce qu'il
avait réellement d'attachant, de spirituel et d'original.
Possédant l'art de causer, cet art qui devient d'autant
plus rare et plus inutile aujourd'hui que celui de dis-
cuter et de plaider est plus nécessaire et plus commun,
il y déployait tout le charme de son esprit, une sorte
de bonhomie piquante qui sait se passer de médi-
sance; des traits de malice lui échappaient, mais sans
les enfoncer. Fin, délié, persuasif, il savait dans l'occasion rentrer ses coudes pour ne heurter personne,
pour se glisser adroitement où il voulait arriver. Sans
avoir cet égoïsme sur lequel la politesse jette la glace
de son vernis, Alibert n'était pas toujours vrai; mais
il y avait en lui une candeur, une naïveté de mensonge telles qu'on ne pouvait s'empêcher de lui par-
donner, d'autant plus que la cordialité affectée, le sourire faux, contrefaisant le sourire de bonté et même de
protection, n'entraient pour rien dans son caractère.
A dire vrai, ce caractère n'était pas profondément bu-
riné; mais toujours bon, toujours facile et bienveillant, aucun confrère, que je sache, n'a eu à se plain-

dre de ses relations avec ce médecin. Alibert était parfois le héros de la bonne intention ; mais s'il ne rendait pas toujours service , au moins ne cherchait-il point à nuire, chose digne de remarque à notre époque. Jamais on ne le vit chercher, la loupe en main, les défauts, les erreurs de quiconque ne partageait pas son opinion : loin de là , on peut reprocher à ce médecin un laisser – aller de flatterie qui va mal à notre grave profession. Il eut toujours, pour certains hommes puissans , l'encens épais et la plume parfumée. Dans sa conduite, dans ses discours, dans ses écrits, il court à la renommée par toutes les voies ; on dirait le retentissant et le commérage d'une réputation de médecin cherche-vogue ; il tend et prête la voile aux caprices du vent qui domine; il veut que son nom soit souvent répété; lui-même flatte sans cesse pour être à son tour flatté et vanté; dans ses *Elémens de thérapeutique*, édition de 1817, on trouve huit dédicaces adressées à différentes personnes. Son principe était que le savoir-plaire est partie intégrante du savoir-faire, et il agissait en conséquence; aussi sa réputation était pour ainsi dire vulgaire; il n'y a pas de Mémoires historiques du temps, vrais ou apocryphes, où le nom du docteur Alibert ne se trouve plus d'une fois répété.

Mais il est une classe d'écrivains que ce médecin ménageait par - dessus tout, ce sont les journalistes. Sans les aimer, Alibert les craignait, parce qu'il n'avait pas compris la haute et difficile magistrature de la presse. Il s'était fait surtout l'ami de Chaumeton, homme d'un vaste et indigeste savoir, érudit qui savait le latin, le grec, l'hébreu, mais qui ne savait vivre avec personne ; critique virulent et grossier, menaçant de *barbouiller de sa bile*, selon son expression, tout écrivain dont le succès ou les opinions lui faisaient ombrage : or, Alibert craignant par-dessus tout d'être barbouillé de la sorte, faisait, sous les apparences de l'amitié, une cour assidue à ce despote critique, qui mourut, dit-on, des effets de cette bile enfiellée dont son organisme était saturé.

Ainsi l'amour-propre d'Alibert, continuellement aux aguets, était éminemment flatté de toute espèce d'éloges, de quelque part qu'ils vinssent et sous quelque forme qu'on lui présentât la coupe enchantée. Bien qu'il eût trop d'esprit pour conserver la sotte rancune des vanités subalternes et des amours-propres de bas étage, une fois blessé il n'oubliait pourtant pas ou l'injure ou l'affront qu'il croyait avoir reçu. Lors de la formation de l'Académie de médecine, voyant ses espérances trompées à la présidence annuelle, par la nomination de Bourdois de la Motte, jamais il ne mit le pied dans cette assemblée. Plus d'une fois on l'entendit s'écrier, sur un ton moitié sérieux moitié plaisant : « J'ai créé l'Académie de médecine, puis je l'ai lancée dans le *vide.* » Cependant Alibert se trompait complètement, s'il croyait y briller par son absence ; rien de plus rare maintenant que le *prœfulgebant* de Tacite. Au reste, ce médecin était dans une position assez élevée pour pouvoir se passer des honneurs académiques. Jouissant de cette célébrité, petite monnaie de la gloire qu'il avait tant désirée, professeur à l'École de médecine, pourvu en outre de trois ou quatre places, il aurait pu se trouver satisfait ; mais son bonheur lui paraissait incomplet, parce qu'il mesurait toujours la distance de ce qu'il était à ce qu'il voulait être. Un poëte a dit :

Chaque homme enfle une bulle où se reflète un ciel.

Or, le ciel que se figurait Alibert n'était autre que de devenir premier médecin du roi de France. Son espoir avait quelque fondement : Portal, surchargé de quatre-vingt-six ans, allait bientôt lui faire place ; il était bien en cour ; il avançait, il touchait au but ; mais les coups du bélier populaire ayant, en 1830, donné un mouvement violent à la roue de la fortune, la bulle d'Alibert se brisa, et son ciel disparut. Peu de gens le plaignirent, et lui-même eut l'excellent esprit de n'en paraître aucunement affecté. Le genre de philosophie qu'il adopta de bonne heure parut le consoler en peu de temps. En effet, Alibert, sans perdre de vue son avancement et le soin de sa réputation, aimait, sous quelques rapports, la société, et ce qu'on est convenu d'appeler les plaisirs du monde, mais à sa manière. Bien convaincu que vivre c'est passer, c'est voyager, il ne vivait pas hier ni demain, il vivait aujourd'hui et assez largement, sans trop se bercer d'espérances que l'avenir trompe si souvent. On aurait pu lui appliquer ce qu'on avait dit d'un autre médecin : il aimait le *positif* au superlatif. Cependant, il eut cet *aristippisme* de bon goût qui établit bien la préexcellence de l'argent et des jouissances sur le mérite et la vertu, mais avec mesure et discrétion. Il serait facile d'en trouver la preuve dans ses célèbres *déjeuners-dînatoires* qu'il a continués jusqu'au dernier moment. On a dit que selon les circonstances du jour, tantôt on y avait joué des

(T. 2. p. 217.)

Citoyen et cher collègue.

le c͞en larrey nous a fait esperer que vous voudriés bien vous
charger de quelques articles pour nôtre dictionnaire. le comité
de rédaction vous prie en conséquence d'avoir la bonté de vous
charger des articles suivans:

Carie, sinus clapier, écorchure, Kiste, hydatide.
œdème.

je vous prie de vouloir bien correspondre pour ces articles,
avec le c͞en richerand, chargé spécialement de la partie
chirurgicale.
          j'ai l'honneur d'être avec les sentimens de la
      plus parfaite considération, vôtre dévoué.
                    Alibert secret. de la
                société médicale d'émulation.

p.s. on désirerait que ces articles qui sont fort courts,
fussent rédigés pour le premier floréal.

vaudevilles, tantôt débité des sermons ; que parfois on
y dissertait d'une manière assez leste, d'autrefois on y
affectait une austérité presque claustrale. Rien de plus
évident qu'on doit se méfier de pareils bruits , propa-
gés avec légèreté et accüeillis avec malice. Toujours
est-il qu'Alibert ne négligea rien pour que son existence ne fût pas trop obscurcie de tristesse et de mélancolie ; puis, en beaucoup de choses , il avait conservé cette chaleur d'esprit et de cœur qui survit si
rarement à la jeunesse. Sa constitution physique pouvait d'ailleurs aisément le seconder. Gros, court, brun,
laid, mais d'une laideur spirituelle et animée, tout annonçait en lui beaucoup d'énergie et de force organique. Son portrait, qu'il a légué à la Faculté de médecine, est assez ressemblant; bien entendu qu'il est
peint avec toute la représentation d'un costume offi-
ciel, car Alibert tenait infiniment à ses titres, à ses
décorations, à sa chaîne de soie et de rubans. Né le
12 mai 1766, il mourut le 5 novembre 1837, d'une affection cancéreuse à l'estomac, produite elle-même,
disait-on, par une de ces causes qu'on trouve dans la
Physiologie des passions. En jetant un dernier coup-d'œil
sur la vie et les travaux de ce médecin, on peut dire
qu'il a contribué au progrès de la sciene. S'il n'a
brillé qu'au second rang, si on ne peut le compter
parmi les plus hautes illustrations médicales, son nom
du moins se conservera long-temps encore dans les
fastes de la science (1).

(1) La lettre ci-jointe que nous donnons en *fac-simile,* a été
écrite à notre honorable confrère M. Ribes.

DESGENETTES (Aimé-Nicolas-Dufriche).

In dictis hominum, non quis considero, sed quid. (Owen.)

Selon La Bruyère, il y a des hommes si heureux que la fortune semble les conduire par la main et leur dire : Baissez-vous et puisez. Peut-être en est-il de même de la renommée. Tandis que les uns l'appellent, la conjurent vainement de parler d'eux, il en est d'autres pour lesquels sa voix retentit long-temps, même pour un simple fait, pour une action que le hasard, que les circonstances, un peu de caractère ont décidée. Tel est Desgenettes pour l'inoculation de la peste, fait que lui-même a nié plusieurs fois. Aussi, que d'éloges lui ont été prodigués pendant sa vie! que d'encens a été brûlé en son honneur! que de belles choses ont été dites pour ce qui est en quelque sorte problématique! Toutefois il y a des gens qui, quand il s'agit de célébrité, veulent voir les faits derrière la toile, et non pas avec la draperie officielle, toujours un peu théâtrale. Que disent ces faits? que la vie de Desgenettes, ses actions, ses travaux, ses opinions s'expliquent parfaitement quand on l'a bien connu. Il eut des qualités et des défauts remarquables, beaucoup d'esprit et d'instruction, dont il n'a tiré qu'un médiocre parti ; une âme noble dans certaines circonstances, assez faible dans d'autres. Il devait avoir et il obtint, en effet, de la réputation ; mais il manqua de ce qui fait les hautes et légitimes célébrités, une invention importante, de grands travaux scientifiques, une influence quelconque sur les destinées de la science ; sa pensée ne fut jamais assez mûrie par la méditation, sa plume et sa parole assurées par l'étude et la réflexion.

Néanmoins Desgenettes annonça, dès sa jeunesse, ce qu'il serait dans l'avenir. Doué d'une merveilleuse aptitude, il eut bientôt appris et compris ce qu'on appelait autrefois, et à juste titre, les *humanités ;* puis, cherchant une carrière, un rang, une place dans la société, il prit le parti d'être médecin, de toutes les professions peut-être la plus opposée à son talent et à son caractère. Quoi qu'il en soit, il se rendit à Montpellier pour y prendre ses grades : c'est là qu'il passa plusieurs années, tantôt à suivre des cours, tantôt à mettre de l'ordre parmi ses condisciples, c'est-à-dire à argumenter, à ferrailler avec les mutins, les *cabochards.* Il existait à cette époque, parmi les étudians, une discipline particulière, sorte de basoche au petit pied, dont les jugemens, quelquefois équitables, d'autres fois empreints d'étourderie, s'exécutaient d'abord par des remontrances, puis à la pointe de l'épée dans le cas de résistance. Desgenettes, naturellement vif, impétueux, payant bien de sa personne, devint aussitôt un des coryphées de cette corporation. C'est alors qu'on put distinguer l'esprit hardi mais argutieux, le rude franc-parler, la raison mobile, toujours armée de moquerie et de sens malin qui depuis se dessinèrent chez lui si fortement.

Cependant, l'édifice social, fondé depuis des siècles, craquait de toutes parts ; la tourmente révolutionnaire, sans être encore dans toute son intensité, menaçait de faire table rase des institutions existantes ; toutes les carrières paraissaient difficiles, toutes les professions sans garanties, en même temps que les idées de justice, les notions de droit étaient très-obscurcies. Frappé de ce bouleversement, Desgenettes voulut attendre ; il se mit à voyager ; ensuite, il revint en France, et ne voyant aucune fin aux dissensions politiques, bien conseillé par un de ses amis, il se fit médecin militaire. Ce parti était sage, et il eut lieu de s'applaudir de l'avoir adopté. Actif, vigoureux, entreprenant, la vie militaire, avec toutes ses chances de repos et de mouvement, de fatigue et d'oisiveté, de dangers et de sûreté, convenait à son imagination, à ses projets, d'autant plus qu'il ne désertait point le temple de la science. Sa campagne d'Egypte fut certainement la plus remarquable ; et dans cette foule de savans qui formèrent l'Institut établi au Caire, Desgenettes a dignement représenté la médecine. Personne n'ignore sa conduite dans plusieurs circonstances difficiles et délicates. On sait l'admirable et sublime réponse qu'il fit à la proposition du chef de l'armée : « Général, mon devoir n'est pas de détruire, mais de conserver. » Puis vint sa célèbre inoculation de la peste en face de l'armée effrayée. Aussi le chef d'état - major Berthier mit - il à l'ordre que Desgenettes avait monté à la brèche de sa profes- .sion. Qu'on juge comme on voudra cette résolution,

toujours est-il qu'elle fut aussi hardie qu'adroite et décisive, qu'elle étonna, rassura les esprits. Cependant
Desgenettes, dans l'intimité de la conversation, a souvent nié ces deux actions. Relativement à la première,
c'est-à-dire aux pestiférés de Jaffa, il disait en souriant :
« Il n'y a que l'empereur, un petit bossu et moi qui sachions ce qui s'est passé dans cette circonstance. » Quant
au second fait, il l'a également repoussé, bien que lui-
même l'ait décrit dans son ouvrage sur les maladies
de l'armée d'Egypte. D'où vient cette bizarre contradiction? La vérité est-elle dans ce qu'il a dit ou dans
ce qu'il a écrit? Etait-ce modestie superbe, qui se cache
pour être vue, et garde le silence pour que d'autres le
rompent? Etait-ce pure singularité, à la vérité assez
étrange? Une juste explication est d'autant plus difficile
à donner, que Desgenettes, tout en aimant l'éloge, n'a-
vait pas cette secrète et perpétuelle inquiétude qui tourmente tant de chercheurs de célébrités.

L'expédition d'Egypte terminée, ce médecin revint
à Paris. Bientôt l'empire s'élève, Napoléon fait la part
aux rois ; sa puissante épée gouverne une partie de
l'Europe, et tout ce qui l'entoure est comblé de bienfaits. Desgenettes eut part à ces largesses, mais dans
une petite proportion, car le pli de la sujétion courti-
sanesque ne fut jamais chez lui très-prononcé ; et si
quelqu'un lui eût demandé : Qu'avez-vous fait du temps
de l'empire? il aurait pu répondre, comme un grand
personnage politique de notre époque : J'ai beaucoup
fait, *je me suis tenu debout.* Cependant, de la part de
Desgenettes, admirateur de Napoléon, tout consistait
en plaisanteries ou bien dans cette taquinerie fron-

deuse qui s'évapore en paroles. Quoi qu'il en soit, Napoléon n'avait pas pour ce médecin une grande affection; très-rarement l'a-t-il consulté pour lui ou pour les siens. Toutefois, Desgenettes fut professeur à l'Ecole de médecine, membre du conseil de santé des armées; on le créa baron; il eut des décorations, des honneurs, etc. Mais, descendu du théâtre où les évènemens et son courage l'avaient placé, les proportions de ce médecin diminuent beaucoup; vu hors de l'optique glorieuse de l'armée d'Egypte, Desgenettes perd infiniment. Quand on compare le bruit de sa renommée avec ses travaux scientifiques, on reste véritablement étonné du résultat. Comment croire que dans le même homme se trouve tant d'esprit et si peu de profondeur, tant d'imagination et si peu de logique, tant d'instruction, de mémoire, de facilité de diction, et si peu de méthode pour exposer, pour classer ses idées? Faut-il donc répéter avec une dame qui savait l'apprécier : Il dépensait trop d'esprit dans sa conversation pour n'avoir pas le droit de faire des économies dans ses ouvrages. Il est certain qu'en lisant ces derniers, le lecteur, frappé du grand nom de Desgenettes, attend à chaque instant ou des faits importans ou de hautes et puissantes idées, mais en vain; rien ne vient l'instruire, le frapper, l'intéresser, ni le style, ni les idées, ni le fond, ni la forme : et pourtant quel beau sujet que l'*Histoire médicale de l'armée d'Orient!* Mais que trouve-t-on dans l'ouvrage qui porte ce nom? plusieurs rapports des médecins de l'armée, quelques observations de l'auteur, aucune vue élevée, nul aperçu profond et lumineux sur un aussi vaste sujet.

Desgenettes avait beaucoup voyagé. Ayant vécu à une époque fertile en grands évènemens, il fut lié avec un grand nombre de célébrités ; il pouvait donc, dans ses *souvenirs,* instruire, plaire et intéresser : point du tout, sa prodigieuse et implacable mémoire fait tous les frais de l'ouvrage. Disert, prolixe, *parolier,* c'est un flux perpétuel de choses et de faits sans but et sans fin ; c'est un pêle-mêle de digressions, de dissertations, d'historiettes et de facéties. L'auteur, dans son impatiente mobilité, ne sait ni choisir ni s'arrêter ; il va, il court, il s'arrête, il butine, oubliant complètement le grand principe de goût proclamé par Barthez, son ami, qu'on doit, en écrivant, toujours viser au *maximum* des choses et au *minimum* des paroles. Quel dommage ! Combien il est à regretter que tant de savoir et de richesses intellectuelles aient eu un emploi si peu entendu, si mal dirigé ! Tout ce qu'a écrit Desgenettes porte cette même empreinte, à la différence près des sujets traités. Si on en recherche la cause, on la trouvera facilement dans une exubérance d'imagination et de mémoire, jamais contenue par le jugement, la logique et la convenance.

Les qualités de Desgenettes comme auteur, comme écrivain, se retrouvent encore dans sa chaire de professeur à la Faculté. Etait-ce un cours qu'il faisait, était-ce une suite de discours moitié bouffons, moitié savans ? la question est encore indécise. Ne sachant pas qu'enseigner c'est apprendre deux fois, chaque leçon était une palestre dialectique où il s'exerçait sur une infinité de sujets. Nul plan arrêté, nulle méthode préconçue, aucune exposition de principes et de conséquences; sa parole intempérante, volubile, animée, s'élançait par bonds, par éclats, sans but déterminé, sans poids, sans gravité, comme sans mesure. C'était toujours le conteur ultrà-drôlatique, l'enfileur d'anecdotes, de proverbes, de quolibets, de plaisanteries, de hors-d'œuvre, souvent d'allusions ayant la transparence et le venin de la personnalité. Parfois jaillissaient un trait lumineux, un vif éclair d'esprit, un fait important, un jugement net et fin, puis les écarts recommençaient. Telles étaient les leçons de Desgenettes, que venait entendre un petit nombre d'élèves n'ayant pas le loisir d'aller aux *Variétés*. Quant aux actes probatoires, les candidats n'étaient pas fâchés de l'avoir pour examinateur : d'abord, parce qu'on le savait assez *coulant ;* en second lieu, parce qu'en le laissant parler on gagnait du temps et avec profit. Aussi reprit-il vertement un candidat maladroit s'avisant de parler sans cesse. « Monsieur, lui dit - il, vous devez me céder la parole, par politesse... et par politique. » Sa facilité de s'énoncer en latin était vraiment remarquable, et il aimait qu'on lui répondît de même. Un candidat auquel, pendant un examen, il avait fait une question dans cette langue, lui dit tout déconcerté : « Permettez - moi de répondre en français, car je suis un peu brouillé avec le latin. — Faites comme vous voudrez, répliqua Desgenettes ; mais apprenez, monsieur, qu'on ne se brouille point avec quelqu'un qu'on n'a jamais connu. »

Il est facile de croire que dans le monde ce médecin ne se contraignait pas davantage : on retrouvait toujours l'érudit, l'homme d'esprit, l'homme de cœur,

dont on admirait le courage et le génie d'à-propos ;
mais malheur à celui qu'il saisissait, qu'il enveloppait
pour ainsi dire dans les replis de son immense conversation ! Montaigne dit quelque part « que la parole est
moitié à celuy qui parle, et moitié à celuy qui écoute. »
A coup-sûr le dernier avait toujours, avec Desgenettes,
la plus mauvaise part. Modérer, contenir le jet perpétuel, rapide, sautillant de son discours, était chose
d'autant plus impossible pour Desgenettes, que la parole était chez lui un excitant même de sa parole. Toujours prêt à remplir la clepsydre jusqu'au bord, son
intarissable faconde rompait les digues à chaque instant ; une vivacité d'imagination, un entraînement
d'improvisation, une chaleur de diction des plus étonnantes ne lui permettaient pas de s'arrêter, bien moins
encore de supporter l'objection, la réponse, pas même
la réplique. A dire vrai, sa conversation n'était qu'un
dialogue entre lui et sa mémoire. Ajoutez l'accent qui
saisit, le geste qui peint, la mimique passionnée qui
complète, et vous aurez le tableau d'un homme d'esprit éminemment verbeux, causant, dissertant, argu-
mentant sur une infinité de sujets, souvent même passant au fil de ses sarcasmes, de sa plaisanterie à triple
dard, tout ce qui lui déplaît ou lui fait ombrage. Dans les
sociétés savantes, Desgenettes était également travaillé
de ce *cacoethes loquendi*, véritable maladie ; ses *solos* de
tribune académique avaient de la célébrité à cause de
sa causticité burlesque et de sa facilité à l'escrime de
la parole. Toutefois, ses discours se prolongeaient
tellement que la fatigue de l'auditeur en était la suite ;
mais Desgenettes, loin de s'en apercevoir, aurait fort

mal reçu quiconque l'en eût averti. Un jour, quelques marques d'impatience s'étant fait entendre à l'Académie de médecine, l'impitoyable discoureur dit brusquement : « Si vous m'interrompez, vous me forcerez à parler encore une heure. — Taisons-nous donc, reprit un membre, car il nous appliquerait le *maximum* de la peine; » chose d'autant plus à redouter, que Desgenettes avait reçu de la nature des poumons vigoureux, de puissantes facultés phoniques. Le plus fâcheux, c'est qu'au lieu d'une parole grave et réfléchie, bien souvent l'orateur, n'ayant qu'une sorte d'éloquence d'échappement, n'allait jamais au but, ou n'y arrivait que par d'interminables digressions, des plaisanteries d'un atticisme fort douteux. Desgenettes en était à ce point qu'on ne l'écoutait plus que pour rire, le plus triste rôle qu'il y ait dans une société savante. Le grand tort, le tort unique qu'on put lui reprocher, était de viser sans cesse à l'esprit, à la raillerie. Ainsi disparaissait tout ce qu'il y avait réellement de bon, d'utile et de sensé dans ses opinions. On pouvait le comparer à un homme qui, ayant une bonne et fine lame d'acier bien trempé, commettrait l'insigne faute de la briser pour en faire des aiguilles.

Mais ce qu'il faut proclamer à sa louange, c'est que ce caractère mobile, changeant, à peu près sans lest et sans. consistance, était ferme et inébranlable sur le grand principe de l'honneur. D'une rigide et haute probité, loyal et désintéressé, on ne vit jamais Desgenettes recourir à l'intrigue, à la bassesse, pour acquérir honneurs et richesses. Certes, ce n'est pas de lui qu'on aurait dit : Qu'a-t-il fait pour s'élever? il a rampé.

Loin d'être toujours prêt à caresser la fortune, il la repoussa constamment, pour peu qu'elle eût du sang ou de la boue sur les mains; aussi, en considérant sa position et sa célébrité, on peut dire qu'il n'eut que tout juste l'*aurea mediocritas*, et il proportionna ses désirs à cette échelle. Bien que son enveloppe fût assez rude, on ne le vit point insensible à ces émotions d'une généreuse nature qu'on aime tant à découvrir dans les hommes célèbres. A la vérité, il faisait le bien par boutades, mêlant toujours la plaisanterie, le sarcasme aux choses les plus graves; on trouvait là un curieux mélange de brusquerie et de bienveillance, un cœur à trame inégale et mêlée, une sorte de caractère héroï-comique dont on chercherait en vain peut-être l'analogue aujourd'hui. Quoi qu'il en soit, Desgenettes faisait le bien, et son indignation éclatait surtout en voyant plus d'une fois, comme il le disait, la carrière d'un homme de mérite entravée par un intrigant, son chemin barré par le corps d'un imbécille. Sa faiblesse, celle de la plupart des hommes célèbres, consistait dans son amour pour la flatterie; et la plus douce de toutes pour lui était de se laisser prendre par le bouton, d'avoir les deux oreilles attentives, et de ne jamais l'interrompre. L'écouter avec une imperturbable patience était le vrai, le seul moyen de lui plaire, de faire ouvrir les deux battans de ses bonnes grâces. Mais ce qui honore Desgenettes, et peut-être malheureusement, c'est qu'il rendait service secrètement, tandis qu'il était toujours prêt à découvrir *coram populo* ses trésors d'esprit, de malice et de causticité. En effet, on peut dire qu'il n'avait ni la gaîté douce ni l'ironie fine et polie; sa raillerie était le plus souvent amère, s'aiguisant en sarcasmes et en parodies : il avait le trait vif et insolent, parfois même un bonheur de mots vraiment cruel. Après un examen, ayant lâché quelques *lazzis*, le vénérable de Jussieu lui dit qu'il aurait fait un bon comédien; « en tous cas, monsieur, répliqua Desgenettes, je n'aurais pas représenté le Tartufe aussi naturellement que vous. » C'est ce qu'il appelait être constamment sur la *parade*. La brutale acrimonie de ses reparties était telle, qu'on se gardait bien de les provoquer. L'éclat strident de sa voix, sa langue agile, mordante, que l'on comparaît

> Pour le bruit, le venin, au *serpent à sonnettes*,

selon l'expression d'un poëte, étaient singulièrement redoutés, et l'on se gardait de heurter ses opinions. Alors Desgenettes exerçait sa raillerie, lançait ses sarcasmes dans la conversation ordinaire, sous la forme de sentences ou d'apophtegmes dont voici quelques exemples.

Il disait que le meilleur moyen de faire fortune était de *savoir faire la bête à propos*, moyen qui lui avait toujours manqué.

Quand un Mémoire, une Dissertation étaient longs, diffus ou mal écrits, c'était *du plomb médical refroidi*.

Il redoutait les critiques de profession; mais il assurait que le vrai moyen de s'en défendre était de *mordre* plus fort et de *cracher* plus loin qu'eux.

Un de ses confrères ayant parlé de son propre savoir, de ses travaux et de son expérience : « Que voulez-vous, dit tout bas Desgenettes, il a la rage de parler des absens. »

Selon lui, tout homme de mérite a trois ennemis à combattre perpétuellement, le *temps,* la *patience* et les *sots.*

On parlait en sa présence d'un mauvais livre qui pourtant réussissait : « Que voulez-vous, dit-il, bien heureux les pauvres d'esprit ! l'Evangile le dit, et le succès du livre de M. *** le prouve. »

Un de ses collègues avait prononcé un discours diffus et fastidieux ; Desgenettes dit : « Si l'ennui se perd jamais, adressez-vous à M. ***, il le tirera de sa poche, et vous le rendra sous forme de manuscrit. »

« Je suis, répétait-il, de l'avis du P. Griffet, jésuite, qu'il faut bien distinguer les réputations *fondées* de celles qui sont *fabriquées.* »

On voit, par cette espèce de *specimen,* qu'en toute circonstance éclatait sa verve mordante et satirique ; on le flattait presque en lui disant que c'était là le cachet de sa manière et de son style. Un médecin l'ayant appelé le Guy-Patin de notre époque, Desgenettes le remercia avec affection ; éloge fort exagéré, car il y a une différence énorme tout à l'avantage de Guy-Patin, ce franc Picard à tête vive, cet impitoyable ennemi de Mazarin, de l'émétique et de ces laquais *bottés* appelés *chirurgiens.* Cependant, comme il arrive ordinairement, Desgenettes, irritable et colère, n'aimait pas l'objection ; il souffrait impatiemment la moindre critique, lui si hardi, si prompt à la moquerie et à verser le ridicule ; mais rien ne le déconcertait comme de voir les rieurs du côté de son adversaire. En 1815, pendant un examen, un jeune chirurgien militaire descendait avec fracas l'amphithéâtre de l'Ecole de médecine, et le bruit de ses éperons retentissait dans cette enceinte ; Desgenettes dit hautement sans se retourner : « Quel est donc ce palfrenier? — C'est moi, répartit le jeune homme, *tout prêt à vous étriller.* » Le mot est connu ; mais il fut appliqué avec tant de justesse et d'à-propos, que Desgenettes eut le bon esprit d'en rire, quoique de ce rire des lèvres qui ne trompe personne. Toutefois cet esprit de raillerie qui le dominait n'altéra point le fond de ses bonnes qualités ; sa rancune mollissait, pourvu qu'il pût y attacher une moquerie, y clouer un bon mot. Lié avec beaucoup d'illustrations de son temps, souvent Desgenettes leur a rendu une complète justice. Cependant, il est deux hommes qui tinrent une large place dans ses sentimens les plus opposés, l'un complètement admiré, l'autre profondément détesté : le premier est Barthez, sur la tombe duquel il prononça un discours remarquable; le second est Laënnec, auquel il attribua son injuste destitution de professeur, en 1823. Le nom de ce dernier, prononcé devant lui, le crispait et l'irritait : il donna même sa démission de membre de l'Académie de médecine, par cela seulement que Laënnec en était membre; il ne se fit réélire qu'après la mort de l'inventeur du sthétoscope. Ce fut là un trait de persistance dans son ressentiment bien éloigné de son caractère, et auquel on était loin de s'attendre. En effet, rien de plus inégal, de plus mobile, de plus fluant que ce caractère ; on aurait dit que cet homme célèbre se laissait vivre à l'aventure, car tout en lui était négligé et décousu, travail, plaisirs, langage, style, manières, maintien, etc. ; il promettait assez facilement, n'oubliait pas toujours, et tenait rarement ce qu'il promettait, parce qu'il ne mettait dans ses démarches ni la chaleur active, ni l'imperturbable assiduité, ni la patience qui font réussir. Desgenettes était placé à juste titre au premier rang de la médecine militaire, qu'il fit respecter; mais il n'a rien fait directement pour améliorer le sort des officiers de santé de l'armée, ce corps si méritant, si honorable, maintenant si courbé sous la férule administrative. Il se contentait, disait-il, de manger du mieux possible les dix mille francs de sa place au conseil de santé des armées. Croirait-on, avec son caractère, avec ses allures d'indépendance, que Desgenettes ait essayé de se livrer à la médecine civile? rien de plus vrai cependant, mais ses essais furént toujours infructueux. L'aplomb, la gravité, la patience lui manquaient absolument, peut-être aussi ce jugement net et sain, ce sens droit et sûr qui font le véritable praticien. Quand on voulait *raisonner* avec lui un cas de pathologie, tout d'abord il se lançait dans des digressions sans fin, et, pour peu qu'on le chicanât, sa verve railleuse et mordante reparaissait aussitôt.

On a comparé la figure de ce célèbre médecin à celle de Rabelais, ce fut à tort; mais Girodet, assez porté à la raillerie, dit un jour : « Je n'aurais besoin, pour bien saisir la ressemblance de Desgenettes, que de faire poser *un chat*. » Il est certain que les contours arrondis de sa figure, ses lèvres serrées et convexes, son nez presque écrasé, avaient quelque chose de la ligne et de l'expression féline; et même, en poussant plus loin la comparaison, son caractère mobile, sautillant, son art d'affiler le sarcasme, le danger qu'il y avait de s'égratigner, même en touchant ses pattes de velours, le rapprochaient de ces animaux *rétrogriffes* dont parle un naturaliste. Une femme, en le voyant, dit qu'elle n'en voulait pas pour son médecin, parce qu'il était *camard* comme la mort. Du reste, la vigueur de son corps, la vivacité de sa parole, son impétuosité ordinaire annonçaient l'excès d'ardeur et d'activité qui débordaient de sa constitution. L'action, le mouvement lui étaient indispensables; il ne concevait pas le repos. Singulier être! si bruyant, si bouillant, si étourdissant, tout esprit, tout imagination, tout énergie, plein de savoir et d'érudition, et ne laissant après lui que la réputation d'un écrivain peu lu, d'un médecin s'occupant rarement de malades, et d'un homme d'esprit qu'il serait dangereux d'imiter. C'est qu'à vrai dire, ce médecin avait plus d'esprit que sa raison n'en pouvait gouverner; c'est que s'il est beau et rare d'avoir beaucoup d'esprit, il est plus beau et plus rare encore d'en être économe, d'en faire un sage et utile emploi. Toutefois, quoique Desgenettes n'ait pas été le premier dans aucun genre, ce n'est pas là une de ces célébrités sans lendemain, et qui s'oublient avec le bruit qu'elles ont fait. Il a marqué sa place dans l'histoire de la science, et il la conservera; tant il est vrai que de belles et nobles actions dans une position élevée, ont toujours un long retentissement dans la postérité.

BROUSSAIS (François-Joseph-Victor).

Immodicus gloriæ, insatiabilis, semperque inquietus.
(PATERCUL., lib. 2, n° 11.)

On a raison : tout homme fait son destin ; mais il faut néanmoins que la fortune y mette du sien, c'est-à-dire qu'elle fasse naître les circonstances favorables au développement du génie. Broussais, à trente ans, était pour ainsi dire inconnu ; plus tard, le premier et le meilleur de ses ouvrages l'avait à peine tiré de son obscurité. Mais en 1814, l'empire de Napoléon s'écroule, Broussais vient à Paris, on lui donne une place de professeur au Val-de-Grâce : tout aussitôt il prend la parole, et cette parole retentit dans la science et dans les écoles ; ses écrits, ses opinions, ses idées se répandent, se discutent, et il acquiert en peu de temps une grande célébrité ; la fortune avait mis son poids dans la balance. Toutefois, la vie de ce médecin a été difficile et laborieuse ; il fut mis de bonne heure à ce dur régime d'adversités et de misères qui abat les faibles, mais trempe les forts ; il passa par la double épreuve du malheur et du succès, sans que son esprit et son caractère en aient subi de notables changemens.

Broussais naquit Breton, et l'on peut dire qu'il resta fidèle aux qualités proverbialement attribuées aux habitans de son pays. Ce fut sur les grèves orageuses de l'Océan qu'il s'accoutuma de bonne heure à la lutte, à la persévérance, à la fatigue et aux dangers. Jeune encore, les troubles politiques éclatèrent avec violence, la guerre civile ravagea le pays où il était né; son père et sa mère furent massacrés, ses intérêts largement compromis : en un mot, il vint dans un temps de subversion sociale, à une époque où l'on niait Dieu, où la tête d'un roi servait d'enjeu aux passions de ceux qui voulaient régénérer la France. Qui sait si les impressions des premières années de sa vie n'ont pas agi d'une manière forte et directe sur son esprit et son caractère? Lui-même ne tarda pas à être lancé au hasard des circonstances, dans le tourbillon révolutionnaire, car il ne put d'abord choisir un état, bien moins encore adopter et suivre un plan régulier de conduite. Soldat, corsaire, commis d'hôpital, chirurgien de la marine, puis étudiant, médecin civil, médecin militaire, courant avec les armées de Napoléon d'un bout de l'Europe à l'autre, son existence fut sans repos, comme son esprit sans direction scientifique arrêtée. Cependant, robuste de corps, d'un caractère éminemment ferme, doué en outre d'une grande aptitude au travail, Broussais continua ses études malgré tant de fatigues et de difficultés. Fils d'un chirurgien, il se décida d'assez bonne heure à suivre la carrière de l'art de guérir. Lorsqu'après bien des vicissitudes il vint à Paris, Bichat vivait encore; plus d'une fois Broussais a assuré avoir été lié d'amitié avec ce jeune et illustre physiologiste. On ajoute même qu'à une de ses leçons, Bichat parlant des organes et de leur importance dans l'étude des maladies, Broussais resta quelque temps absorbé dans une profonde méditation ; puis, s'adressant à un de ses camarades : « Mon ami, lui dit-il, le *voile est levé;* je découvre, dans les paroles de notre maître, les vrais principes de la médecine ; un temps viendra où je les proclamerai. » On eût dit qu'un rayon lumineux avait traversé son esprit. Sans garantir la vérité de cette anecdote, l'évènement a justifié en quelque manière la prédiction ; toutefois, ce ne fut qu'assez tard. Le jeune docteur Broussais adopta d'abord pleinement et avec ardeur les opinions de Pinel, auquel il dédia sa thèse sur la *fièvre hectique.* L'auteur de la Nosographie était à ses yeux le médecin par excellence, le vrai, le seul promoteur du progrès en médecine ; l'imiter, propager sa doctrine fut alors sa seule ambition : le voile n'était pas encore levé.

Quelques années ensuite, Broussais publia son *Traité des phlegmasies chroniques,* qui lui avait coûté beaucoup de travail. Cet ouvrage n'eut pourtant qu'un succès douteux ; on l'estima, on le lut peu, et il se vendit encore moins, car l'édition presque entière resta huit ans chez le libraire : une courte mention honorable dans le rapport des prix décennaux fut la seule récompense que l'auteur obtint. Si le trait ne fut pas mortel, au moins blessa-t-il profondément un cœur aussi sensible que celui de Broussais, un amour-propre aussi irritable que le sien. Pourtant il se contint ; il renferma, il comprima son ressentiment ; puis il continua assiduement ses recherches et ses travaux dans les hôpitaux militaires de l'Italie et de l'Espagne. Là il ouvrit des milliers de cadavres, il s'appliqua à re-cueillir une grande masse de faits, qu'il médita plu-sieurs années. Certes, il faut beaucoup attendre d'un homme qui a su ainsi s'attendre lui-même et aussi long-temps. Esprit vigoureux, profond, hardi, et de cette hardiesse qui s'élève de plein vol aux sommités de la science, qui attaque de face et à bout portant les hommes et les doctrines, Broussais se fit une méthode où l'analyse disparaissant sous les envahissemens ar-bitraires de la synthèse, il arriva bientôt à des prin-cipes coulés d'un seul jet dans le moule d'airain de sa volonté. Ainsi, bien pourvu de savoir et d'érudition, riche par lui-même de faits, de recherches et d'expé-riences, ayant des principes arrêtés et le cœur ulcéré d'indignation, il revint à Paris, et entra dans la lice armé de toutes pièces.

Ce fut en 1815 que, dans un petit amphithéâtre de l'école de perfectionnement, il commença ses cours particuliers ; c'est là qu'en face, et à deux pas de la Fa-culté, il lui jeta un ironique défi, qu'il éleva autel contre autel, doctrine contre doctrine. Tout d'abord il se posa comme le réformateur de la science, devant procéder, par voie de démonstrations physiologiques, à la réédification complète de la médecine. Et qu'on ne se figure pas que son cours ressemblât à aucun autre de ce genre, c'est-à-dire, une exposition simple et calme, méthodiquement élaborée des préceptes de l'art ; nullement : ce cours fut, à la lettre, une vérita-ble arène où le professeur combattait seul et à ou-trance. C'était, de la part de celui-ci, un faste de ru-

desse et de franchise, une discussion agressive et malveillante des théories reçues, une explosion continuelle de récriminations contre la science d'alors et
ceux qui l'avaient faite, un parti pris d'être toujours
affirmatif pour sa doctrine, hautain et dédaigneux pour
celle des autres, dont l'exemple n'avait pas encore été
donné ; puis l'argumentation chaude de colère et d'emportement, le ton passionné, le geste abrupte, la voix
tonnante du professeur, sa figure animée, car il semblait toujours spontanément illuminé d'inspirations
fatidiques, ajoutaient beaucoup à l'effet de pareilles
leçons. Les auditeurs nombreux, pressés, gardaient le
plus profond silence, d'autant plus que leur attention
était pour ainsi dire toujours esclave, parce qu'elle
était continuellement excitée. D'ailleurs, Broussais,
dans l'exaltation optimiste d'un systématique, sûr de
ses principes, expliquait cette violence d'attaque par
la nécessité de signaler hautement l'ennemi, de le briser, de le renverser, en un mot d'écraser l'infâme : or,
quel était cet ennemi qu'il fallait poursuivre à jamais,
cet obstacle au progrès, ce lourd boisseau couvrant la
lumière de la science.....? L'ONTOLOGIE. Il se présentait donc comme l'homme dévoué à cette grande
entreprise ; sa doctrine était l'hymne de sa foi, le cri
de sa conscience ; la vérité débordait en lui comme un
devoir, comme une mission qu'il devait et qu'il saurait remplir. Cette manière était-elle bonne ? était-elle
juste et raisonnable ? Quoi qu'il en soit, Broussais dé-
daigna toujours cette faconde oratoire commune et
molle qui ne conteste rien, mais n'établit rien de neuf,
ne tombe pas, mais ne s'élève jamais. Dans la mise

en scène de ses idées , il préférait une discussion plus serrée, plus vive, plus pressante, où l'on trouve cet accord de préméditation et de soudaineté qui fait la puissance et le charme de l'éloquence professorale.

On se tromperait d'ailleurs si l'on pensait que pendant cette espèce d'éruption volcanique, il n'y eut, comme on le disait dans le temps, que du bruit et de la fumée. Broussais joignait à une grande pénétration un esprit très - cultivé ; aussi remarquait - on dans ses leçons, dans ses appels réitérés au progrès de la science, un adroit mélange de vérités et d'erreurs, un certain art de présenter ces dernières avec la vraisemblance de la réalité ; quoiqu'exclusif dans ses idées, il énonçait des principes solides. Non content d'observer, de recueillir beaucoup de faits, il sut les coordonner, en tirer des conséquences souvent forcées, mais d'autres fois d'une incontestable justesse. C'est ainsi qu'il fit sentir la nécessité de rechercher avec soin les lésions organiques , de les comparer aux symptômes qui en sont l'expression et le reflet. Il ne cessa de dire avec raison que l'homme n'est connu qu'à moitié, s'il n'est observé que dans l'état sain. Considérer la science sous des aspects jusqu'alors inconnus ; ouvrir un nouvel horizon aux recherches ultérieures dans l'étude des organes malades; formuler les principes d'une manière précise, exacte ; les ramener pour ainsi dire à la rigueur du théorème, tel fut le but qu'il proclamait et qu'il se flatta d'atteindre. Tant de savoir et d'application, d'aussi hautes prétentions unies à ce feu de conviction qui semblait l'animer, à cette ardeur de prosélytisme, à cette persévérante glorifica-

tion individuelle, à cette estime fanatique de son système, perpétuellement annoncé comme le résumé complet de toutes les vérités médicales, donnèrent aux
leçons de Broussais une vogue extraordinaire. On y
courait, on s'y pressait comme à une scène dramatique, et plus d'une fois l'on vit les élèves, qui formaient
la *queue*, prendre des notes à la pluie ou au soleil,
quand les éclats de voix du professeur leur permettaient de saisir le sens de quelques paroles.

Toutefois, cette enceinte était bornée, et Broussais
voulait parler à tous ; il fit donc paraître, en 1816, son
premier *Examen* des doctrines. On peut dire qu'il montra, dans cet ouvrage, un admirable mais bien cruel
talent de critique. En effet, le ton amer, le sarcasme
écrasant, la raillerie poignante, la hautaine ironie, le
dédain superbe sont les armes avec lesquelles il combat ses adversaires ; c'est une continuelle polémique
d'irritation et de colère. Il serre, il condense ses idées,
et les coups redoublés de sa logique, ses lumineux
aperçus, ses vues rapides et élevées prouvèrent que ce
médecin était aussi redoutable la plume à la main que
dans sa chaire de professeur. Cet ouvrage eut un succès d'autant plus extraordinaire, qu'on y trouva les
fondemens de la doctrine que l'auteur développa plus
tard dans des publications successives, et surtout dans
son journal. Cette doctrine, comme tout ce qui est
brillant, nouveau, retentissant, fit en peu de temps de
rapides progrès. Répandue par la parole du maître,
par ses livres, par la presse, par la controverse, par
les élèves, par les nouveaux docteurs, elle grandit,
elle gagna les esprits, elle enflamma les jeunes imagi-

nations, ébranla les vieilles convictions; et comme chaque doctrine a sa part de dévots et d'inspirés, il y eut de l'enthousiasme, de l'engouement, une fièvre d'admiration; on crut et on dit qu'il fallait dater l'ère de la médecine de cette époque, puisqu'il n'y avait rien de vrai, de solide, de vivace, de fort, d'incontestable qu'une pareille doctrine, qu'elle était l'*alpha* et l'*oméga*, l'unique et perpétuel flambeau de la science. Broussais put donc se regarder comme le réformateur de la science; et c'est pure modestie de sa part s'il ne prit pas, comme Thessalus, le titre de *iatronicos*, vainqueur des médecins. A dire vrai, cette doctrine, qu'on ne peut exposer ici, n'était pas sans droits pour inspirer une certaine confiance. En effet, le dogme broussaisien semblait toujours appuyé sur le fait patent et palpable, sur l'évidence matérielle; avec ce dogme on pouvait dire *venez* et *voyez*. D'un très-grand nombre de faits, l'auteur avait tiré des principes, de ceux-ci des principes plus élevés encore, enfin une grande unité, une sorte de *criterium* absolu des phénomènes pathologiques. Ainsi, le soin de relier toujours les symptômes aux organes souffrans, de remonter par-là de l'effet à la cause, du phénomène à la loi, de prendre pour point de départ la démonstration rationnelle et expérimentale, peut-être aussi le désir, la secrète espérance d'arriver enfin à quelque chose de fixe et d'arrêté en médecine, contribuèrent à donner une grande valeur aux opinions de Broussais. On fut frappé de la sagacité de sa critique, de la profondeur d'observation, de la finesse d'explication dont il fit preuve, de l'ensemble et de la puissance de ses assertions, mais surtout de la grandeur et

de l'importance des résultats promis, presque annon-
cés comme infaillibles.

Ce qui ajoutait encore à ces causes de succès, c'est
le dangereux prestige de simplification *pathologique* et
d'unité thérapeutique, principal caractère de la théorie
broussaisienne ; beaucoup d'esprits se laissèrent aller
à cette séduction, à cette habileté de sophisme très-pro-
pres à surprendre la conviction. Certes, une doctrine
établie carrément sur deux bases, l'irritation et l'abirri-
tation, l'inflammation et la subinflammation, autrement
dit, le principe commode et faux du *plus* ou du *moins*, dominant partout, soutenu d'ailleurs par l'enchaînement
et l'autorité des formules, par la multiplicité des faits,
par la rigueur des déductions, par une sorte de logique
austère, parut et devait paraître d'une solidité à toute
épreuve. Il semblait y avoir dans ce système une cohésion si étroite à la fois et si profonde de principes,
que la preuve de sa vérité s'en déduisait par cela même.
Broussais avait eu le courage de palper, de sonder la
plaie de la science, l'analyse outrée et sans bornes. Il
établissait des principes et fixait des bases ; il demandait aux faits le sens des phénomènes ; il savait passer
de l'ordre matériel dans l'ordre philosophique et syn-
thétique. C'est ainsi qu'il donna de la fièvre, cet obscur
fantôme de tous les siècles, l'idée la plus nette, la plus
explicite qui en ait été conçue. A l'aide de sa méthode,
la médecine parut plus simple, plus méthodique, tout
en même temps plus facile, plus rigoureuse, car l'indication était toujours là, toujours saillante, toujours
présente sous les yeux du praticien pour le guider et
l'éclairer. Il n'est pas jusqu'à ces mots fascinans de

progrès, d'*avancement* de la science, de *nouvelle* doctrine, qui n'aient contribué à faire briller la théorie dont il s'agit, surtout à une époque où les passions politiques s'alliaient aux mouvemens de la science. On était servile ou libéral, obscurant ou rétrograde, selon que l'on adoptait ou rejetait l'irritation, l'essentialité ou la localisation des fièvres. Broussais sut donc attirer à lui, d'abord les esprits jeunes, mobiles, facilement enthousiastes, puis il entraîna beaucoup d'hommes graves et d'esprits réfléchis. C'est qu'il présentait avec art ce que sa doctrine avait de bon, de réel, d'utile, et avec plus d'art encore ce qu'elle contenait de faux et de vague. La prodigieuse adresse avec laquelle il savait passer entre la vérité et le mensonge, esquiver l'une et tromper sur l'autre par la vraisemblance, lui a conquis bien des partisans. Aussi ne doit-on pas s'étonner si, à l'apogée du physiologisme, Broussais crut avoir donné l'unique et dernier mot de la science; si ce médecin célèbre, qu'exaltaient ses propres idées, qui s'enivrait de l'encens de la popularité, eut une espèce d'orgueil briarée, toujours hostile, toujours guerroyant; si, comme tout ce qui prétend n'exister que par soi, il a érigé ses opinions en règle absolue, appelé à son tribunal, *examiné,* jugé, condamné toutes les autres doctrines. Hippocrate lui-même n'a pas trouvé grâce devant lui; il est vrai qu'il ne l'a pas appelé, comme Rasori, le *père de l'erreur;* mais c'était à ses yeux une de ces vieilles idoles qu'il est d'usage d'abandonner à la foule.

Cependant, au bout de quelques années, l'auréole du physiologisme pâlit sensiblement, et les puritains

de cette doctrine devinrent assez rares. On s'aperçut
que, comme tous les réformateurs, Broussais avait été
fort dans la critique, mais faible dans l'édification ; .
qu'en faisant rugir au loin son blâme et son sarcasme
sur les autres doctrines, la sienne n'était pas plus
solide ; qu'à tout prendre, on pourrait retourner contre ses principes, le sens caustique et sceptique qu'il
avait employé contre ses devanciers. Bientôt, en effet,
les objections, les exceptions, les remarques, les critiques se multiplièrent contre *l'irritation*. Cet être morbide archétype, l'évidente radicalité des principes
qui en découlaient, selon les partisans de sa doctrine,
devint un sujet de doute. On vit que cette irritation,
distinguée, divisée, subdivisée, directe, sympathique,
prenant toute espèce de formes sans changer de nature,
n'était dans le fond qu'une entité, très propre à être
placée elle-même dans le panthéon ontologique. Il
devint frappant pour un grand nombre d'hommes mo-
dérés, par conséquent judicieux, que regarder la maladie comme une simple déviation quantitative de
l'état physiologique, c'était perdre de vue le caractère
anormal de l'état morbide ; qu'il n'y a qu'une apparente identité entre toutes les inflammations, qui diffèrent beaucoup moins par le degré que par la spécialité
causale ; que si les symptômes ne sont pas la maladie
en essence, ils en sont l'expression patente et visible ;
que la localisation des affections pathologiques est
impossible à établir dans beaucoup de cas, le *consensus*
morbide s'opposant souvent à bien reconnaître le point
de départ ; qu'il n'existe pas toujours des rapports
constans entre l'étendue des lésions organiques, la

forme et la gravité des symptômes, ce qui donne raison à Baillou (1); qu'on n'avait pas assez distingué la *lésion-cause* de la *lésion-effet;* qu'il y a certainement autre chose que des lésions organiques, et que cette *autre chose* est précisément le principe de la maladie; que l'altération des humeurs, désormais incontestable, et surtout l'altération de l'organe des organes, le sang, était singulièrement négligée dans cette doctrine; que le fondateur s'était en général attaché à *l'organisme* plutôt qu'au *dynanisme* de l'économie animale; enfin, que la thérapeutique était, en quelque sorte, oubliée, anéantie, en la limitant dans un très-petit nombre d'indications et de moyens de médication.

On remarqua également que par ce système, poussé à sa dernière extrémité, la science perdait pour ainsi dire son passé, que les zélateurs affectaient en effet de regarder comme un amas d'insignifiantes vieilleries. La chaîne des temps était brisée, l'érudition médicale peu en honneur, le fil de la tradition scientifique à peu près rompu. Et cependant qui oserait nier que les travaux antérieurs n'aient contribué à établir la doctrine de l'irritation, à composer les rayons de cet astre devant éclairer à jamais la médecine. Certes, quand Broussais *se leva*, il faisait jour dans la science, et depuis long-temps. Reil, Brown, Rasori, Tomasini, Prost, Caffin, Pujol et tant d'autres avaient sillonné ce champ où il voulut seul moissonner.

Mais la cause la plus active du déclin des principes broussaisiens fut que l'expérience clinique ne répondit

(1) *Cum anima, sœpe evolavit causa morbi.*

pas ou ne répondit que très-imparfaitement aux espérances conçues. Ce fut une nouvelle preuve que faire toujours de la pathologie le scalpel à la main, c'est s'exposer à de cruels mécomptes, l'expérience étant la dernière
et la seule mesure de la vérité en médecine. Le physiologisme est une plante qui ne pouvait croître qu'arrosée
de sang humain; or, le sang coulait de toutes parts et
avec profusion. Une diète rigoureuse, implacable, se-
condait en outre ce moyen thérapeutique; mais beaucoup de guérisons ne s'opéraient pas; l'irritation, génie malfaisant et opiniâtre, résistait à l'infaillibilité des
moyens curatifs; d'ailleurs les convalescences deve-
naient interminables, les forces étant radicalement
épuisées, le principe de vie largement soutiré. On
s'aperçut que beaucoup de gastrites n'étaient que des
gastralgies, maladie qui exige un traitement tout opposé à celui des saignées. Il devint clair que Broussais
ayant soumis à sa méthode de jeunes soldats, la plupart vigoureux, elle était, en général, peu applicable
aux femmes, aux enfans, aux vieillards, à cette foule
d'individus usés, blasés, nevropathiques, qu'on trouve
dans les villes. Il y eut donc une réaction, lente d'a-
bord, mais continue, progressive, contre la doctrine
pure de l'irritation, sorte de dogmatisme inexorable et
despotique. L'érudition reprit faveur, les anciennes
méthodes thérapeutiques reparurent, et sans renoncer
à ce que l'école de Broussais avait d'utile, les praticiens surent à propos en tempérer l'exagération. Bientôt le réformateur lui-même s'agita dans le vide; ses
ouvrages manquèrent de débit, son journal cessa de
paraître, ses principes et ses livres furent soumis à

leur tour à un rigoureux *examen,* quelquefois même à la flagellation du sarcasme et de la moquerie. Bien plus, le feu des disputes s'était complètement éteint; la doctrine de l'irritation, abandonnée à elle-même, parut désormais réduite au néant des erreurs *jugées.* Ce qui démontra surtout le déclin du système, c'est que Broussais, devenu professeur titulaire, ne put le relever; sa voix resta sans écho, sans retentissement; la lutte l'avait grandi, le succès le diminua. En vain planta-t-il avec fermeté son drapeau sur une des chaires de la Faculté, en vain joua-t-il le rôle de *l'impavidum* sous des ruines, s'escrima-t-il avec force contre son ancienne ennemie l'ontologie, ou contre messieurs les *grippistes,* la foule, accourue jadis pour recevoir le pain de sa parole, avait disparu; quelques élèves assistaient encore à ses leçons, mais froidement, comme s'il s'agissait de voir une curiosité d'autrefois. On peut dire que la nécrologie du physiologisme était visiblement écrite dans cette solitude. Plus d'une fois, sans doute, le réformateur éprouva le tourment du doute sur la vérité, et surtout sur la durée de son système. Non, la vie de la science n'était plus là.

Cependant, soit par conviction, soit plutôt par ce besoin d'occuper de soi le public, dont ne se guérissent jamais les esprits qui ont une fois goûté l'ivresse des applaudissemens, Broussais se fit le propagateur de la phrénologie. De nombreux auditeurs vinrent alors l'entendre et l'applaudir, ovations scolaires, ordinairement plus sentimentales que raisonnées. Mais il fit tant de concessions à ses adversaires, que dans son langage, Gall n'aurait peut-être pas reconnu sa propre doctrine. Au reste, la phrénologie convenait au fondateur de l'école physiologique ; comme médecin, il n'avait étudié que les organes ; comme philosophe, il ne vit pas autre chose dans cet appareil *physico-chimico-biotifique,* qu'on appelle vulgairement *homme,* selon sa définition. La transcendance de sa philosophie ne put dépasser l'*âme – cerveau,* attendu qu'on ne peut rien disséquer, rien palper, rien voir ni concevoir au-delà. Expliquer la sensibilité, la vie elle-même par une simple contraction physique, un resserrement de l'albumine ; regarder l'idée comme une simple irritation *intra-crânienne* associée dans son origine à la stimulation physique ; proclamer la consubstantialité de l'être spirituel et de la matière organisée ; faire de la perception, de la volonté, du *moi,* des phénomènes purement physiologiques, dont l'extrême limite échappe pourtant à nos recherches ; mettre à l'écart l'âme spirituelle, ce *machiniste* non nerveux, jadis placé dans le cerveau, voilà ce que Broussais a soutenu avec cette verve de science et d'élan, avec cette âpre liberté de vues, avec cette forte et vive indépendance de l'esprit qui le caractérisèrent. Et pourtant le doute a plus d'une fois traversé sa pensée ; car, y a-t-il quelque chose de plus pénible, de plus confus, de plus embarrassé que sa profession de foi ? l'athéisme même n'y est pas sans masque. Mais pourquoi s'avancer aussi hardiment dans ces régions inconnues à la science ? Qu'est-ce que l'esprit ? qu'est - ce que la matière ? Que savons - nous de l'homme et de la vie ? Avouons-le, rien ou à peu près. La matière cérébrale a-t-elle virtuellement la capacité de penser, de faire de l'intelligence ? L'esprit est-il une émanation de celui qui est et par qui tout est? Faut-il confondre la nature et la libre activité de l'entende-ment avec l'aveugle *fatum* du corps, regarder l'âme comme une hypothèse tout simplement hyperphysi-que, n'ayant pas plus de base dans les lois de l'écono-mie que le rêve d'une vie ultrà - organique? La mort n'est-elle en effet que la cessation du jeu d'un méca-nisme vasculaire, nerveux et assimilant? Avec l'exis-tence de Dieu, la mort absolue est-elle possible? N'a-vons-nous pas le sens intime, l'idée d'une intelligence qui ne meurt pas? Peut-on diriger l'entité conscience, faire de la morale avec un encéphale plus ou moins dé-veloppé? etc. O Broussais! comment, avec votre lumi-neuse perspicacité, votre jugement profond, avez-vous pu décider ces hautes et redoutables questions dans le sens le plus triste de la philosophie, et le plus dange-reux pour l'humanité! Mais c'était un de ces hommes qui s'avancent sur toutes les cîmes avec une précipita-tion ardente, et dans leur présomption s'écrient qu'ils ont atteint le but, qu'on ne saurait aller au-delà.

Le malheur est que, pour soutenir sa doctrine phi-losophique, ce médecin a employé le même talent que pour étayer sa théorie de l'irritation. Il y employa cet art qu'il connaissait si bien de manier le paradoxe, de le mêler, de le confondre avec la vérité. Certainement Broussais a été un des écrivains les plus distingués parmi les médecins. Son style, ferme, hardi, énergi-que, rempli d'images, quoiqu'avec des formes arrêtées et précises, saisit tout d'abord et intéresse vivement. Ce style n'a jamais la gravité tendue et composée qu'affectent certains auteurs de notre profession. Point d'enluminure, nul effort; c'est de plein jet, comme d'inspiration, que Broussais lance ses pensées. Dans son style, comme dans ses leçons, il semble toujours entraîné par un sentiment impétueux, débordant, qui décide et apporte avec lui l'expression. On chercherait en vain dans ce qu'il écrit la pureté sévère, l'élégance châtiée, bien moins encore le méthodique, le puéril arrangement des mots et des phrases; mais vous y trouverez une vigueur innée, une sève féconde et luxuriante, cet éclat d'évidence et de force logique qui emporte la conviction du lecteur, l'accable de preuves, de raisonnemens, de démonstrations. Sans sortir de son sujet, personne ne sut mieux que Broussais animer la raison, passionner les questions, donner à son opinion une sorte de chaleur pénétrante sans laquelle on n'obtient qu'une attention superficielle. Il réveille, il excite, il fouette l'esprit du lecteur, bien qu'il manque parfois de convenance et de mesure; le ton âpre, la parole irritante, le mot qui provoque, la saillie qui blesse, sont des armes qu'il n'a pas dédaigné d'employer. Mais ce qui caractérise surtout sa manière, c'est qu'il eut toujours en écrivant ce bon sens d'une lucidité péremptoire, présentant les questions avec beaucoup de netteté; en un mot, il avait le talent d'être profond en termes clairs, véritable cachet de perfection du style scientifique. Toutefois les éminentes qualités d'écrivain dont il s'agit, doivent inspirer de la méfiance, précisément parce qu'on sait que chez Broussais l'idée altère souvent les faits, les transforme, les violente pour les jeter dans le moule de son système. Quand il est vrai, il écrit simplement, naïvement, quoique toujours avec une certaine raideur. Mais aussitôt que les faits résistent, que l'objection se pose en face, sa raison disputante et hautaine se révèle aussitôt ; il cherche à fasciner, à séduire ; on reconnaît alors le dialecticien subtil, l'*alligator* sophiste qui vous entoure dans les replis de son adroite logique, de sa captieuse argumentation. C'est ce qui avait fait dire au professeur Hallé : « Rien qu'à l'odeur du style, on reconnaît l'orgueil du sectaire. » Toujours est-il que Broussais eut une incontestable puissance de raisonnement, que sa plume et sa parole ont vaillamment servi ses convictions.

S'il était besoin de prouver encore la vérité du mot de Buffon sur le style, on le pourrait aisément par l'étude de celui de Broussais. Avec tant d'impétuosité dans la pensée, tant d'ardeur d'imagination, un tel besoin de discussion et de polémique, un si grand désir de propager sa doctrine, ce médecin pouvait-il conserver le langage sec et froid du discoureur analytique ? Il y avait toujours chez lui excès de verve et de mouvement. Son style est donc l'exacte reproduction de son caractère public. Vif et colère, brusque et emporté, orgueilleux et irritable, très-rarement on le voit quitter le ton décisif et absolu, la parole empreinte d'une pétulance mordante ; dans ses leçons, dans ses écrits, dans sa polémique, c'est toujours le systématique exclusif, qui a dit : ceci est, ceci n'est pas ; voilà la lumière et voici les ténèbres. Homme de fougue et d'impulsion, homme de tête et d'audace, nul ne s'aventura plus hardiment dans le champ des déductions prématurées, nul ne fut plus à l'aise dans le paradoxe, plus disposé aux conceptions, aux témérités d'utopie médicale. Dans la médecine, en général, il faut accroître bien plutôt que renverser ; on doit moins substituer l'inconnu que féconder le passé, l'étendre et l'utiliser. Broussais, au contraire, voulut tout d'abord saper les bases de la science, la refaire à peu près de fond en comble. Saturé de ses idées, il ramène tout à son point de vue ; c'est ainsi qu'il se hâte toujours de conclure des phénomènes physiologiques à l'association des phénomènes pathologiques ; il *imagina* trop souvent la nature pour l'expliquer avec vérité. Avouons pourtant que les erreurs de ce médecin célèbre ne seront jamais celles des esprits médiocres et terre à terre. Ces erreurs sont pour ainsi dire grandioses ; il n'est pas donné à tout le monde de se tromper ainsi, car il n'est que les aigles pour voler si haut. La doctrine de Broussais, toute fausse qu'elle est dans sa rigueur et dans son ensemble, contient néanmoins des vérités dont la science a fait son profit. Elle prouve surtout la force et l'ampleur d'intelligence de celui qui l'a conçue et méditée. Comme il n'y a que les esprits puissans qui ébranlent et changent les convictions, cette doctrine a fortement remué les contemporains ; la science en conserve encore la trace et comme un reste de mouvement. Broussais avait tout ce qu'il faut pour accomplir cette œuvre et dominer les opinions : il possédait ces qualités, pour ainsi dire opposées, qui constituent l'homme de génie. *Oseur* pénétrant et patient investigateur, dialecticien profond, chaud et rayonnant écrivain, doué de la faculté d'observation et de celle de combinaison, de la force de conception

et de la force d'exécution il passe avec facilité de l'a-
nalyse, du soin minutieux des faits aux opérations
synthétiques les plus compliquées. A une sorte d'exaltation imaginative, il joint cette attention profonde
qui, changée en habitude, distingue le regard scrutateur de l'homme de génie, du regard distrait vague et
confus de la multitude. Ajoutons une grande application, une extrême aptitude au travail, un labeur soutenu, enfin, cet esprit de suite, base assurée, non seulement de la logique qui examine et discute, mais de
la logique qui conclut, et par conséquent de celle qui
prouve. Aussi Broussais était-il toujours actif, perpétuellement en effort de conception et d'enfantement.
On doit le compter parmi ces hommes inquiets, mé-
ditatifs, pour qui l'action matérielle de vivre n'est qu'une
première condition d'existence, qui recherchent avant
tout un vif mouvement intellectuel. Mais, comme tous
les tyrans des opinions humaines, Broussais avait la
plus haute idée de lui et de ses travaux ; c'étaient l'orgueil du talent et l'orgueil de la célébrité portés au
plus haut point. A chaque instant il se complaît dans
l'estime exagérée de ses œuvres et la contemption
de celle des autres, à moins d'une sorte de conformité
avec ses opinions. Cette espèce d'autolâtrie, si l'on
peut ainsi s'exprimer, se manifestait par sa parole et
sa plume ; quelquefois par son sourire, par son regard et même son geste. Quiconque n'adoptait pas ses
idées avait nécessairement, selon lui, un encéphale
difforme, type de la sottise ; ou bien, ainsi qu'il l'a
écrit, « on tombait dans cet état d'aberration irritative
qu'on nomme vulgairement *fanatisme.*» C'était surtout

dans ses entretiens familiers, dans ses lettres particulières que ce médecin exposait plus librement encore
ses opinions sur ses émules et sur ses adversaires. On
ne peut nier qu'on lui doit l'initiative d'un large mouvement de la science; cependant, dépassé sur beaucoup de points, il était loin de s'apercevoir que lui-
même était stationnaire ou rétrograde. Il niait le mouvement qui l'emportait, qui détruisait, changeait ou
modifiait profondément cette doctrine jadis proclamée
vivace et indestructible; rarement la fascination systématique fut poussée à un tel degré.

Doit-on maintenant s'étonner que ce médecin n'ait
obtenu, dans l'exercice civil de sa profession, qu'un
rang disproportionné à son mérite et à sa grande réputation? On ne pouvait, disait-on, l'arracher à son
ossuaire physiologique. D'ailleurs, trop exclusif dans sa
manière de voir, les indications étaient à ses yeux infiniment restreintes, la thérapeutique peu variée, bien
que souvent Broussais fît des concessions que lui ar-
rachait la force des circonstances. On raconte qu'un
malade vint le trouver et lui adressa ces paroles :
« Docteur, votre régime me fatigue au dernier point,
la diète me tue; à la lettre, je meurs de faim.» Broussais réfléchit un moment, puis il dit: « Allons, bête
carnassière, je vais vous satisfaire. » Et il permit.....
une cuillerée de bouillon dans un verre d'eau. Plaisanterie ou non, ceci explique et l'homme et le système. Du reste, ces concessions étaient assez rares;
Broussais, d'un caractère assez peu flexible, aurait cru
manquer à ses principes en les multipliant. Il agissait
de même dans d'autres circonstances, car sa préten-

tion était de faire voir en lui l'homme inébranlable qui ne recule devant ni les objections ni les adversaires. Cependant, après qu'il eut affiché le plus fier dédain pour les places et la richesse, il s'en accommoda peu à peu, bien que ce fût toujours avec modération. Quand on vit le *grand agitateur* de la médecine se tailler une robe de professeur de la Faculté dans son manteau de philosophe, mettre seize lignes de titres et d'honneurs au-dessous de son nom, dans un de ses ouvrages, on dut croire que le vieil homme n'existait plus. Avait-il donc enfin compris le mot de notre siècle : la réputation seule n'est que pure fumée, les réalités sont métalliques? Mais qu'aurait pensé le caustique Chaumeton, son ami, qui éprouva une si violente colère en recevant, en 1814, une carte de visite du *chevalier Broussais?* A dire vrai, les temps étaient changés, et l'auteur encore obscur du *Traité des phlegmasies chroniques* avait pris un rang élevé dans la science.

A cela près, peu d'hommes ont présenté une nature plus une, plus constamment elle-même que Broussais. Chez ce médecin, la force matérielle et la force intellectuelle s'élevèrent à un haut degré. Tout accusait vivement l'empreinte d'un homme d'élite, tout décélait au premier aspect une organisation puissante, éprouvée par la lutte, par le travail, par l'étude de graves questions, par l'ambition d'une haute fortune médicale, bien qu'il y eût dans l'ensemble de sa personne plus d'expression que de distinction. On trouvait en lui du soldat, du sectaire, du philosophe et du tribun; de son propre aveu, une fibre républicaine vibrait au fond de son cœur. Sa physionomie éloquente et animée, ses traits fortement prononcés, exprimaient la résolution, la force intime et la tenacité. Sur son crâne anguleux, à fortes dimensions, sur son front largement développé, sur son visage mobile, expressif, facilement contracté, on pouvait distinguer les signes de la pénétration, de la sagacité, de la raideur sophistique, comme de cette audace qui ose tout pour convaincre, pour frapper, pour étonner. Lorsque ce célèbre médecin arrivait dans une assemblée, tous les regards se portaient sur lui, et un murmure sourd semblait dire : *voilà Broussais!*..... Alors on voyait s'avancer à pas lents, mesurés, un homme dont le corps musculeux, les larges épaules un peu arrondies, la tête volumineuse, légèrement inclinée sur la poitrine, le regard assuré, dénotaient la vigoureuse constitution. Après s'être assis, il écoutait attentivement ce qui se disait; puis, s'il prenait la parole, il s'exprimait lentement, péniblement; les idées et les mots semblaient louches et embarrassés dans son entendement. Bientôt on le voyait s'animer, s'échauffer au feu de l'argumentation; sa voix prenait un ton élevé, sa parole devenait pleine et forte, ses idées affluaient, ses raisonnemens se pressaient; mais si les répliques étaient promptes, les objections vives, alors son naturel passionné débordait de toutes parts; le timbre strident et forcé de sa voix, son accentuation forte, notamment sur la lettre R, ses intonations forcées, ses gestes brusques, les mouvemens de son corps, l'agitation de ses traits, les éclairs de ses yeux *gris-fauve,* prouvaient la surexcitation d'un eucéphale éminemment irritable; parfois même le paroxisme s'élevait jusqu'à la crispation, au spasme, à une sorte de tétanos moral.... *voilà Broussais*. Rien ne se faisait à demi chez cet homme remarquable, sa vive et chaleureuse imagination ne le permettait pas. Cependant, dans les dernières années de sa carrière, même avant que la maladie l'eût atteint, soit l'effet de la réflexion, soit par les progrès de l'âge, Broussais tempéra son ardeur de polémique; la vie militante de la controverse semblait l'avoir fatigué. Vieux lion édenté, parfois même il parut inquiet, abattu, on eût dit qu'il avait donné sa démission de révolutionnaire.

Mais la maladie ruina enfin cette forte organisation; toutefois, aidé des soins attentifs et éclairés du docteur Amussat, Broussais lutta avec son courage ordinaire contre le mal qui le détruisait peu à peu. Il s'arma de force stoïque, il n'abandonna ni l'étude ni le travail. Enfin la maladie triompha, et cet illustre médecin succomba dans la nuit du 16 au 17 novembre 1838. Il était né à Saint-Malo, le 17 décembre 1772. Une chose digne de remarque, c'est qu'à l'ouverture du corps, les lésions organiques parurent insuffisantes pour expliquer la mort. Ainsi la localisation morbifique fut trouvée en défaut sur celui-là même qui avait fait de ce principe la base de sa théorie médicale. A l'exception du rectum, les autres organes se trouvèrent sains, ce qui prouve combien la nature dota richement Broussais sous plus d'un rapport. Le cerveau était volumineux; l'estomac, qui avait joué un si grand rôle dans la vie et les opinions systématiques de ce médecin, ne présenta aucune altération. Le foie fut trouvé gros, et la vésicule du fiel petite; quelqu'un dit à ce sujet : «C'est

qu'il ne donnait pas le temps à sa bile de s'amasser. »
Avec cette constitution de fer si bien équilibrée, Broussais n'a pas vieilli, parce qu'il a trop vécu de la vie
de la pensée, vie presque toujours orageuse, car elle
n'est jamais à l'abri des soucis de l'ambition présente
ni des inquiétudes de l'avenir ; le mal sacré de la
gloire est le plus cruel de tous pour un organisme humain.

Au reste, quel que soit le jugement qu'on porte sur
ce célèbre médecin, il est convenable de se placer au
point de vue d'une haute impartialité. Il a été loué outre mesure, il a été critiqué avec amertume ; ses travaux, ses opinions, sa polémique, expliquent cette contradiction. Qu'on se garde donc d'écouter et les thuri-
féraires dont l'enthousiasme fut continu, et ces retar-
dataires qui ne voulaient pas permettre à l'avenir de
naître ni au passé de mourir ; il ne faut pas plus divi-
niser sa statue que la renverser et la briser. Alors on
trouvera que Broussais fut un homme d'une rare capacité, d'un incontestable mérite, un de ces hommes *fas-
tiques,* à trempe vigoureuse, dont parle un grand écrivain. On conviendra qu'il a rendu des services à la
science, qu'il a proclamé des vérités qui resteront. Toutefois, s'il paraît grand, son exiguité frappe d'abord, appliqué et comparé à l'échelle de Bichat ; c'est qu'il fut
trop exclusif, trop absolu dans ses idées, qu'il a forcément ramené les faits à deux ou trois principes, ce qui
est trop ou trop peu ; qu'il a proclamé avec la même ardeur le faux et le vrai dans un but systématique ; qu'au
lieu d'émonder, d'ajouter et d'étendre, il voulut radicalement détruire et édifier ; enfin, que dans un temps

où le doute a soufflé sur les intelligences, il a combattu pour le matérialisme le plus formel. Aussi, quoiqu'il ait tracé un lumineux sillon dans la science,
quoiqu'il s'y soit posé en maître, ses opinions ont été
attaquées, son piédestal ébranlé, ses titres à une gloire
réelle fortement contestés. Qu'en reste-t-il aujour-
d'hui? Broussais a-t-il fait ce qu'il devait et pouvait
faire? A-t-il rempli sa mission pleinement et dignement? La postérité, cette haute-cour d'appel des réputations, prononcera dans le temps à venir. Elle sera
juste et sévère, car, selon l'Ecriture, il sera beaucoup
demandé à celui qui a beaucoup reçu.

Nous croyons devoir ajouter à ce portrait la lettre
suivante, dont nous possédons l'*autographe*. Broussais
l'écrivit à son ami Gérard Gérardo, à l'époque où il
fonda ses *Annales de physiologie,* journal auquel il at-
tachait les destinées de sa doctrine. Cette lettre est
d'autant plus curieuse, que ce médecin y parle avec
toute la franchise que permet une correspondance intime ; sous plus d'un rapport, c'est Broussais peint par
lui-même.

« Paris, 24 novembre 1821.

« MON CHER GÉRARD ,

« Nouvelles et archi-nouvelles !... Aujourd'hui l'Ecole,
« déjà munie d'un intrépide ..... par son avant-der-
« nier *décret,* vient de s'affubler d'un maniaque, de
« l'homme aux *fièvres bilieuses graves,* aux *anus* absor-
« bans, aux fièvres adynamiques, putrido-*asphyxiantes,*

Paris, le 24 9bre 1821

Mon cher Gérard,

Nouvelles, et archi-nouvelles!... aujourd'hui l'école, déjà munie d'un intrépide...idrot par son avant-dernier décret, vient de s'affubler d'un maniaque. de l'homme aux pierres biliaires graves, aux anus absorbans, aux pierres adynamiques [putrides] asphyxiantes, à la manière noire (charbon en poudre), remède souverain des asphyxies putrides), aux robinets d'eau froide asphyxians illico et pour toujours les varioles confluentes, enfin aux guérisons des maladies incurables, par des [Couderc] communions répétées, sauf les etc-etc. les secondes vous ont été accordées à l'automate le hermiririer Belle perspective!

D'autre part, l'institut vient de se décorer d'un caniard physiologiste, aux détriment du Pôë Chaussier. Ainsi tout va bien et il ne reste plus à l'examinateur qu'à bien saler et bien poivrer ses annales de la médecine physiologique qui paroitront tous les deux mois (8 feuilles) à partir de février 1822. quoique vous en disiez, j'exploite moi-même cette mine mon Anjean s'entend parfaitement en librairie

[illegible] merveilles et extraordinaires [illegible]
[illegible] maravilla [illegible] naturelle [illegible]
[illegible] le Napolitain [illegible]
[illegible]
[illegible]
[illegible]
[illegible]
[illegible]
[illegible]
[illegible]
[illegible]
[illegible]
[illegible]
[illegible]
[illegible]
[illegible]
[illegible]
[illegible]
[illegible]
[illegible]

« à la *magnésie noire* (charbon en poudre), remède sou-
« verain des asphyxies putrides), aux robinets d'eau
« froide asphyxiant *illico* et pour toujours les varioles
« confluentes, enfin aux guérisons des maladies *incu-*
« *rables,* par des (bondieux) communions répétées, sauf
« les etc., etc. Les secondes voix ont été accordées à
« l'automate l'Herminier. Belle perspective !

« D'autre part, l'Institut vient de se décorer du
« *canicide* physiologiste, au détriment du père Chaus-
« sier. Ainsi tout va bien, et il ne reste plus à *l'exami-*
« *nateur* qu'à bien saler et bien poivrer ses *Annales de*
« *la médecine physiologique,* qui paraîtront tous les deux
« mois (8 feuilles), à partir de février 1822. Quoi que
« vous en disiez, j'exploite moi-même cette mine.
« Mon *chapeau* s'entend parfaitement en librairie, il
« en connaît le fort et le faible, puisqu'il dirige déjà
« une immense boutique où il travaille à en crever,
« depuis huit heures du matin jusqu'à deux heures du
« matin suivant. Il ne faut pas d'ailleurs être bien sor-
« cier pour débiter les ouvrages de la doctrine. Notre
« ami Marvis a déjà vendu deux mille exemplaires sans
« avoir fait annoncer dans aucun journal (excepté le
« jaune), tant il tient à ses volumes ! Quand nous n'i-
« rions pas aussi vîte que lui, nous aurions encore
« diablement de l'avantage.

« Apprenez, mon ami, que j'ai fait construire, *à*
« *grands frais,* un vaste amphithéâtre, où je réunis au-
« jourd'hui trois cents auditeurs. Je leur fais un cours
« composé de tête, corps et queue. *Tête* physiologie,
« *corps* pathologie, *queue* matière médicale. Le tout rem-
« plissant l'année scolaire. Ces auditeurs-là sauront

« bien déterrer le *bureau des Annales*, sis rue St-J.,
« n° 71, dans l'appartement du second, que j'occu-
« pais jadis, et où je place mon *chapeau* au milieu des
« feuilles empilées, à compter du 1er janvier. Là se
« vendra aussi la seconde édition *des doctrines*, quand
« elle sera faite, et nous verrons !.... L'homme au grand
« *chapia*, au vaste choux blanc, au solide braquemart,
« n'est exécuté qu'en effigie. Il reparaît sur la scène, et
« sans doute il a ramassé le gant, et il va braquer ses
« besicles... Je l'attends.

« Le pauvre Husson, qui s'était mis dans la doctrine,
« a été repoussé par la Faculté. « Nous ne voulons pas
« du maître, ont dit ces graves logiciens, pourquoi
« prendrious-nous l'élève ? » Et pour la seconde fois
« il a eu l'eau à la bouche. En vain avait-il mis en
« évidence, aux yeux d'une foule d'élèves, ces mines
« de charbon que son *précédent* en clinique avait accu-
« mulées dans les intestins *désinfectés* de ses adynami-
« ques ; en vain avait-il montré les lettres de félicita-
« tion à lui écrites par l'administration des hôpitaux
« pour avoir moins occis que les *mésentériques* et les
« *charbonniers ;* en vain était-il fêté par les élèves qui
« s'empressaient autour de lui, croyant être au Val-
« de-Grâce, tout cela n'a servi qu'à l'évincer au profit
« du *noir magnésien.*

« D'autre part, en vain l'impassible traducteur de
« Brown, devenu *petasifère* à la dernière promotion,
« avait-il été réduit à *quia* dans les examens plusieurs
« fois, par les élèves de la doctrine, *plaudentibus alum-*
« *nis,* rien n'a pu *désencroûter* la Faculté, elle se pré-
« pare de nouveaux échecs, et à la doctrine de nou-

« veaux triomphes, par les choix qu'elle fait et par
« ceux qu'elle laisse prévoir.

« Tel est, mon cher Gérard, l'état des choses. Jugez
« si le moment est favorable pour faire des *Annales*, et
« promettez-moi d'y concourir.

« Treille se porte à merveille. Clerc également. A
« propos, encore un mot.

« J'ai assisté avant-hier à la séance d'ouverture de
« la Faculté, en vertu d'une lettre d'invitation qu'elle
« m'avait envoyée. J'arrive un instant avant les pro-
« fesseurs. A mon apparition par la porte du bas, cla-
« quemens universels. Je me place dans l'amphi-
« théâtre : cri général, *un fauteuil !* Deux membres de
« l'Académie de médecine, Demours et Bertin, qui en
« occupaient, viennent me sommer de m'aller asseoir
« à côté d'eux. J'y vais, car ils me disent qu'ils ne
« peuvent y rester si je ne me place à leur côté. Je ne
« suis pas plutôt *enfauteuillé*, que les applaudissemens
« se répètent à plusieurs reprises, accompagnés de
« nombreux *bravos*. Les professeurs entrent un instant
« après, et ils ne sont pas claqués... Voilà la scène qui a
« eu lieu la veille de *l'élection*. Jugez si elle m'a fait des
« amis dans la Faculté. Quoi qu'il en soit, cela vaut
« mieux qu'une nomination obtenue par des *viatiques*.
« Qu'en pensez-vous ?.. Si vous trouvez qu'il y eût de
« la vanité à raconter cela, dites que vous le tenez
« d'une autre part. D'ailleurs, Treille vous l'écrira.
« Tout à vous.   F. J. V. B. »

« Fournier m'a chargé de vous dire que personne
« ne pense à vous faire partir de Rocroy. »

MARC (Charles-Chrétien-Henry).

Benè agere ac lœtari.

Si l'on veut bien connaître un homme de mérite, le placer à son rang, l'estimer à sa valeur, il faut considérer le point d'où il est parti et celui où il est parvenu. Cette méthode est d'autant plus infaillible, qu'elle se règle toujours d'après les faits et les œuvres. En l'appliquant au médecin objet de cet article, on trouvera que sa carrière fut brillante, qu'il sut s'élever par ses propres forces, toujours en se maintenant dans la ligne la plus haute et la plus droite. Comme il est reconnu que la science, ainsi que la victoire, ne choisit qu'à des conditions dures ceux qu'elle enregistre dans ses fastes, Marc fut rudement éprouvé. Toutefois, ayant reçu la forte éducation de l'adversité, confiant dans le sentiment de son énergie, de sa patience, de ses longs efforts, il lutta avec vigueur, il triompha des évènemens et des hommes. Dès sa jeunesse, il comprit que pour réussir, il faut attendre et souffrir; il s'y résigna, mais en travaillant sans relâche, sans fin, et le succès a couronné ses travaux. Il n'était pas né avec de bonnes chances au jeu de la vie, et il parvint à les faire tourner en sa faveur. Il dépassa la foule, il mar-

qua sa place; ses opinions eurent du poids, son nom
retentit, et nous l'avons vu mourir dans la plus haute
position qui puisse flatter un médecin.

Cependant, à cette foule d'obstacles qui d'ordinaire
pressent et repoussent celui qui veut se distinguer, il
s'en joignait un autre ayant aussi son poids dans la
balance : Marc n'était pas Français. Il naquit à Amsterdam, le 4 novembre 1771, d'un père allemand et
d'une mère hollandaise. Il passa même une partie de
sa jeunesse et fit ses études médicales dans les univer-
sités de l'Allemagne. Une intelligence précoce, beaucoup d'aptitude pour le travail, frappèrent ses premiers
maîtres. Reçu docteur à Erlangen en 1792, sa thèse,
qu'il soutint avec esprit et une hardiesse modeste, a
pour titre : HISTORIA MORBI RARIORIS SPASMODICI, CUM
BREVI EPICRISI. Revêtu de ce grade, Marc ne s'en tint
pas là; avide de connaissances étendues, il se rendit
à Vienne, où il se livra pendant dix-huit mois à de
profondes études cliniques; puis il vint à Bamberg;
là, son oncle, le docteur Marcus, nom connu avantageusement dans la science, le guida dans la pratique. Peu
de temps après, il partit pour la Bohême, attaché comme
médecin à la princesse douairière de L***. En 1797, il
vint en France pour la première fois, et contribua,
avec Corvisart, Alibert, Bichat, etc., à fonder la Société médicale d'émulation. Enfin, après une nouvelle
absence, nécessitée par la mort de son père, en 1798,
Marc se fixa définitivement en France; c'est dans cette
heureuse terre, *magna parens virûm,* qu'il voulut se ma-
rier, vivre, travailler et mourir.

Mais qu'on ne s'y trompe pas, une pareille déter-

mination était la preuve d'un vif désir et d'un grand
courage. Marc ne connaissait pas la France, récem-
ment bouleversée par la guerre et les commotions politiques. Il avait 29 ans ; quoique très-instruit, son nom
était encore obscur, ses succès d'université totalement
ignorés, la langue française lui était peu familière ;
enfin, une foule de difficultés, de préjugés, d'embarras
se montrèrent de toutes parts. Ajoutons que la fortune
de sa famille ayant éprouvé de notables échecs, la
sienne se trouva par conséquent presque anéantie.
Toutefois, ce médecin se livra à la pratique avec confiance, avec habileté, et il y réussit. Mais bientôt lassé,
rebuté, ayant acquis de bonne heure une amère connaissance de la vie médicale, il prit en dégoût l'exercice de la profession. Deux choses le choquaient surtout en France ; l'une, la responsabilité qui pèse
sans cesse sur la tête du praticien ; l'autre, toute matérielle, consiste à envoyer à la fin du traitement une
note des visites faites, comme on demande à un épi-
cier sa facture. Or, cette apparence d'assimilation
paraissait dégradante à un médecin nourri, imbu du
génie et des grandeurs de l'art.

Marc se décida donc à changer de voie et de direction. Mais le champ de la fortune est rude à défricher
quand on a de l'honneur, et ce médecin en acquit de
nouvelles preuves. Il avait fondé une manufacture de
produits chimiques ; c'est sur cette carte qu'il plaça
son avenir, son bonheur et celui de sa famille. Malheureusement le succès ne répondit en rien aux espérances conçues. Marc fut bon médecin et mauvais industriel ; il était savant, et point du tout marchand ;

l'esprit avisé, subtil et retors, si nécessaire dans l'état mercantile, lui était absolument étranger. Aussi il arriva ce qui devait arriver : leurré, trompé, dupé ; en définitive, il se trouva ruiné ou à peu près. Il se vit donc obligé de reconquérir une position, de refaire sa trame peu à peu, et il comprit l'impérieuse nécessité de recourir à sa profession, quelque temps délaissée. Cette époque fut certainement une des plus critiques de sa vie. Que d'embarras pour le commerçant, que de temps perdu pour le médecin, et surtout que d'amertume et de douleurs pour le père de famille ! Sans doute il éprouva cette lassitude, ce dégoût qui atteignent par instans les cœurs les plus fermes ; il sentit ce tourment réel et inexplicable de ceux dont l'âme est haute et la fortune basse ; toutefois, il fut loin de se décourager. Un sage de l'antiquité a dit : *Il est inutile de se fâcher contre les choses, car cela ne leur fait rien du tout ;* maxime excellente dont Marc sentait toute la portée. Aussi, doué par la nature d'un caractère trempé pour subir l'épreuve du malheur, et de ce bon sens formé à l'école du devoir et du travail, il sut non seulement supporter son malheur, mais encore le réparer. Une volonté inébranlable, des habitudes vigilantes et studieuses, le soin de ne rien négliger, de ne jamais perdre un jour, une heure, un instant, une occasion, furent ses ressources, qui sont celles de l'homme fort. La journée était consacrée aux fatigues de la pratique, puis venaient celles du cabinet ; souvent le travail ne finissait pas avec la nuit, et il recommençait avant le jour. Il n'épargna donc ni son temps, ni ses efforts, ni sa santé, ni ses veilles, ni ses forces; le bonheur de sa famille était à ce prix, et le sacrifice lui parut léger. Sa conduite fut toujours la même, et sa probité sévère se démentit si peu, qu'au milieu de ces inquiétudes continuelles, de ces espérances toujours renaissantes et sans cesse emportées, ayant découvert un bon succédané du quinquina, le sulfate de fer, chose très-précieuse, en 1810, il rejeta avec dédain la proposition qui lui fut faite de tenir secret ce remède et d'en faire l'instrument de sa fortune, tant il préférait à cette dernière ce que tout médecin doit à la science et à l'humanité.

Une chose digne de remarque, c'est que dans sa lutte pénible contre la fatalité, Marc fut toujours calme et naturel. Personne ne remarqua dans son langage et ses manières, la pénible et fière contenance d'un être faible et vain qui se raidit et se torture pour se montrer supérieur; il était toujours tel qu'on l'avait vu, simple, facile, éloigné de toute jactance, de toute affectation. Bien plus, le ton enjoué ne l'abandonnait pas; ayant rencontré un de ses amis, le docteur A***, qui vit encore, il lui dit : « Enfin, je suis à la tête d'un hôpital. — Je vous en félicite, répliqua son confrère, mais où est cet hôpital? — Chez moi, répondit Marc en souriant; j'ai quatre enfans malades à la maison, mais je m'en tirerai, soyez-en sûr; » et l'évènement à justifié cette noble confiance.

Ce fut alors que ce médecin publia, soit isolément, soit dans les dictionnaires ou dans les journaux scientifiques, une multitude d'ouvrages, de dissertations, de mémoires, d'articles, dont il n'est pas possible de donner ici une analyse, même la plus succincte. Remarquons seulement que les travaux de Marc, fruit de ces recherches qui veulent et le temps et la lampe, ont un caractère particulier; tous tendent à des applications positives, à une utilité réelle et immédiate ; tels sont, entre autres, son excellent écrit : LA VACCINE SOUMISE AUX SIMPLES LUMIÈRES DE LA RAISON, dont le succès fut européen ; son Instruction sur l'asphyxie des noyés, ses divers articles d'hygiène publique, etc. Au lieu de cette sensibilité ardente, de ce feu d'imagination qui remuent et fécondent les idées, mais qui les changent trop souvent en dogmatisme passionné, Marc avait cette raison sévère et précise qui examine les principes, les approfondit et les applique, cette force de raison, cette rigueur de dialectique qui emportent la conviction par des preuves de fait, et par les conditions de l'expérience. Profondément instruit, ce médecin écrivit sur beaucoup de sujets, mais ce qu'il cultiva avec soin, avec prédilection, fut la médecine légale. Cette partie de notre art, qui allie la médecine à la justice humaine, était assez négligée en France. Marc y fit de profondes recherches, et il y porta de plus la lumière puisée aux sources étrangères. Non seulement il énonça d'importantes vérités, mais par la réflexion assidue, il en faisait jaillir une foule d'applications pratiques, car il n'est rien dans la science d'impénétrable à cette *seconde vue* que la méditation porte en soi. Le savoir profond, le discernement exquis, une lucidité frappante de preuves et de raisonnemens, l'art de poser les principes et d'en tirer des conséquences d'une évidence formelle, l'art plus difficile encore de pénétrer dans le cœur des difficultés, d'éclairer les questions douteuses, obscures, si fréquentes dans la médecine légale, tels furent les caractères particuliers du talent de Marc. Ce qui fit qu'en peu de temps il acquit dans cette partie un nom respecté, un mérite incontestable, ainsi que dans tout ce qui appartenait à l'hygiène publique. Il fut nommé, en 1816, membre du conseil de salubrité de la ville de Paris, puis du conseil supérieur de santé, inspecteur des maisons de santé des aliénés. Presque toujours ses opinions furent admises et ses décisions faisaient autorité.

La manière d'écrire de ce médecin contribua également à répandre ses idées et sa réputation. On ne voit que trop souvent, dans notre art, des esprits stériles et vains traiter le premier sujet venu ; aussi le peu de valeur du fond est bientôt révélé par celle de la forme, et la vulgarité du thème dépassée par celle de la mise en œuvre. Marc au contraire choisit parfaitement son sujet, puis il le travaille, l'élabore et le féconde. Fidèle à la raison dans les choses et à la clarté dans les mots, chez lui l'idée et l'expression vont droit au fond et au fait ; rien ne sent l'enluminure et l'effort ; aucune de ces phrases de luxe qui embarrassent l'esprit et la plume ; partout on remarque cette plénitude de faits, cette grave pureté du style, cette juste économie de discours qui caractérisent un auteur judicieux et maître de son sujet. Il dit ce qui est, le prouve, le démontre et s'arrête là, sans hasarder la plus petite conjecture. Marc possédait le rare et précieux secret d'être savant sans trop le paraître ; ce qu'il écrit coule de l'abondance du savoir, avec facilité, sans avoir rien de recherché, de contraint, d'affecté, d'enflé. Quoiqu'il parlât de son mérite sans faux scrupule de modestie, il n'était pas habitué, disait-il, à peser son grain de cuivre dans des balances d'or ; en effet, nul n'eut plus de répugnance à se faire valoir au-delà du vrai, nul ne fut plus éloigné de cette sottise nommée *importance,* qui ne trompe que ceux qui veulent l'être.

La même justesse d'esprit et de raisonnement dont ce médecin fait preuve dans ses ouvrages, se manifestait dans son langage, quand il prenait la parole dans les corps savans dont il faisait partie. On remarqua toujours en lui cette modération qui annonce l'habitude de la réflexion et beaucoup de tempérance dans les opinions. Il avait la voix douce, mais sa logique était vigoureuse, sa poitrine était faible, mais son raisonnement énergique. Comme il savait que rien n'est plus rare que de gagner un vote par un discours, il parlait simplement, posément, mais avec une grande force de dialectique. Aussi sans effort, sans redondance bavarde, sans animation véhémente, sans hypocrisie oratoire, faisait-il presque toujours prévaloir son sentiment. Si la polémique était vive, les questions irritantes, s'il y avait de la personnalité, ce qui arrive parfois dans des assemblées de confrères, Marc gardait le silence, bien persuadé, comme l'a dit un homme célèbre, qu'il y a telle circonstance où se taire c'est parler clairement. La même douceur, j'ai presque dit la même philosophie, se fit remarquer quand il s'agissait des questions de doctrine ; c'était un homme d'un esprit si droit, si nettement judicieux, que le vrai le frappait aussitôt : il avait l'éclectisme du bon sens.

Jamais il ne prit de parti tranché, décisif, jamais il ne mit d'enseigne de coterie scientifique. Son intelligence ne fut la vassale ni des vieilles idées ni des théories modernes; selon lui, le mieux est de voir, d'attendre, et surtout d'expérimenter. Lors des violens débats du physiologisme broussaisien, on ne le vit point se lancer parmi les enthousiastes ou les détracteurs de la doctrine de l'irritation. Comprenant tout aussitôt qu'il y avait dans ce système du bon et du mauvais, du faux et du vrai, son avis fut qu'il convenait de marcher avec prudence, et le crible à la main; qu'on juge maintenant s'il avait raison, et ce qu'on doit penser des opinions extrêmes en médecine.

Cette modération, trait distinctif de son caractère, se faisait ressentir jusque sur le jugement des ouvrages paraissant à l'horizon médical. Certes, il fallait qu'une production eût bien peu de valeur pour qu'il n'y trouvât quelque chose de bon, qu'on pouvait *à la rigueur* mettre en pratique. Si pourtant le livre était complètement nul, si aucune parcelle d'or n'était saisissable dans ce mélange informe, il se décidait enfin à l'abandonner; alors sa plus grande critique était de dire : l'auteur n'a pas compris le sujet, et son livre est de l'inexpérience par chapitres. Enveloppé dans son extérieur de bonhommie et de simplicité, Marc savait néanmoins observer, pénétrer les hommes et les choses, les motifs et les causes; très-souvent il fut indulgent, mais bien rarement dupe des faux talens; et pourtant il ne parut mépriser personne, pas même les sots, qu'il cherchait toujours à rendre contens de lui en les rendant contens d'eux-mêmes.

Avec de pareils principes, on doit facilement présumer que ce médecin n'employa pour s'avancer que des moyens hautement avoués par l'honneur de la profession. Outre le savoir et le travail, la bonté, l'expansion familière, le ton doux et amical qui prévenait en sa faveur, ce fut là son savoir-faire ; l'adresse, l'intrigue, l'habileté sourde qui *poussent* une réputation, lui furent étrangères. Ayant cette rectitude du cœur qui fait aimer le bien et cette fermeté de caractère qui le fait pratiquer, il se renfermait dans le cercle de ses occupations. Par nécessité de position, peut-être aussi par ce besoin inné des cœurs élevés, Marc désira de la célébrité, mais il la poursuivit avec calme, sans angoisse et sans irritation. On ne le vit point, toujours ému, toujours inquiet du succès qu'il avait ou qu'il espérait avoir. A vrai dire, comme il avait étudié à fond l'art peu connu d'être heureux, il préférait de beaucoup aux agitations d'une grande réputation, cette paix intérieure, pleine de vie et d'intérêt ; ce bonheur solide, réel du foyer domestique, autour duquel se superposent toutes les autres félicités, et qui les remplace si bien quand la fortune les refuse. Avant tout, vivre et mourir honorablement lui paraissait la première des obligations. Son avis était celui de Beaumarchais ; il trouvait la gloire attrayante, sans oublier jamais que pour en jouir seulement une année, la nature nous a condamnés à dîner trois cent soixante-cinq fois.

Comme on le voit, ce n'était pas là une de ces puissantes et fougueuses existences qui veulent tout emporter de haute lutte. Autant Marc était doué de force et de vigueur, quand le devoir, la raison, la nécessité l'exigeaient, autant il était modéré dans les habitudes de la vie privée; on retrouvait en lui cette égalité d'humeur, ce doux laisser-aller du vrai savant qui estime la vie ce qu'elle vaut, et qui sait en jouir. Bon, simple, affable et officieux, sans rancune et sans envie, honorant partout le mérite, acceptant tous les talens, sans se plaindre qu'on se mît devant son soleil, Marc n'éprouva point le tourment des cœurs ambitieux outre mesure, pas plus que la vanité inquiète des esprits médiocres. En général, tout extrême l'offusquait; il n'aimait ni la supériorité tyrannique, ni la bassesse solliciteuse, ni ce qui écrase, ni ce qui rampe. Ses droits les plus légitimes n'étaient pas toujours ce qu'il mettait en première ligne, souvent même il y renonçait. Lorsqu'il fut nommé premier médecin du roi, il écrivit à l'Académie de médecine qu'il n'entendait pas se prévaloir de ce titre pour être président d'honneur perpétuel, place que lui accordaient les réglemens de la compagnie. L'Académie, frappée d'une modestie si rare, le nomma son président annuel, et membre du conseil d'administration, l'année suivante. On voit que les honneurs ne changent pas toujours les caractères. Or, celui de Marc était la justice, la modération en tout; c'est ce qu'on retrouvait sans cesse dans ce qu'on peut appeler la partie intime de son âme, ce qui en faisait la base et l'essence. Faire le bien pour le bien, se rendre utile aux hommes, sans rechercher leur estime et sans la dédaigner, fut une maxime dont il s'écarta le moins possible.

Qu'on ne croie pas cependant que la philosophie toute pratique de ce médecin s'affublât d'un extérieur triste et composé ; Marc aimait la vie, le plaisir, et ne s'en cachait pas ; *bene agere ac lætari,* fut aussi sa devise ; mais il n'était pas de ceux qui veulent les fleurs de la vie sans le travail qui les fait éclore ; sa vie entière en est la preuve. Sans avarice, comme sans prodigalité, le désir d'amasser ne le possédait point. Montrez-moi, disait-il, quelqu'un qui, en acquérant du bien, ait perdu la soif des richesses, et je m'embarquerai. Si le devoir, cette austère idole des cœurs bien nés, exerçait sur lui une irrésistible influence, il savait aussi dans l'occasion détendre l'arc et se réjouir. Plus d'une fois nous l'avons entendu vanter l'efficacité du remède de Bassompierre, un verre de bon vin contre la peste et la réserve, sans s'écarter lui-même de la plus stricte sobriété. Cette verve de gaîté ne l'abandonnait pas, même dans les circonstances les plus critiques. Lorsque le choléra-morbus éclata dans la capitale, Marc énonça sur cette maladie des idées d'une pratique judicieuse ; il indiqua de plus des médicamens et notamment une poudre qui eut du succès autant qu'un médicament pouvait en avoir ; mais en même temps, il proposa le préservatif suivant, dont plusieurs feuilles publiques s'emparèrent sans le nommer : *quarante* doses de chaleur, *cinq* de propreté, *une* de sobriété, *une* d'activité, *une* de bon sommeil, *une* de nourriture saine, *une* d'air très-pur et *cinquante* de tranquillité d'esprit ; mêlez avec soin ces *cent* parties pour en faire un tout, véritable anti-cholérique. Il y a de l'esprit et un sens médical profond dans cette formule, dont personne n'oserait contester les résultats avantageux.

D'ailleurs les amis de ce médecin savent combien

sa conversation était piquante et enjouée ; il ne parlait que de ce qu'il savait, et il savait beaucoup. Sa plaisanterie, il est vrai, n'était pas toujours distinguée par le sens et le sel comique, mais la méchanceté n'en était jamais le supplément. Cependant si la conversation tournait à la bouffonnerie, aux anecdotes graveleuses, Marc s'y arrêtait, s'y complaisait même, c'était une priapée continuelle ; il faut bien avouer ce défaut, qui toutefois disparaissait aussitôt qu'une réflexion, une idée sérieuse revenaient sur le tapis. Alors ce médecin redevenait grave, et révélait les trésors de son érudition, de son savoir et de sa pratique. Sans se refuser à une conversation animée, il n'aimait ni les paroles violentes ni les discussions trop vives. Ce n'est pas que, dans quelques circonstances, Marc ne soutînt son opinion avec vigueur, mais la subtilité sophistique n'était pas son arme, bien moins encore l'ironie caustique et diogénique. Pouvant se vanter à bon droit de n'avoir jamais mis une goutte de fiel dans son encre, il se refusait à en mettre dans ses discours. Il avait beau dire que parfois il faut montrer qu'on a des dents, pour ne pas sentir celles des autres, sa critique n'en était pas plus acerbe. Vif, et même emporté, c'était le tourbillon qui passe sans laisser de traces ; l'éclair brillait, la foudre n'arrivait jamais.

De pareils contrastes provenaient de la manière d'être et de penser de ce médecin : c'était une de ces natures affectueuses qui plaisent et attirent, un mélange de bonhomie fine, de prudence et d'abandon, de franchise et de réflexion. Les grandes *erreurs* viennent du cœur, et Marc l'avait bon ; aussi fut-il toujours

le même, par principes, par tempérament, par idio-
syncrasie. Son extérieur annonçait parfaitement ce
qu'il était. Ayant une de ces organisations où toutes
les forces sont harmoniquement balancées, sa santé
fut long-temps inaltérable; fortement constitué, court,
trapu, ramassé, on eût dit que la nature l'avait des-
tiné à la lutte et au travail. Plus tard, quand l'âge et la
souffrance l'eurent atteint, les mouvemens difficiles,
l'allure pesante, le marcher traînard, décélèrent l'affaiblissement des forces vitales. Sa physionomie,
comme on peut en juger par son portrait, très-ressem-
blant, était à la fois fine et expressive; il avait l'œil
spirituel et le sourire gracieux; ni le souffle du malheur ni les dons de la fortune n'altérèrent la régularité de ses traits. Dans ses dernières années, sa tête
était celle d'un beau vieillard dont les cheveux avaient
blanchi au service de la science et de l'humanité.

On sait qu'il y a des esprits qui donnent plus de prise
que d'autres aux ravages du temps : celui de Marc en fut
exempt. Il conserva toujours un jugement libre et sain,
pénétrant et lucide. Parvenu au déclin de l'âge, ce laborieux médecin ne crut pas avoir le droit de s'appar-
tenir. On en trouve une preuve décisive dans le grand
ouvrage publié après sa mort : *de la Folie considérée
dans ses rapports avec les questions médico-judiciaires.* Il y
consacra si bien ses derniers momens, que l'introduc-
tion a pour date le 10 janvier 1840, et il succomba le
12. Le jour de sa mort, il aurait pu dire de son livre :
j'y travaillais encore hier. Sa famille et ses amis ont,
à juste titre, déposé sur la pierre du sépulcre ce
monument de son savoir et de sa persévérance. Marc

fut atteint subitement du coup qui lui ôta la vie ; mais, toujours le même, il attendit avec une douceur inaltérable le moment qui le séparait à jamais de ce qu'il avait de plus cher. Sa mort calme et résignée a été comme un dernier reflet des vertus qui avaient honoré sa vie; elle prouva la force et la sincérité de ses principes.

RICHERAND (Anthelme-Balthasard).

S'il est difficile et dangereux de parler des hommes du jour, il ne l'est guère moins de peindre les hommes d'hier. Les intérêts, les souvenirs, les positions, les services rendus ou refusés sont loin d'être oubliés ; le nom retentit encore ; amis et adversaires viennent à peine de quitter le champ de bataille. Ces réflexions sont sur-tout applicables au chirurgien célèbre objet de cette esquisse. Sa place est difficile à assigner, comme sa valeur scientifique à apprécier, tant il est délicat et hasardeux de tenir la balance de la critique. Si vous rabaissez le piédestal d'un homme jadis en réputation, votre jugement porte l'empreinte de la partialité ; si d'un nain vous faites un géant, l'admiration tourne en risée. Tâchons donc de naviguer entre ces deux écueils avec prudence et réserve, mais avec fermeté.

Les commencemens de Richerand furent ceux d'une foule de jeunes gens obscurs, qui veulent se faire une place et se la faire large dans la science et la société. Peu riche, il ne fut pas cependant astreint à la forte et rude éducation de pauvreté ni aux enseignemens de la misère, cette sœur maudite du génie. Ses études va-

riées, faites avec soin et application, lui acquirent
l'estime de ses maîtres. Né à Belley, le 4 février 1779,
il vint de bonne heure à Paris, et se destina à la carrière de la chirurgie. Chez la plupart des hommes, les
commencemens sont ordinairement lents, les premiers
succès pénibles, car les rangs, toujours pressés, ne se
laissent pas aisément pénétrer. Il n'en fut pas de même
pour le jeune Richerand ; à peine reçu docteur, tout
lui fut aplani, la fortune le combla de ses faveurs.
Pourtant il était loin d'avoir un de ces génies qui prennent tout d'abord un essor élevé, une de ces organisations ardentes qui se passionnent pour l'inconnu
et s'immolent à sa recherche. Il manquait de cet esprit d'invention et d'activité qui tourmente sans relâche ceux qui en sont possédés ; toutefois, il eut des
qualités d'un plus grand poids peut-être pour s'avancer
rapidement et attirer sur lui l'attention publique.
Homme d'esprit, écrivain brillant, bon logicien, vul-
garisateur habile, il sut mettre à profit ces dons heureux de la nature. C'est ainsi qu'à peine âgé de vingt-
deux ans, il lança dans la science et le public ses
Nouveaux élémens de physiologie, ouvrage qui a eu dix
éditions, qui fut traduit dans toutes les langues de
l'Europe, et qu'après quarante ans de publication on
lit encore avec plaisir, avec fruit, tant le style donne
aux productions de l'esprit cette force de vie qui assure
leur réputation et quelquefois leur immortalité. Bien
supérieur aux *Primæ lineæ physiologicæ* de Haller, le
livre de Richerand, d'un jet très-vigoureux, est peut-
être le modèle des livres élémentaires. Les principes
y sont présentés avec art et habileté ; rien de superflu

ne s'y trouve, rien d'essentiel n'y est omis ; c'est un tableau abrégé, mais complet, des acquis de la science. Ecrit sans affectation ni recherche, sans pesanteur d'érudition, une précision colorée, une exquise pureté de forme, qui reste simple sans cesser d'être élégante, une clarté, une netteté admirables d'expression en rendent la lecture aussi attrayante qu'instructive. Cet ouvrage eut donc un succès général et mérité ; les gens du monde le lurent avec intérêt, et il répandit au loin le goût des études de l'homme et des lois de la vie.

Un pareil début flatta d'autant plus le jeune auteur, que ce fut une compensation de la gloire que Bichat s'était acquise. Chaque homme célèbre a, dit-on, sa fatalité particulière ; celle de Richerand fut d'avoir trouvé dans sa jeunesse un émule tel que Bichat, et dans son âge mûr un rival comme Dupuytren. Tous les deux l'ont surpassé, sans pourtant l'avoir effacé ; toutefois Bichat avait vécu, et ce beau génie s'étant éclipsé dès son aurore, Richerand régnait seul ou à peu près dans la carrière qu'il venait de s'ouvrir. Son ouvrage, dont la première édition était en un volume, fut dédié à Fourcroy, très - puissant alors dans l'instruction publique. Ce grand chimiste ayant accueilli avec plaisir cette marque de déférence du jeune docteur, celui-ci ne tarda pas d'en ressentir les bienfaisans résultats : aussi parvint-il en assez peu de temps aux places et aux honneurs. Il fut nommé chirurgien-adjoint à l'hôpital Saint - Louis, puis à la garde de Paris : mais Richerand désirait davantage, il voulait une chaire à l'Ecole de Paris, et il l'obtint, sans concours il est vrai, mais à une grande majorité de suffrages. Sa satisfaction, son émotion furent telles que, dans la solennité qui eut lieu pour sa réception, le 23 juin 1807, il put à peine prononcer son discours de remercîment.

Cependant, le titre d'écrivain brillant ne pouvait suffire au nouveau professeur; placé sur un théâtre élevé, Richerand voulut pleinement répondre aux espérances qu'on avait conçues de lui. Animé par le but, poussé par une noble ambition, plein d'ardeur et de foi, il se livrait pendant plusieurs années à la pratique de son art, à des recherches d'anatomie et de chirurgie, lorsqu'une occasion favorable fit retentir son nom comme opérateur. Un chirurgien de Nemours, nommé *Michelau*, était atteint à la mamelle gauche d'un cancer adhérent aux côtes; aucun chirurgien n'osait opérer le malade; Richerand fut plus hardi. « J'y procédai, dit-il, le 31 mars, encouragé dans cette entreprise hardie par l'assistance éclairée autant qu'active de mon collègue M. le professeur Dupuytren. » (*Histoire d'une résection des côtes et de la plèvre*, lue à l'Académie royale des sciences, le lundi 27 avril 1818, par M. le chevalier Richerand, etc.) C'est dans cette opération que, « par une ouverture quadrilatère, sorte de fenêtre pratiquée au-devant du cœur, » (*id.*) il mit à nu cet organe, et, comme Harvey, le fit voir et toucher à plusieurs personnes. Quoique le malade succomba depuis par le retour de la maladie, cette belle opération n'en fit pas moins un honneur infini à celui qui l'avait exécutée. Dès lors la réputation de Richerand, jusque-là assez circonscrite comme chirurgien, s'étendit et fut établie sur une base solide ; malheureusement, elle ne se soutint pas à cette hauteur. Une tête forte, un coup-d'œil pénétrant, une main ferme et adroite, un imperturbable sang-froid font l'opérateur ; les grandes vues, l'esprit profond, entreprenant, font le chirurgien hors de ligne, autrement dit, la partie intellectuelle est la chirurgie elle-même, l'adresse opératoire n'en est que le mécanisme. Richerand n'eut peut-être pas cette réunion de qualités qui, dans la chirurgie, constituent une supériorité décidée. « On n'a pas, dit son spirituel compatriote Brillat-Savarin, la parole plus consolante, la main plus douce ni *l'acier plus rapide.* » Rien de plus vrai ; mais de pareils dons appartiennent au talent, sans avoir droit au génie : or, ce fut le cas du chirurgien célèbre dont nous parlons. Puis à côté de lui, presque toujours sous ses yeux, grandissait un homme qui, pour parvenir à une haute réputation, sut joindre à un mérite supérieur, incontestable, une ambition insatiable, une audace, une opiniâtreté, une souplesse inconnues jusqu'alors dans la profession.

Cet homme eut encore sur son rival un immense avantage, ce fut le talent de la parole. Quand on avait lu et admiré Richerand, on était ensuite surpris, confondu de l'entendre parler. Empâté, enchevêtré dans sa pensée, il ne pouvait ni la concevoir ni l'énoncer complètement. Loin d'avoir ce souffle, ce *flumen orationis*, cet entraînement à la fois vif et rapide, contenu et méthodique des bons professeurs, qui captive l'attention et la fixe irrévocablement, l'hésitation pénible de la phrase, l'enfantement laborieux des mots prouvaient la stérilité de Richerand sur ce point important.

Il y a dans la parole une indomptable puissance de conviction, et qui peut s'appliquer à mille fins; mais cet admirable instrument de communication ne fut nullement à la disposition de l'homme célèbre dont nous parlons: il était même absolument dénué de l'appareil physique extérieur, si nécessaire à quiconque parle en public. Un langage sourd, mal accentué, le ton commun, le geste sans expression, démontraient que le mal était sans ressource. D'ailleurs, ùn certain défaut de prononciation rendait la voix de ce professeur peu nette, ce qui l'impatientait, l'intimidait tout à la fois; et s'il voulait en élever le diapason, sa parole avait alors quelque chose de forcé, d'aigu, qui fatiguait l'auditeur en blessant son oreille. Ce fut là un grand malheur pour Richerand, peut-être même la source de ses chagrins, l'origine de cette animosité profonde et vivace qu'il manifesta contre son rival. Toutefois, sa réputation se soutint, et rien n'y contribua davantage que la publication de la *Nosographie chirurgicale*, ouvrage qui eut un grand succès, et qui le méritait. Richerand reparut alors avec tous ses avantages, car son livre brille sur-tout par la forme et par la diction; c'est encore un véritable modèle du style scientifique, ce style ferme et plein, coulant et substantiel, qui tire de la pensée tout son mérite, qui s'efface en quelque sorte pour ne laisser paraître qu'elle. Mais ce succès devint insuffisant et incomplet au bout de peu d'années; l'éclat des leçons de Dupuytren, la foule qui s'y precipitait, avide de la parole de ce grand professeur, firent pâlir l'étoile chirurgicale de Richerand. Il avait méprisé le reproche de n'avoir qu'une *verve de pupitre,* ou, comme on l'avait écrit, de ne montrer d'esprit qu'à *la pointe de sa plume;* il s'aperçut enfin que, pour communiquer son savoir, ce reproche n'était pas sans fondement. Il sentit alors avec amertume la différence du professeur à l'écrivain, quand il s'agit d'enseignement. Le livre est un patient discret et silencieux, qui ne se plaint jamais, et ne va pas redire à l'auteur les affronts qu'il a reçus. Dans une chaire, toute illusion est impossible; il n'y a ni distance ni fiction entre le professeur et le public; il faut subir la torture morale de se montrer tel que l'on est et tout ce qu'on est. On brille ou on s'efface, on s'élève ou on tombe à plat, séance tenante; la justice est expéditive. Richerand en fit la triste épreuve par l'indifférence, par la froideur du public et par son isolement. C'est là ce que remarquait Desgenettes, toujours prêt à lancer le trait railleur. Que fait Richerand? disait-on; écrit-il? — Non; notre collègue

Professe un cours public que le public évite.

Dès-lors les inimitiés s'accrurent et jetèrent de profondes racines dans le cœur des deux rivaux. Toutefois, les effets de leur haine n'éclataient que dans de rares occasions; il y avait toujours un vernis de prudence et de ménagement. Mais Dupuytren, dans un article sur Pinel, et publié dans le *Journal des Débats,* désigna clairement son adversaire et le traita de *Zoïle incorrigible.* L'agression était patente, brutale, et Richerand le sentit; le trait l'avait percé si profondément, que jamais il né put arracher l'aiguillon de ce sarcasme. Outré, indigné, il franchit bientôt toutes les bornes de la modération; il y eut dans son ressentiment, de la colère, de l'irritation, de la violence, de l'emportement, quelque chose de l'orgueil furieux du mauvais esprit précipité, et l'on put connaître la profondeur de la blessure, au fiel qui coula de sa plume et de sa parole. Non seulement ses attaques furent sourdes et cachées, mais publiques et sans ménagement, quand l'occasion s'en présentait. L'Académie de médecine étant instituée, Richerand, connu par l'élégance de son style, fut nommé secrétaire de la section de chirurgie. Mais, poussé par ce désir de dominer qui n'abandonne jamais les hommes de quelque talent, il voulut diriger la compagnie, imiter Louis, l'illustre secrétaire de l'ancienne Académie de chirurgie; ce fut là son idée fixe et prédominante; il n'y réussit pas. Les oppositions, les railleries, les allusions épigrammatiques de *demi-Louis,* lui apprirent bientôt le peu de valeur de ses prétentions; il se résigna. Toutefois, la présence de son rival le gênait et l'offusquait. De son côté, le superbe Dupuytren affectait cette hauteur de dédain, ce froid mépris enveloppé de modération, qui lui était particulier. Puis, tout à coup éclatèrent, en pleine séance, ces récriminations injurieuses, ces querelles virulentes dont le public médical retentit si long-temps. Dans ce pugilat d'invectives et d'insolences mutuelles, tous les deux eurent tort et tous les deux furent condamnés par l'opinion de leurs confrères. Aussi un membre de la docte assemblée s'écria-t-il avec une malice spirituelle : « Ces messieurs se disent de *telles vérités,* que ceux qui les entendent les pren-

nent pour des calomnies.» La querelle cessa, mais non
la haine qui l'avait produite. Richerand, dans un rapport public pour l'Académie, rapport qu'il étendit depuis et publia sous le titre de *Progrès récens de la chirurgie*, attaqua son ennemi, le peignit sous des traits
peu flatteurs, en l'affublant du masque de Simon Pimpernelle (1). Dans une autre solennité à la Faculté de
médecine, il n'épargna pas davantage celui qu'il désignait ainsi, « l'homme au cœur de glace, à l'encéphale
cerclé de bronze, et qui ment comme on respire. »
Bien plus, ce rival avait cessé de vivre; après une ré-
conciliation *in articulo mortis,* Richerand, par un choix
assez étrange, fut chargé de l'article Dupuytren, dans
la *Biographie universelle.* C'était le cas de déposer les
armes; eh bien! non, il en fut autrement. A la vérité,
ce n'est plus la même vivacité de reproche et de critique; on sent même que l'auteur désire et veut être
juste; impuissans efforts! Le ressentiment *manet altâ
mente repostum* perce dans chaque phrase. Après quelques éloges aussi pâles qu'insignifians, l'auteur dit que
le génie de Dupuytren ne consista qu'à *faire autrement.*
Telle fut la mesure qu'il donna d'un homme qui, dans
les derniers temps, était l'honneur de la chirurgie
française. Il faut le dire, cet article de Richerand fut

(1) Richerand, sans l'indiquer, avait tiré ce portrait de l'INDEX
FUNEREUS CHIRURGICORUM PARISIENSIUM, publié par Jean
Devaux. Voici le texte : Simon Pimpernelle, *parisiensis, vir diser-
tissimus, consultor famosus, societatis barbitonsorum chirurgorum
quater præfectus. Obiit,* ꝩ *novem., anni* 1658. En effet, ce chirurgien vivait sous Louis XIII, et Tallemant des Réaux en fait deux
fois mention dans ses célèbres historiettes.

mal accueilli par le public, et feu le docteur Loyer-Vil-
lermay, de l'Académie de médecine, après l'avoir lu,
ferma le livre avec indignation, et s'écria en parodiant
l'abbé de Voisenon : Zoïlus *genuit Mœvium, Mœvius
autem genuit Richerandum,* etc. (1).

Nous n'avons rappelé ces tristes débats que pour ne
rien oublier de ce qui peut faire connaître les hommes
qui, à notre époque, ont dominé dans la science. Esquisse ou portrait, il faut que le peintre soit exact et vrai,
afin que personne ne vienne hautement accuser l'infi-
délité louangeuse ou malveillante du pinceau. D'ailleurs,
il résulte toujours de cette publicité un grand enseignement pour les hommes élevés sur le pavois d'un mérite reconnu, c'est de se garder d'oublier que la célébrité, la fortune, le rang, l'influence dont ils jouissent,
donnent à leurs qualités, à leurs défauts un éminent
relief; qu'ils sont toujours devant le juge de tout et de
tous, le public; que pendant et après leur vie, ils seront pesés et appréciés avec une rigoureuse justice.
Malheur à eux si, doués de talens, le fond de leur
cœur ne recèle que misère et petitesse, s'ils ne sont
réellement élevés que par le piédestal de leur position!
Ajoutons qu'on ne ressent jamais sans danger l'impul-

(1) Pour *specimen* de cet article, nous citerons le fragment
suivant : « Professeur disert, facile, ingénieux, doué d'une activité infatigable. Faire répéter son nom en y accolant l'épithète du
premier, du grand, de l'habile chirurgien de l'Hôtel-Dieu, était
sa plus grande affaire comme sa plus douce jouissance. Elle le
consolait de ses infortunes domestiques, dont la publicité n'était
pas pour lui sans charmes. » (Biographie universelle, t. 63,
supplément, art. Dupuytren.)

sion d'un sentiment extrême et vivace. Dupuytren et Richerand ont subi la fatalité de leurs caractères. Tous deux eurent de grands talens; mais consumant leur vie dans des querelles passionnées, ils n'ont peut-être pas fait pour la science ce qu'elle avait droit d'en attendre. Comment ne pas croire également que des haines aussi ardentes n'influent sur la santé, sur le bien-être et l'existence? Aussi tous les deux sont morts dans la force de l'âge, moins épuisés peut-être par une longue épreuve de la vie et du travail, que par le chagrin et les anxiétés de l'esprit. Dupuytren, malgré la force de son caractère, la vigueur de sa constitution, éprouva le premier les atteintes de ces funestes luttes. Sa célébrité toujours croissante, sa fortune toujours en progrès n'y ont rien fait. Dans les dernières années de sa vie, l'abattement de ses traits, son regard sans expression, ce rire mécanique qui ne rit pas, car il n'effleure que les lèvres, furent les indices frappans des agitations de son âme, ou plutôt les symptômes d'une mélancolie profonde se reflétant sur son visage et dans son esprit. Déjà la mort l'avait touché.

Le découragement moral fut peut-être encore plus précoce chez Richerand. Sa personnalité, aussi forte, mais moins haute que celle de son rival, s'abaissa jusqu'à des récriminations, des chicanes sans fin; dès lors son talent diminua, et les fruits de la maturité ne répondirent pas à la vigueur promise par la jeunesse. Aspirer à devenir et se croire un des premiers chirurgiens de l'époque, a été la grande déception de sa vie; il s'aperçut enfin qu'il s'était trompé, et l'on vit d'assez bonne heure, dans ses paroles et ses actions, je ne sais quoi de fatigué, d'affaissé, de brisé, d'abdiqué. On remarqua un fond d'amertume et de causticité, de mécontentement hautain, une surexcitation acrimonieuse s'exerçant à plaisir sur les hommes et les choses. Qu'arriva-t-il ? Richerand se retira le premier de la lutte et de la haute pratique chirurgicale. *Væ victis!* est le mot favori du monde, et il le savait. Sans quitter tout-à-fait le théâtre, il n'y joua plus le rôle actif et éminent qu'il avait tant ambitionné. Aussi sa réputation chirurgicale a-t-elle conservé jusqu'à la fin de sa vie quelque chose de contesté, de difficile et d'incertain; on pensait même que cette réputation était sans racine et sans base, parce qu'il y eut en lui quelque chose de toujours *à côté* de l'homme célèbre, à jamais et à juste titre. L'équité oblige de dire que ce jugement était trop rigoureux. Devenu riche, Richerand eut le bon esprit de vouloir jouir de sa fortune et de ses loisirs. Ce parti était d'autant plus sage, que les belles-lettres ne lui étaient pas étrangères; car ainsi que les esprits d'élite, il s'était épris de leurs charmes. Ambroise Paré, Lapeyronie, Lamartinière, Maréchal, Quesnay, Louis, Morand, Sabatier, etc., lui en avaient donné l'exemple. C'est même ainsi que ces hommes illustres avaient jeté tant d'éclat sur leur profession, car dès qu'on s'avisa de *parler latin* à Saint-Côme, la chirurgie française reconquit le rang que des *bistouriseurs* illettrés, si communs autrefois, lui avaient fait perdre.

Toutefois Richerand voulut d'abord mettre en œuvre dans sa retraite ses connaissances et son talent d'écrivain. Il avait entrepris, dit-on, une histoire de la chirurgie, et il est vivement à regretter qu'il n'ait pas exécuté son dessein. Loin de là, frappé, ou plutôt effrayé par le mouvement social, il descendit des hauteurs de la science dans l'arène des passions politiques, et il publia un livre dont le caractère est tout-à-fait opposé à ses travaux ordinaires. (*De la Population dans ses rapports avec la nature des gouvernements,* 1837.) Cet ouvrage surprit, mais n'eut qu'un succès médiocre; ce n'était en effet qu'un énorme pamphlet. On s'aperçoit aussitôt que l'auteur n'a contemplé ni d'assez haut, ni d'un coup-d'œil assez profond l'état actuel des idées sociales. Il n'en voit qu'un seul côté, aussi son livre n'est-il qu'une véhémente réprobation du dix-neuvième siècle. De là les opinions les plus étranges, les accusations les plus virulentes. Aux yeux de l'écrivain, Montesquieu n'est qu'un *Gascon cauteleux,* O'Connell un *Thersite révolutionnaire,* etc. Il invoque le despotisme le plus rude, le plus absolu; selon lui, la liberté et l'égalité ne sont que de sublimes niaiseries politiques, des mots, pas autre chose. Comme en chirurgie, il veut qu'on emploie le fer et le feu pour guérir les plaies sociales. Ne comprenant pas qu'on peut être progressif sans être subversif, il blâme, il critique tout ce qui offre un caractère de nouveauté, même le *pain de gruau.* C'est, dans toute la rigueur de l'expression, un radical rétrograde, manquant de ce sens qu'on peut appeler le sens de l'actualité. Au reste, la peur dominait son esprit; émerveillé du silence, de l'ordre servile qui avait régné sous Napoléon, il en était resté à l'empire de ce dernier, sans en considérer la fin désastreuse. Il ne voyait dans le mouvement social actuel qu'un travail sinistre de désorganisation, craignant toujours, comme Syeyès, de voir cheviller au pouvoir *l'enfer* de la république.

Quoique l'ouvrage dont il s'agit n'eut pas le retentissement que l'auteur attendait et même qu'il affectait de craindre, ce livre montre cependant le talent de Richerand pour traiter certaines questions, et sur-tout sa haute liberté de voir et de s'exprimer. C'est même là un trait particulier de son caractère et de son mérite ; il n'était pas homme à changer de culte quand l'autel avait changé de divinité. Richerand fut loin d'avoir un de ces esprits éminens qui font époque dans la science, poussés par des convictions profondes, hardis de pensées, et d'invention, dont le génie plonge avec vigueur dans les entrailles de la vérité pour en retirer des trésors inconnus. De pareils hommes sont rares ; mais après eux il reste de belles places à conquérir, et il faut y compter Richerand. Ses conceptions ne sont pas le fruit d'inspirations élevées qui découvrent de vastes horizons ; mais il ne faut pas croire non plus qu'il fut seulement habile à marteler sur l'enclume de la science les découvertes d'autrui, qu'il n'était que l'homme qui glane, pour arranger, polir, élaborer. Sur beaucoup de points de pathologie chirurgicale qu'il n'entre pas dans notre plan d'énumérer, il a trouvé des principes solides, donné des solutions satisfaisantes, en un mot, lui aussi a jeté d'heureuses semences dans le champ de la science. Il aurait poussé sans doute plus loin ses recherches, si de bonne heure il n'eût été en quelque sorte arrêté, pétrifié par le génie hautain, envahisseur de son rival. A dire vrai, il s'occupa trop de ce dernier, de la haine qu'il lui avait vouée ;

et son caractère n'était pas assez fort pour être impartial. S'apercevant qu'il n'y avait pas moyen de tenir à deux le sceptre chirurgical, il voulut se confiner dans le quiétisme stoïque, déposer glorieusement son ceste, puis doucement se laisser aller au courant des années, ce fut en vain; il oublia que la pensée est le moule de nos chagrins et de notre bonheur. Sa mémoire et son ressentiment étaient trop vivaces; or, le bonheur de l'étude, ce bonheur d'illustre origine, ne lui suffisait pas. Dans ses paroles, dans quelques écrits passagers, dans l'éloignement affecté des sociétés savantes, perçait toujours ce sentiment amer et bilieux, où se puisent le doute, la critique et le dénigrement. La mélancolie sourde qui d'ordinaire s'attache au génie méconnu et surtout aux célébrités sur le déclin, ne l'épargna pas toujours; des accès de découragement, de pessimisme, en furent les symptômes manifestes. On doit d'autant plus l'en plaindre, que son caractère était naturellement bon et affectueux. Hors de ses travaux habituels, en un mot, *décathédralisé*, dans le huis-clos de l'intimité, on le trouvait ce qu'il était au fond, un chirurgien profondément instruit, faisant honneur à sa profession, un homme très-éclairé, obligeant et bon, qualités bien plus saillantes encore quand il pouvait se délivrer de la préoccupation douloureuse des triomphes d'un autre, quand il faisait trêve avec sa haine. Il montrait alors une facilité de mœurs, une sorte de bonhomie qui lui allaient bien. Dès qu'on peut connaître un homme et l'expliquer, on est bien près de l'excuser. Certainement, comme la plupart des hommes qui ont de la célébrité, Richerand avait cet orgueil *carré* par la base que rien ne peut ébranler, car il s'appuie sur le rang, sur le nom, sur la fortune qu'ils ont acquis ; cependant il n'en donnait des preuves que dans quelques circonstances. Il s'inclina devant le pouvoir et les hommes qui en étaient les dépositaires ; mais qu'on se garde de le confondre avec ceux qui, joignant un incroyable besoin de paraître et de se poser à une grande flexibilité, se baissent toujours trop pour saluer. Loin de là, son caractère répugnait essentiellement aux lignes courbes ; il y avait quelque chose de rude et d'âpre dans sa manière d'être et de s'exprimer. Aussi sa célébrité ne fut-elle point relevée de charlatanisme et de manége ; peu soucieux de faire crier son nom dans les carrefours de la publicité, l'hypocrisie, cette partie importante du savoir-faire, lui était odieuse et étrangère ; il fut aidé, protégé, soulevé, mais il y eut de la mesure, de la dignité dans sa rapide élévation.

Plutôt aigri que passionné contre la génération actuelle, Richerand aida de son influence beaucoup de jeunes talens. D'ailleurs il encourageait franchement, généreusement, sans arrière-pensée. Le ton d'une bienveillance hautaine, le *sinite parvulos* du protecteur constitué en dignités, était tout-à-fait étranger à sa manière. Plus d'une fois même on trouva dans sa conduite cette chaleur du cœur, cette effusion de l'âme qui caractérisent le dévouement. Cependant, il donnait parfois aux jeunes gens d'assez rudes avertissemens. C'est ainsi qu'il dit à l'un d'eux, très-laborieux mais sans esprit : « Vous ne serez jamais qu'une *utilité* ; tâchez donc d'être le plus utile possible. » Mais ces

saillies caustiques furent surtout dirigées contre les
hommes qui, selon son expression, prennent *enseigne
et boutique de savoir-faire*, réputations éphémères qui
viennent pâlir et s'éteindre au dangereux soleil du bon
sens public et d'une critique impartiale. Il se moquait
aussi de ceux qui ont la prétention de faire passer leurs
traits, sinon leurs œuvres, à la postérité. « A l'exception, disait-il, du petit nombre, nous n'avons de célébrités que sur du papier, ou coulées en plâtre, et
la solidité de la matière est en rapport avec la gloire
des modèles. »

D'un abord très-affectueux, ou sévère et glacial, selon la préoccupation du moment, son aspect étonnait
toujours ceux qui ne le connaissaient que par ses écrits.
Cet ensemble assez massif du corps et des membres,
cette force physique, ce luxe de santé qu'on remarquait
aussitôt, formaient un contraste singulier avec la finesse et l'élégance de son style; sa figure même, gras-
sement épanouie, n'annonçait en général ni son esprit
ni son savoir; on n'y trouvait ni le *maximum* ni le
minimum de l'angle facial de Camper. Ce n'est pas sur
son front qu'on aurait lu ces caractères mystérieux
tracés par la nature, et qui disent hautement : *génie*.
Cependant on remarquait de l'expression dans son
sourire, et de l'esprit dans son regard. Vu de profil,
il avait l'œil oblique et fin, avec la patte d'oie maligne
et moqueuse. Sa physionomie ne devenait remarquable, expressive, que quand il était animé ou quand
il versait les flots de sa bilieuse animadversion contre
son rival.

Malgré la force de sa constitution, Richerand n'a

eu qu'une carrière d'assez courte durée. La sereine influence d'une belle position, d'une vie en apparence calme et heureuse, n'a pu contribuer à prolonger ses jours. Atteint d'une maladie aiguë, peu caractérisée d'abord, il succomba à la fin de janvier 1840. Avant de mourir, il exigea qu'on ne prononçât aucun discours sur sa tombe, voulant sans doute ne confier sa réputation qu'à ses ouvrages, et sa mémoire qu'au cœur de ses amis. Soit prudence ou modestie, une pareille défense prouvait qu'il connaissait bien les hommes. En effet, qui donc ignore, à notre époque de scepticisme et d'indifférence, ce que peuvent et ce que valent les glorifications posthumes ?

DOUBLE (François-Joseph).

> . . . . . *Id arbitror,*
> *Apprime in vita esse utile,* NEQUID NIMIS.
> (TERENT., Andr.)

Ce qui soutient, ce qui console éternellement les gens de bien, c'est que, malgré les mœurs et les préjugés, malgré le désordre moral d'une civilisation extrême, l'homme doué d'un véritable mérite voit presque toujours ses efforts couronnés par le succès. La fortune n'est pas toujours aussi aveugle qu'on le croit et qu'on le dit; nous en avons un exemple remarquable dans le médecin objet de cet article. Ses travaux, sa patience, sa force morale, son esprit de conduite et le haut degré de considération où il parvint, peuvent certainement servir d'instruction et d'encouragement aux jeunes gens qui suivent la même carrière.

Double naquit le 6 mars 1776, à Verdun, gros bourg du département de Tarn-et-Garonne. Fils d'un pharmacien qui jouissait d'une certaine aisance, malgré une nombreuse famille, son éducation ne fut point négligée, et il adopta d'abord la profession de son père, qu'il continua même de suivre à Toulouse dans une officine de cette ville; toutefois son goût s'étant fortement prononcé pour la médecine, il se rendit à Montpellier pour y faire ses études médicales, et les principes de cette grande école formèrent tellement son opinion, que rien dans la suite de l'âge ne put les changer radicalement. Comme à l'ardeur du travail, à une grande capacité d'attention, le jeune étudiant joignait une rare précocité de jugement, ses progrès furent rapides, et il en recueillit bientôt le fruit. Ses amis, ses condisciples, ses professeurs le louèrent sans réserve, et lorsqu'il soutint sa thèse sur *la Période d'imminence des maladies* (9 messidor an VII), le président lui adressa des éloges d'autant plus fondés, que le candidat croyait n'avoir rempli que strictement les obligations imposées par la loi dans les actes probatoires. Que devint ensuite le nouveau docteur? on l'ignore. A cette époque, la tourmente révolutionnaire était dans toute sa violence ; la guerre, cette terrible guerre qui a duré vingt-deux ans, qui a ravagé l'Europe, depuis Moscou jusqu'à Cadix, venait d'éclater. Il est à présumer que Double se rendit sur les frontières d'Espagne, auprès d'un de ses frères ; ce qui le prouve, c'est une lettre écrite par le professeur Lafabrie, de Montpellier, à notre honorable confrère M. Ribes, dans laquelle ce professeur demande des nouvelles du jeune Double, médecin ou pharmacien.

Quoi qu'il en soit, Double ne tarda pas à revenir dans sa famille, mais il y resta peu de temps. Soit qu'il ne pût consentir à certaines conditions que son père exigeait de lui, soit qu'il voulût essayer ses forces sur un plus grand théâtre, il partit pour Paris, et vint se loger rue de Savoie, dans un très-modeste appartement. Ses moyens de fortune étaient en effet des plus bornés, et le pécule ajouté par sa mère à la petite somme donnée par le père, ne faisait encore qu'une insuffisante ressource. Ce fut alors que Double connut l'excellente famille Pelletier; de là aussi le point de départ de sa célébrité, de sa fortune, de son bonheur. Toutefois, ce champ avait besoin d'être cultivé avec soin, avec prudence, la moisson n'était qu'à ce prix; mais Double possédait toutes les qualités convenables pour atteindre le but, il savait d'instinct qu'il n'y a rien de plus habile qu'une conduite irréprochable. Cependant qu'on ne se figure pas le jeune homme fougueux, brillant, qui cherche à plaire par les agrémens de son âge et de son esprit; loin de là, Double montra d'abord une intelligence forte et saine, dont les résolutions sont essentiellement réfléchies et pratiques, en même temps, une de ces âmes profondes et recueillies qui ne trahissent jamais ce qu'elles font ou ce qu'elles souffrent pour grandir et s'élever. Son désir de parvenir ne ressemblait nullement à la turbulence inquiète et maladive de la médiocrité ambitieuse. Il sentait sa force, et il ne la développa que graduellement; il fut un de ces hommes qui creusant un sillon, puis un second, puis une multitude de sillons, finissent par obtenir de magnifiques résultats. En effet, sa jeunesse fut studieuse, grave, appliquée, laborieuse; préservé de bonne heure de ce dessein sans but, de ces mouvemens tumultueux qui tourmentent la jeunesse oisive; sous l'éperon de la nécessité, il avançait pas à pas et sans jamais reculer, agissant de manière à imprimer à sa conduite un caractère de mesure, de prudence et de réserve qu'il conserva toute sa vie. Aussi parvint-il à son but; on l'estima, on l'aima, enfin il trouva de puissans protecteurs. Cependant quelques légers succès ne pouvaient le satisfaire; Double voulait une position solide, une réputation de bon aloi; il redoutait surtout ces éclairs de fausse gloire et de célébrité théâtrale qui brillent vite et passent de même.

Feu Sédillot rédigeait alors le *Recueil périodique de la Société de médecine de Paris;* il associa notre jeune médecin à ses travaux; plus tard même la rédaction entière du journal lui fut accordée. Ni le public ni les abonnés ne se repentirent qu'on lui eût confié une pareille mission. Double savait en effet juger, apprécier les ouvrages scientifiques avec cette profondeur de savoir, cette sûreté de goût, cette hauteur de vues qui constituent le critique éminent. Sans fiel, sans amertume, doué de cette modération élevée qui honore et qui annonce la vérité, il portait dans ses jugemens un esprit de lumière et de philosophie toujours utile dans les matières scientifiques. Sa critique ferme, nourrie, judicieuse, pleinement motivée dans l'éloge ou le blâme, ses savantes et substantielles analyses annonçaient un amour passionné de la science, un sentiment inné du vrai et du bon, une conscience de juge à toute épreuve. Son argumentation était d'ailleurs nette et lumineuse, son style énergique, plein de sens et de choses, quoiqu'un peu raide et compassé. Il eut sur-tout le talent de concilier avec un art parfait les droits de la vérité et les ménagemens dus à l'amour-propre, cet irritable *noli me tangere* des auteurs. Comme il avait beaucoup lu, beaucoup vu et bien vu, il savait analyser, compa-

rer avec une rare justesse. Bientôt sa critique acquit
du poids, de la célébrité, du retentissement ; les auteurs médiocres redoutaient de passer à un examen,
impartial, il est vrai, mais rigoureux et inflexible.
Aussi les ouvrages qu'il a loués ont-ils vécu, tandis
que ceux qu'il a condamnés se sont à jamais enfoncés
de tout leur poids dans le gouffre de l'oubli.

Ce fut pendant ces circonstances que Napoléon perdit
dans sa famille un enfant qui lui était cher pour le présent et pour l'avenir. Quelle était sa maladie? deman-
da-t-il à Corvisart. — Le *croup,* répondit le médecin. —
Qu'est-ce que le croup? répliqua l'empereur.— Une maladie horrible et incurable. — *Incurable!* dit Napoléon ;
savez-vous bien , docteur, que ce mot est cruel pour
l'humanité et honteux pour la science. Eh bien ! je
donne soixante mille francs à celui qui en trouvera le
remède. Tous les médecins furent appelés à ce magnifique concours. Double entra dans la lice; et si son
Mémoire ne fut pas couronné, au moins obtint-il le
premier *accessit,* ce qui n'était pas un médiocre honneur (1). Des faits bien observés, des inductions clairement énoncées, la sagacité des vues, l'érudition
étendue, mais surtout cette faculté d'investigation patiente et appliquée qui choisit un sujet et arrive en
creusant profondément jusqu'aux sources des principes, tels sont les caractères de ce beau travail, qui ,
par une coïncidence singulière pour l'avenir, est dédié

(1) On sait que le prix fut partagé entre MM. Albers de
Brême et Jurine de Genève. Le prix fut donné, et le remède est
encore à trouver.

à M. le maréchal Soult. Du reste , on ne trouve dans cet ouvrage aucune hypothèse , nulle tendance aux explications subtiles et chimériques. Les idées absolues ont toujours cet inconvénient de ne pas s'appliquer aux besoins, aux éventualités de la pratique, et cet inconvénient, Double sut l'éviter en se tenant au point de vue de l'observation et de l'induction la plus évidente. Toutefois la difficulté de bien reconnaître certaines affections pathologiques l'avait frappé ; il s'appliqua dès lors à saisir avec le moins d'erreur possible les caractères des maladies. Il avait raison , le diagnostic n'est-il pas la voie lumineuse qui conduit au meilleur traitement ? N'est-ce pas là ce qui constitue l'art d'interroger la nature, et l'art plus difficile encore d'en comprendre les réponses? Double publia une nouvelle édition du petit et excellent ouvrage de Klein, *Interpres clinicus*. Bientôt il conçut et exécuta le plan d'un grand ouvrage , c'est sa *Séméiologie générale*, ou *Traité des signes et de leur valeur dans les maladies*. Selon sa méthode, il ne voulut rien avancer que ce qu'il croyait certain autant que possible. Il écrivit donc lentement, soigneusement, scrupuleusement cet ouvrage, examinant, comparant, vérifiant les faits, cherchant sur-tout dans les signes et les symptômes, l'exposition réelle, le portrait frappant de ressemblance de chaque maladie et des désordres sympathiques de l'économie. Le premier volume de cet ouvrage parut en 1811 , le second en 1817 et le troisième seulement en 1822 ; c'est ainsi que se font les bons ouvrages de pratique. Or, celui de Double n'a point vieilli aux yeux de l'homme sans prévention. C'est un excellent tableau de ce diagnostic d'ensemble et de correlation des phénomènes morbides, qui met si bien en relief les indications thérapeutiques. Si l'attention de l'auteur ne s'est point portée sur les lésions organiques, c'est que les rapports des signes avec ces lésions ne sont point aussi exacts qu'on le désire, c'est que les interprétations diffèrent ici sur beaucoup de points. Sans dédaigner le tribut des recherches nouvelles, Double s'en est tenu à l'expérience des siècles ; l'avenir prouvera s'il eut raison , car la destinée de la science est d'avancer sans cesse et de ne s'achever jamais.

De pareils travaux le firent connaître du public ; il se livra dès lors à la pratique, et son savoir, son coup-d'œil pénétrant, son grand sens médical , lui acquirent une réputation méritée. Imbu des profondes doctrines de l'école de Montpellier, dont il était d'ailleurs *l'alumnus carissimus,* il s'en écarta peu, ou plutôt, appréciant la clarté , la méthode, l'esprit de recherche et d'exactitude de l'école de Paris, il s'était composé une sorte de rationalisme critique, expliquant beaucoup de choses et aplanissant bien des difficultés. Les rêveurs qui se perdent dans la sphère chimérique de l'idéal ou de l'absolu, puis les matérialistes scientifiques, voulant toujours palper, compter, peser, lui paraissaient également dans l'erreur ; et pendant près de quarante ans de pratique, rien n'a pu le faire dévier. A de pareils hommes, la tenacité dans les principes, comme au chêne sa rude écorce et la vigueur de sa sève. Il avouait nettement son peu de confiance dans la médecine dite organique ; le consensus vital et morbide est tel, que l'organe, selon lui, loin d'être le point de

départ de la maladie, n'en est au contraire que le but,
la simple manifestation. Est-ce que l'érysipèle, disait-
il, inflammation évidente, ne dépend pas d'une cause
générale et constitutionnelle? Pourrions-nous jamais
guérir les ulcères vénériens, si nous ne savions qu'ils
sont le résultat d'une cause spéciale, exigeant des remèdes spéciaux? Il en était ainsi de toutes les inflammations les plus franches, et lui-même se donnait en
exemple de cette doctrine des causes diathésiques.
Atteint, en 1839, d'une assez grave pneumonie, il
était en voyage quand les premiers symptômes du mal
se manifestèrent. Mais toujours médecin, toujours
observateur, Double en étudia les commencemens
avec un soin minutieux, comme s'il eût été question
d'une autre personne. Or, disait-il, c'est dans cette
circonstance solennelle que je me suis convaincu que
la *localisation* est purement secondaire. Je sentais pour
ainsi dire la cause du mal parcourir l'économie, hésiter sur le point où elle ferait explosion. J'eus d'abord
un violent mal de tête, et je craignis une apoplexie;
bientôt de vives douleurs d'entrailles se firent sentir,
et je crus à une colique inflammatoire; mais tout-à-
coup la poitrine fut saisie; alors la pneumonie se déclara. On eût dit, ajoutait ce médecin, que le principe du mal tâtait pour ainsi dire tous les organes,
puis se décidait brusquement à attaquer le plus faible
et le moins résistant. Cette doctrine, qui remonte à
Hippocrate, celle des causes et des forces, paraissait
à Double la seule convenable, la seule qui pût maintenir la science à une certaine hauteur. Dans la médecine, comme dans les autres sciences, tout sort de

l'esprit, tout vit de l'esprit ; c'était là son point d'appui , son criterium médical et inébranlable. La médecine *enténébrée* dans la matière lui semblait non seulement peu digne de son objet, mais frivole, superficielle et bornée. A quoi bon des faits quand l'idée n'est pas dessous? Aussi, loin de regarder le dogme de la *réaction* comme un des mythes de la vieille médecine, il fallait toujours, d'après son opinion, partir de ce point, en admettre, en regarder les conséquences comme les larges et solides assises du temple de la science. A ses yeux, c'était un flagrant délit de sophisme médical, de s'en tenir à tarifer par des nombres les forces vitales et les résultats de leurs aberrations. On se tromperait néanmoins en croyant que Double n'eut pour guide , dans sa pratique , que des théories assez vagues , que c'était un médecin du dix-septième siècle égaré dans le nôtre, comme on l'a cru. Il connaissait parfaitement les recherches, les travaux les plus modernes, mais il les jugeait avec sévérité, et d'anciennes doctrines *passées au fil du scalpel*, comme on l'a dit, lui semblaient, au contraire, pleines de vie sous bien des rapports. Cependant, dirigé par un sens droit et exercé, jamais il ne se laissa déborder par les notions purement spéculatives, jamais il n'eut foi aux systématiques, à leurs pompeuses promesses, au fracas de leurs affirmations, à la spirituelle audace de leurs paradoxes. Les méthodes, les doctrines, les opinions, le temps les vanne à son crible éternel, il n'en reste que quelques grains de vérité. C'est là ce que Double tâchait de recueillir avec soin et prédilection. Il voulait que dans chaque maladie on pût saisir la chaîne continue des causes et la série mobile des effets, qu'on reconnût le principe vital, comme le véritable *substratum* des modifications morbides matérielles, qu'on admît dans la science, en se servant de l'idiôme philosophique, la certitude du positif *abstrait,* comme la certitude du positif *concret,* c'est-à-dire, d'une part, les forces et les lois, de l'autre, les fonctions et les organes ; enfin que, sans se perdre dans l'abîme sans fond des causes premières et indémontrables des maladies, on restât convaincu qu'il n'est pas possible de s'en tenir uniquement aux manifestations phénoménales et organiques. Tels furent les principes généraux d'observation qui, durant sa longue et heureuse pratique, ont constamment dirigé ce célèbre médecin. Sa manière, celle des bons observateurs, était de remonter de symptôme en symptôme, de conséquence en conséquence, pour arriver à une *résultante,* mot qu'il affectionnait, et qui exprime admirablement la rigueur toute logique de son esprit.

Du reste, comme son éducation professionnelle était parfaite, il savait gouverner ses malades avec prudence et fermeté ; de là l'attachement profond que lui vouèrent une infinité de cliens. En beaucoup de choses, il réalisait l'idéal du vieux médecin d'autrefois ou de l'ancien magistrat ; tantôt il parlait avec cette manière grave et sévère qui lui était naturelle ; tantôt il était gai, affectueux, prenant ce ton de douce plaisanterie qui suppose toujours la finesse des idées, ton si agréable quand c'est la nature qui le donne, mais si ridicule quand c'est la vanité qui le cherche. En général, son pronostic était toujours grave, d'après cette conviction, qu'il est indispensable d'imprimer au malade une crainte salutaire sur son état. Avec sa manière impassible et sentencieuse, sa parole lente et mesurée, sa voix forte et creuse, on eût dit plus d'une fois la figure inexorable de la fatalité sur son siége d'airain.

La haute position que Double avait acquise le fit désigner pour un des fondateurs de l'Académie royale de médecine. Tout homme a sa mesure à donner dans une société savante, et dès les premières séances ce médecin donna la sienne de la manière la plus heureuse. Il déclara que l'Académie devant prélever sur chacun de ses membres un *impôt de travail et de temps*, il acceptait la condition avec un entier dévouement. Il tint parole, car pendant vingt-deux ans personne ne fit preuve de plus de zèle et d'assiduité; bien souvent les rapports les plus difficiles, les plus contentieux, furent dévolus à sa plume et à sa parole. Une rare maturité d'esprit, des connaissances solides et variées, de la justesse dans les idées, une élocution facile et correcte, le distinguèrent aussitôt. On reconnut l'homme sincère, judicieux, qui cherche le vrai pour le dire, et le dit pour être utile. Il avait d'ailleurs cette forte logique du bon sens, cette éloquence adroite, tranquille, qui se borne à prouver, à démontrer, qui ne cherche point à arracher le consentement, mais à l'obtenir, bien moins encore à combler le vide des pensées par des fleurs de rhétorique. Dans les discussions les plus vives, jamais on ne le vit s'emporter de manière à perdre la liberté de son jugement et l'à-propos de ses ressources. Sa méthode était de laisser

engager la discussion ; puis, pénétrant aux entrailles
de la question, il en faisait jaillir la solution par des
aperçus neufs, des considérations larges et saillantes.
Donnant à sa parole l'autorité de son savoir et de la
droiture de son caractère, toujours dans la voie d'une
impartialité ferme et rassise, son opinion avait beaucoup de poids et de valeur ; très-souvent la décision
de l'assemblée fut conforme à l'avis de ce médecin.
Aussi Double était-il aimé, respecté, considéré à
l'Académie de médecine, et, pour faire honneur à sa
mémoire, les membres s'étant levés en masse, quit-
tèrent le lieu de leurs séances quand on y apprit sa
mort.

Nommé à l'Académie des sciences, en concurrence
avec Broussais, Double y fit également preuve d'un
savoir judicieux et profond ; toutefois, depuis sa nomination à l'Institut, en 1832, son zèle et son exactitude furent les mêmes à l'Académie de médecine ; il
eût regardé comme un ridicule et une ingratitude marquée d'en agir autrement. L'Académie de médecine
était sa véritable patrie scientifique. Double tenait d'autant plus à ses honneurs académiques, que ce furent
les seuls qu'il ambitionna réellement, et qu'il recher-
cha. Chose bien remarquable à notre époque ! ce médecin, célèbre à tant de titres, jouissant d'une haute
considération, lié par des rapports de profession ou
d'amitié avec des personnages puissans, n'eut jamais
d'emploi rétribué. Il ne fut ni médecin d'hôpital, ni
professeur, ni médecin chargé d'un service dans un
établissement public ; toujours il laissa passer ceux qui
couraient à l'assaut des places : être médecin praticien

était la seule dignité de sa profession à laquelle il aspi-
rât. Craignait-il donc les déceptions de la vanité, les
angoisses d'une ambition trompée et affamée, les irritations de l'amour-propre en concurrence? Etait-ce
pour éviter les dégoûts, les haines patentes ou cachées,
triste moisson à recueillir dans ce rude sentier? Vou-
lait-il conserver sa liberté, car tous les valets ne portent pas livrée? Etait-ce répugnance à s'incliner devant certains hommes, à encenser la médiocrité toujours insolente dès qu'elle peut nuire ou protéger? on
l'ignore. En effet, vivre dans le sens grave et viril de
ce mot, c'est vivre pleinement et librement, dégagé
des étreintes de toute protection officielle : or, qui sait
si Double ne préféra pas cette vie d'indépendance aux
vicissitudes, aux embarras, aux épines d'une carrière
opposée? Toujours est-il qu'il persista dans son éloignement pour toute espèce de places; il ne disputa
rien, il ne fit ombrage à personne; les solliciteurs les
plus âpres ne le rencontrèrent point dans leur voie
douloureuse : aussi se vantait-il, avec une certaine satisfaction, *de n'avoir jamais mangé sa soupe dans l'é-
cuelle de l'Etat.*

Une pareille conduite se trouvait parfaitement en
rapport avec la nature pour ainsi dire spéciale de son
intelligence. Son esprit, remarquable, en effet, par la
justesse, la sagacité et la pénétration, se distinguait
encore par cette supériorité de vues qui saisit la vie
telle qu'elle est, s'empare des évènemens et des hommes, les domine, et marche toujours droit et ferme à
son but. Une haute raison, une sûreté d'appréciation
calme et vraie, nette et précise, le caractérisaient par-

dessus tout. Toujours fin, toujours délié, toujours discret et précautionné, il savait préparer, attendre l'occasion et en profiter. On a dit que, pendant vingt-cinq ans, il avait conçu et disposé son plan pour arriver à l'Institut. Voulait-on connaître ses intentions? un silence très-significatif, une réponse évasive, venaient aussitôt s'interposer, comme un impénétrable acier, entre sa confiance et une importune curiosité. Aucune circonstance ne semblait troubler l'équilibre normal de son existence, tant son esprit paraissait froid, juste, méthodique, sans rien de facile, de coulant et d'onctueux. Sa conversation, toujours sérieuse, pleine de sens et d'à-propos, était une source d'idées saines et instructives qui, sans tarir, ne débordait jamais, car la prudence les surveillait sans cesse. C'était toujours l'homme fort, l'homme calme, se possédant, ne marchant que sous la bannière d'une raison méthodique et sévère. Ni fanatique ni détracteur, n'ayant pour qui que ce soit une admiration passionnée ou un mépris injuste, s'il blâmait avec retenue, il ne louait aussi qu'avec restriction; il ne disait point *anathême*, mais il ne criait jamais *hosanna*. Railleur agréable, quelquefois d'un sel fin dans son sérieux ironique, plus d'une fois il a laissé la marque de son sarcasme. Il disait d'un mauvais médecin qui avait fait un sot ouvrage, que ce confrère procurait à ses malades le repos de la tombe, et à ses lecteurs le repos du sommeil. Cependant, il fut toujours exempt de préventions jalouses et étroites, surtout de cette niaise tendance de l'esprit de secte à rabaisser ses adversaires. Lorsqu'une discussion devenait vive et irritante, il refusait d'aller

plus loin, ou bien, quand il s'y prêtait, on reconnais-
sait à sa logique serrée, au trésor d'érudition qu'il
découvrait, le savant profond, la bonne tête, l'excellent jugement. Du reste, sa politesse exquise, sa polémique courtoise supposaient toujours dans les autres
la bonne foi qui était en lui. Une attaque publique, un
pamphlet n'ont jamais obtenu de lui la moindre réponse; sa réfutation à cet égard consistait dans le silence et le grand *bahut* de Fontenelle. Seulement en
1833, lors des discussions à l'Académie de médecine
sur l'organisation médicale, il rappelait en riant qu'un
obscur journal l'accusait très-sérieusement d'avoir *allumé* à tout jamais la *pomme de discorde* parmi ses confrères.

Son style était d'ailleurs complètement empreint de
son esprit; ce style était savant sans affectation, simple, correct, à formes nettes et arrêtées; éloquent
avec mesure, coloré sans enluminure, sans autre prétention que celle d'un raisonnement vigoureux et pres-
sant. Toutefois, le travail et l'effort s'y faisaient sentir;
manquant de mouvement et de souplesse, on y trouvait peu de facilité, rarement de l'abandon, et jamais
de ces négligences *soignées* qui ont tant de charmes
quand on les emploie avec goût et discrétion. Ce style
justifie pleinement l'assertion de Buffon. C'était l'homme
même, droit et raisonnable, méthodique et logique,
ferme et tenace, répétant dans les mouvemens de l'âme
les plus tumultueux : « Le cœur souffre, mais l'homme
ne fléchira pas. » Toujours bienveillant, serviable, ce
médecin célèbre a rendu des services multipliés à une
infinité de confrères, mais à sa manière, sans entraîne-

ment, sans élan, sans chaleur. Il tenait plus qu'il ne
promettait ; il obligeait même sans trop exiger cet
énorme intérêt qu'on appelle *reconnaissance*. Et pourtant il n'eut point cette indifférence ou ce scepticisme
impitoyable que donne aux intelligences d'une trempe
moins généreuse que la sienne, la science amère de
l'humanité. Du reste, personne mieux que lui n'a connu
les hommes et n'a su s'en servir ; le bruit, le brillant,
le clinquant, le despotisme du succès n'étaient pas
faits pour lui imposer. Par son discernement exquis, par sa finesse, sa patience et son esprit de conduite, il conquit une belle position, quoique dédaignant
les allures de la basse intrigue et de la ruse. Rousseau
dit, en parlant de Duclos, que c'était un homme *droit*
et *adroit ;* rien n'est plus vrai pour Double. Ce médecin fut éminemment doué de cet équilibre peu commun, qui donne de l'unité au caractère et fait les
hommes complets, la hardiesse et la modération, la
réserve du savant et l'affabilité de l'homme du monde ;
il eut de la souplesse et de l'indépendance, du caractère, du savoir-faire et de la dignité. La volonté, fondement et racine de la personnalité, était chez lui fortement prononcée, et pourtant il savait céder dans
l'occasion ; tout était calcul, raison, prévoyance et
prudence : ce trait de caractère domina chez Double à
toutes les époques de sa vie. Il est douteux qu'il ait
jamais eu cette chaleur d'âme, cette vivacité de sentiment, cette fleur d'imagination, cette plénitude d'illusions, brillante couronne de la jeunesse, dont la perte
est si regrettable dans l'âge mûr et le temps d'épreuve.
Plus il avançait en âge, moins il devenait ouvert, ex-

pansif pour ses plus anciens amis. Si on en croit un écrivain du dernier siècle, « le sage est officieux envers tous les hommes, familier dans la société, intime avec un seul. » On ne peut croire que Double ait jamais adopté la dernière partie de ce conseil, mais il fut impénétrable à tous : peut-être croyait-il qu'on avait très - peu d'amitié quand on avait beaucoup d'amis. Il n'a point dit son dernier mot en médecine; on n'a jamais su quelle était son opinion en politique ni s'il en avait une; et cette locution si connue, *mettre son drapeau dans sa poche*, semble avoir été faite tout exprès pour ce médecin. Son extérieur même annonçait sa grande réserve; de la politesse, de l'urbanité, un ton parfait de convenance et d'usage du monde, mais un maintien posé, un air froid, digne, arrêtaient chez les autres tout entraînement, glaçaient tout sentiment d'expansion, même dans les circonstances d'une intimité apparente. Double en robe de chambre ne différait pas beaucoup de Double l'académicien; quelquefois il en convenait, et il dit un jour à l'auteur de cette esquisse : « Je suis fait ainsi, mais je ne puis changer; mes bonnes et mauvaises qualités ont soixante ans de date. »

Que cet excès de prudence ait été le résultat du calcul, d'une réflexion exercée, ou bien le simple effet du caractère, sorte d'idiosyncrasie morale, il n'en est pas moins vrai que, plus d'une fois, ce fut la cause d'une opinion peu favorable émise sur ce médecin. On a dit qu'il était de ces personnes qui n'ont que de *seconds* mouvemens, et qu'il n'était bonhomme que de profil. D'autres, poussant plus loin ce jugement satirique, affirmaient que son nom le définissait ; en un mot, qu'il était Double, *double*. Eh bien ! l'erreur était patente pour qui le connaissait, même sans trop le pénétrer. En parvenant à rompre çà et là l'écorce de glace de ses manières, on trouvait un fonds de naturel excellent, une âme affectueuse, mais qui peut-être voulait l'impossible, le constant accord de la raison et du sentiment. Même dans l'amitié, comme on l'a dit de Fontenelle, *il mettait son cœur en garde;* cependant, il eut et il a conservé de nombreux amis ; tous révèrent sa mémoire, tous conservent précieusement son souvenir. C'est que sa prudence, sa finesse n'ont jamais été contraires à qui que ce soit ; c'est que cette tête et cette âme si bien d'accord, cette nature si une et si ferme n'ont jamais dévié du sentier de la loyauté, qu'il n'était pas disposé à se débarrasser de l'honneur et de la conscience pour aller plus vite à la fortune ; c'est que cet homme fort par excellence, parce qu'il l'était par raisonnement, était obligeant, dévoué, que ses intérêts n'ont jamais nui à l'amour-propre ni à l'avidité des autres.

Double avait encore une qualité précieuse, plus rare qu'on ne croit à notre époque ; on respectait en lui la médecine et le médecin, car ses paroles dénotaient un vif et profond sentiment de l'excellence, de la dignité de sa profession. La médecine avait ses convictions les plus fermes, elle était pour lui un culte, une sorte de religion civile ; souvent il a répété que si vingt fois il revenait au monde, tout autant de fois il se ferait médecin. Rien de mieux, dira-t-on, quand on a sa haute position et sa fortune ; tant de bonheur n'est pas fait pour ceux qui suivent la même carrière. Sans doute ; mais la médecine fut-elle toujours pour Double un calice de miel et de douceurs ? N'a-t-il pas éprouvé dans les commencemens de cruels ennuis ? Et quand la fortune a souri, n'était-il pas déjà riche en résignation éprouvée et en douleurs souffertes ? *Je n'ai pas un écu qui ne sente la fièvre*, disait-il, et l'originalité de l'expression peint avec vérité l'infatigable labeur avec lequel il a défriché le champ de la science. Son aspect seul indiquait les fatigues de son esprit. Maigre, grêle, de taille médiocre, il portait ordinairement la tête basse, suite d'une longue habitude de la méditation. Sa physionomie, sans être régulière, mais à la fois sévère et intelligente, était spirituelle et expressive ; son front, largement sillonné de rides profondes et multipliées, attestait la constante activité du cerveau. Quoique sujet à de violentes migraines, sa santé fut long-temps sans notable altération ; mais en 1839, il fut atteint de cette péripneumonie qu'il observa si curieusement avec tant de soin et de détails. Plus tard, étant chez M. le maréchal Soult, dont il était le médecin de prédilection, il tomba frappé d'une syncope subite. Cet accident se dissipa ; mais une grande difficulté de respirer fit croire à une congestion pulmonaire : il refusa formellement de se faire saigner, ou du moins il n'y consentit que très-tard. Il n'était plus temps ; il mourut le 12 juin 1842. On ferait une longue liste des médecins victimes de leurs opinions ; ce sont aussi des témoins qui se sont laissé égorger ; combien ont été martyrs de leur foi médicale !

Double fut un de ces médecins habiles, exercés,

consommés, qui font de bonnes choses plutôt que de grandes choses ou d'éclatantes découvertes. Si leur nom perd de son éclat dans les âges suivans, c'est que les grands praticiens ne transmettent ni leur génie, ni leur tact, ni leur pénétration ; le temps emporte même avec lui le souvenir de leurs travaux et de leurs bienfaits. Puisse cette esquisse, écrite avec dévouement et sincérité, rappeler ce que Double a fait et ce qu'il a été ! Les justes éloges sont un parfum qu'on réserve pour embaumer les morts.

LARREY (Jean-Dominique).

Disce, puer, virtutem ex me, verumque laborem.
(Æneid., xii-435.)

Le 8 juillet 1766, dans le petit village de Baudéan, au milieu de la célèbre vallée de Campan, naquit un enfant dont la destinée fut bien différente de celle qu'on devait attendre. Sa naissance était obscure, sa fortune médiocre, son éducation assez négligée ; toutefois les années s'écoulent, de grands évènemens ont lieu, et cet enfant devient M. le baron Larrey, commandeur de la Légion-d'honneur, officier de l'ordre de la Couronne de fer, chirurgien en chef de la garde impériale, du conseil de santé des armées, puis membre de l'Institut, de l'Académie royale de médecine, d'un grand nombre de sociétés scientifiques de l'Europe, inscrit honorablement sur le testament de l'empereur Napoléon, etc. Mais quelle était la force capable de changer la destinée à ce point, la puissance qui fait qu'un homme, prenant l'échelle sociale par le premier échelon, finit par se placer sur un des plus élevés, par se mettre au niveau des plus grandes célébrités médicales et acquérir une réputation européenne? Cette force n'est autre qu'une volonté inébranlable qui sait commencer et poursuivre, combattre et persévérer. Or, cette volonté, qui agit sans relâche chez les hommes célèbres, est elle-même l'effet d'un violent et secret désir de dépasser la ligne ordinaire, d'obtenir une position, un nom, un rang distingué, car le génie, comme tout le reste, doit avoir sa place pour avoir toute sa valeur. Mais l'homme ainsi poussé, possédé par le démon de la célébrité, doit être excité par un amour extrême du travail, par une activité prodigieuse, par un courage incessant, une patience à toute épreuve, une sorte de nature exceptionnelle, enfin, par tout ce qui manque à la foule. Larrey fut largement doué de ces qualités, et il suppléa par les dons naturels à ce qui lui manqua sous le rapport des soins dus à la jeunesse. Son existence fut active, aventureuse, militante; laborieux artisan de sa fortune et de sa gloire, pour lui la vie devint une suite perpétuelle de travaux, de fatigues, de dangers, de succès, de revers, au prix desquels on vend son repos, sa santé, mais aussi que couronne une belle renommée.

Dès sa jeunesse, après les élémens de l'instruction première que lui communiqua le bon abbé Grasset, on reconnut en lui les élans d'une vocation ardente pour la chirurgie, circonstance d'autant plus heureuse qu'il avait un oncle paternel exerçant cette profession à Toulouse. Le jeune Larrey se rendit donc auprès de lui pour commencer ses études médicales. Cet oncle était un excellent homme, plein de savoir, mais en même temps d'un caractère ferme, en sorte que l'élève étant toujours contenu et dirigé par le maître, les progrès du premier furent rapides et incontestables. Toutefois, impatient de s'élancer dans le monde, Larrey voulut, dès 1782, lorsque la guerre d'Amérique avait encore lieu, partir et exercer la chirurgie dans cette contrée. Ce ne fut pourtant qu'en 1787, après un examen, qu'il partit de Paris, s'embarqua sur la frégate *la Vigilante,* et fit une campagne de mer. La paix étant rétablie, il revint dans la capitale, et se mit de nouveau à étudier son art sous la direction du célèbre Sabatier, chirurgien-major des invalides. C'est là qu'il fit preuve d'une ardeur, d'un zèle et d'une application extraordinaires; toujours le premier, comme toujours le dernier dans les salles de l'infirmerie, il eût certes imité J.-L. Petit, qui, étant élève, se couchait, dit-on. de grand matin sur les marches de l'escalier de l'Hôtel-Dieu, pour être *bien placé* à une opération importante.

Mais de grands évènemens politiques éclatent; *les temps étaient venus...* Presque toute la nation entre dans cette lice sanglante des révolutions, qu'on dit toujours fermée et qu'on voit encore si souvent rouverte. Larrey y prit part, mais seulement comme bienfaiteur de l'humanité, n'ayant pour enseigne que le drapeau de la science, et d'autre but que d'apporter aux hommes les secours de son art et de ses talens; il accepta ce mandat, et il y resta fidèle jusqu'à son dernier jour.

C'est alors que commença pour notre illustre chirurgien cette grande, cette rude mais brillante carrière qui fut le fondement de sa réputation. Pendant de longues années, il parcourut l'Europe avec nos armées victorieuses, il en faisait pour ainsi dire une partie intégrante: non seulement il se distingua par les soins qu'il prodiguait aux soldats, mais aussi par les progrès qu'il fit faire à la chirurgie militaire. Il invente de nouveaux moyens de transport pour les blessés, appelés depuis les *ambulances volantes;* il perfectionne l'art d'extraire les projectiles et les corps étrangers; il change avantageusement les modes d'amputation, et prouve qu'on doit faire cette opération immédiatement, quand elle est jugée indispensable; enfin, il simplifie les moyens de pansement. Dès ses premières campagnes, et pendant son séjour à Mayence, où il fut mis à l'ordre de l'armée pour sa belle conduite, il médita ces changemens avantageux et les établit comme base de sa pratique, aussitôt que l'autorité lui fut confiée. Choisi pour diriger en partie le service de santé à l'armée d'Egypte, en 1798, il y déploya ce beau talent de chirurgien et ce grand caractère d'homme qui depuis l'ont rendu si célèbre dans sa partie. Larrey ne fut en rien au-dessous de ceux qui firent cette merveilleuse campagne; il y apporta largement son tribut de zèle et de lumières. Au siége de Saint-Jean-d'Acre, il courut les plus grands dangers pour secourir les blessés; mais il en brava depuis de plus grands encore, ceux de la contagion d'une maladie qui ne pardonne guère. Sans faste, sans bruit, tout naturellement, il exposait chaque jour sa vie en pansant des pestiférés; son courage, son sang-froid étaient tels que les soldats disaient que la peste elle-même *n'osait le toucher.* Son exemple fut imité par ses collégues. Lorsque l'armée de Syrie revint en Egypte, tous les offi-

ciers de santé laissés à Jaffa étaient morts par suite
des atteintes de la peste. Larrey avait répondu de leur
courage inébranlable au général en chef, et leur mort
attesta que sa confiance était bien placée. Ces hommes
de cœur n'ignoraient pas qu'ils périraient à leur poste, et
nul d'entr'eux ne montra l'ombre d'hésitation à accepter
son sort. Combien d'officiers de santé ont succombé depuis sur ce terrible *champ de bataille* des épidémies ! mais
la renommée a gardé le silence, leur gloire est nulle, leurs
noms sont inconnus. Oh ! non, les bulletins, les fan-
fares ne sont pas les mêmes pour tous les courages !

En 1802, Larrey revint à Paris ; le consulat était
établi, et il adhéra aux principes du nouveau gouvernement. Bientôt Napoléon ayant placé la couronne
impériale sur sa tête, voulut enchaîner à sa fortune
tous ceux dont il avait apprécié le zèle et le dévouement, et Larrey ne fut point oublié ; il eut donc des
grades, des honneurs, de la richesse, mais il n'en fut ni
étonné, ni ébloui, ni séduit ; de pareils hommes attachent plus de prix encore à l'honneur et à la reconnaissance. Toutefois, profitant des loisirs d'une paix
de courte durée, il publia son ouvrage : *Relation chirurgicale de l'armée d'Egypte,* livre excellent, plein de
faits et de choses, écrit avec une grande simplicité de
style qui, n'ôtant rien au charme de la lecture, à l'intérêt du sujet, rappelle la manière des anciens maîtres. C'est dans cet ouvrage qu'il émet certains principes de chirurgie que, dans la suite, il eut de trop fréquentes occasions d'appliquer. En effet, la guerre ne
tarda pas à se rallumer avec fureur. Napoléon avait
mis son épée pour contrepoids à toutes les couronnes,

maïs s'il soutint la lutte avec grandeur, ce ne fut pas sans répandre des torrens de sang français. Larrey se trouva partout où nos soldats avaient besoin de secours; il avait été à la prise du Caire, il assista à celle de Madrid, à celles de Berlin, de Moscou, et deux fois à celle de Vienne; depuis la bataille des Pyramides jusqu'à celle de Waterloo, aucune grande bataille n'a lieu qu'il ne soit présent, administrant ou dirigeant les secours de la chirurgie. L'étonnante vigueur de sa constitution lui permettait de pareilles épreuves sans succomber; c'était une de ces natures robustes auxquelles la Providence jette libéralement les principes d'une existence qui suffirait à plusieurs. Aussi, toujours le même, toujours prêt, toujours prompt et ardent, jamais il ne se démentit un instant, et, comme il arriva à Ambroise Paré au siége de Metz, les soldats avaient plus de confiance en leur courage quand ils le savaient à l'armée. S'il y a des héros de destruction, de tout temps couronnés dans le temple de la gloire, pourquoi n'y aurait-il pas des héros de conservation également couronnés dans le temple de l'humanité? Certes, notre illustre chirurgien eût obtenu dans ce dernier une place des plus distinguées. Car lui aussi *était beau* un jour de bataille. Il est en effet difficile de se faire une idée de sa vigueur, de son élan, de son infatigable activité dans ces graves circonstances. Il était partout, il était à tout; par ses ordres, par sa voix, par ses conseils et surtout par son exemple, il encourageait, il excitait, il animait ses collègues. Le jour, la nuit, à chaque heure, à chaque moment, on le voyait à l'œuvre; quelques instants de re-

pos lui eussent paru un vol fait à son devoir, une tache
à sa conscience. A la bataille d'Eylau, il resta trente
heures sans manger ; il était si empressé, si ardent
à panser les blessés et à donner des ordres, qu'il fut
menacé d'une paralysie de la vessie. Amis, ennemis,
tous avaient droit à ses soins ; il ne voyait que des
êtres souffrans qui imploraient les secours de son art.
Les grades plus ou moins élevés ne décidaient nullement ses prédilections ; sous l'épaulette à torsades, sous
l'épaulette de laine ou le simple chevron, il ne recon-
naissait que le blessé, dont le sang versé pour la patrie
était également noble et précieux. Après avoir opéré
le maréchal Lannes, après avoir donné ses soins à Du-
roc, l'ami intime de Napoléon, il pansait avec le
même empressement le dernier des soldats, le cons-
crit de la veille. Ses collaborateurs les chirurgiens,
toujours ses plus chers amis, n'avaient pas plus de préférence. Notre honorable confrère, M. Tanchou, nous
apprend que, blessé à la bataille de Montmirail, il fut
porté à l'ambulance où était Larrey. «Votre blessure
est légère, lui dit-il, nous n'avons ici de *place* et de
paille que pour les grands blessés ; cependant on va
vous mettre dans cette *écurie*. » La différence dans la
gravité des blessures méritait seule, à ses yeux, une attention, une préférence marquée ; la vie des blessés en
dépendait, et à cette époque de combats de géans, où
se décidait l'empire du monde, le sang du soldat comptait pour beaucoup dans la balance.

Toutefois, les pansemens terminés, les opérations
pratiquées, les ambulances organisées, le célèbre chirurgien se reposait à peine, car ses vives sollicitudes

reparaissaient sous une autre forme. Il fallait procurer aux blessés tous les adoucissemens que les circonstances permettaient d'obtenir, et Larrey ne s'y épargnait pas. Alors il excitait, il gourmandait, il harcelait l'administration, les généraux, les chefs de service, puis les magistrats, les habitans des villes ou des villages où l'on se trouvait; il importunait même l'empereur, quand la circonstance l'exigeait. S'en prenant à tout le monde si les pauvres malades étaient privés des premières nécessités, son front devenait soucieux, son air inquiet, son humeur intraitable. « *Le bouillon manque aux blessés,* se disait-on à l'oreille, notre chirurgien en chef n'est pas abordable. » Un jour, il ordonna qu'on abattît ses chevaux pour remplacer les rations de viande qu'on attendait; une autre fois, dénué de tout, manquant d'ustensiles, il fit faire à l'ambulance de la soupe dans des cuirasses ramassées çà et là sur le champ de bataille. Plus l'affaire était grave et douteuse, plus ce grand chirurgien semblait se multiplier dans son activité; sa première et son unique pensée était les secours à porter aux blessés. Au plus fort de la bataille de Waterloo, quand le feu était aussi vif que meurtrier, l'auteur de cette esquisse et Larrey se rencontrèrent; or, voici ses paroles : *Mon cher collègue, songez à vos blessés, ne faites attention qu'à eux.* Cependant il ajouta : *L'affaire est chaude, mais que chacun fasse son devoir, et tout ira bien.* Le dé de la fortune en décida autrement, et le malheur se montra aussi inflexible que la première avait été prodigue autrefois. Le soir même de la bataille, Larrey fut fait prisonnier, et conduit devant le général Blücher, qui le traita

en ennemi généreux; mais son impatience, son irritation, son désespoir se reportaient sans cesse sur nos
soldats blessés; le champ de bataille en était couvert, il le
savait, et ne pouvait les secourir, préoccupation qui le
tourmentait bien davantage que la triste position où il
se trouvait lui-même.

Cependant la paix se fait; le trône impérial, un
instant relevé, est à jamais brisé, une prison et un
tombeau solitaire au milieu de l'Océan sont le partage
de Napoléon; ce fut dans ces circonstances que Larrey revint à Paris. Tout y était changé : une ancienne
dynastie avait reparu; d'autres idées, de nouveaux
principes étaient en faveur; Larrey attendit, se résigna, et il eut raison; on ne connaît pas toute la force
du câble de l'espérance. En effet, la première irritation de parti apaisée, les cris impurs de la délation
étouffés, on rendit justice au célèbre chirurgien de nos
armées. La restauration l'accueillit bien; on ne pouvait
lui rendre ce qu'il avait perdu, mais il fut nommé
chirurgien en chef de l'hôpital militaire du Gros-Cail-
lou, que lui-même avait institué pour la garde impériale; plus tard, après la mort de Gallée, il rentra au
conseil de santé des armées. Bien plus, il obtint un
haut témoignage du sentiment d'admiration que son
zèle et son dévouement avaient inspiré. Sur la proposition de M. de Puymaurin, la Chambre des députés
fit une loi spéciale (*Moniteur* du 10 août 1818) pour
autoriser notre illustre chirurgien à cumuler avec son
traitement actif une pension de 3ooo fr. que l'empereur lui avait accordée. Larrey fut très-sensible à cet
hommage public rendu à ses services; le plaçant avec

raison sur la même ligne que le legs de Napoléon, il disait : « Dans ce dernier, c'est un homme illustre, c'est l'empereur qui me gratifie ; dans l'autre, c'est la nation elle-même qui m'honore par l'organe de ses représentans. »

Mais à l'exception de cet éclatant témoignage de gratitude publique, la position de Larrey avait totalement changé ; outre les dignités et les places perdues, les espérances avortées, la carrière entravée, une chose lui était singulièrement pénible, l'état de vie monotone, d'existence en quelque sorte inerte où il était contraint de rester. Ceux qui, ayant vécu dans de hauts emplois, ont pris part aux grandes affaires, aux entreprises difficiles, ou qui ont été vivement agités par les passions politiques, n'en seront pas étonnés. Pour de tels hommes, l'action est aussi essentielle à l'âme que l'est aux poumons la faculté de respirer. Lorsque de ce tourbillon, de ce mouvement violent extérieur, il faut retomber dans les petits arrangemens de l'homme privé, dans ces paisibles occupations où les souvenirs de la veille se lient sans émotion aux soins du lendemain, l'âme éprouve un vide qui tient de près à l'ennui, au dégoût, sorte de mort anticipée. Larrey subit un pareil supplice, indépendamment des autres causes de chagrin qui l'affligeaient. Mais son esprit vigoureux ne se laissa point abattre ; se livrant alors tout à la science, il rappela ses souvenirs, revit ses notes, les mit en ordre, et quelques années après il publia ses MÉMOIRES ET CAMPAGNES, ouvrage qui fut bien accueilli du public. Ce n'est point ici le lieu d'examiner les titres scientifiques de Larrey : néan-

moins on peut affirmer que le livre dont il s'agit renferme des faits curieux, des observations importantes,
des aperçus remarquables qui, liés avec art au mouvement historique des évènemens, attachent singulièrement le lecteur. Cet ouvrage est écrit d'ailleurs avec
une élégante simplicité; on y trouve cette science du
style qui enchaîne le mot à l'idée, rend la pensée abstraite par l'expression la plus nette, et qui, dédaignant le luxe d'un éclat ambitieux, sait revêtir l'idée
d'une sobre et discrète éloquence. On ne saurait dire
qu'une grande découverte, une de ces inventions qui
changent la face de la science sur un ou plusieurs
points, et lui impriment une direction particulière,
soit due à Larrey, peut-être moins encore de ces
subtilités hypothétiques, de ces étincelantes bulles de
savon qui s'échappent d'une théorie présentée avec
art, avec esprit; mais il a perfectionné beaucoup de
procédés chirurgicaux et d'instrumens opératoires. Sa
méthode d'amputation à lambeau dans les articulations,
son appareil inamovible des fractures, principe de
tant d'essais et de recherches sur ce sujet, son invariable et excellente pratique sur les plaies pénétrantes
de la poitrine, l'emploi hardi qu'il fit du feu par le
moyen des moxas, où il dépassa Pouteau, celui des
révulsifs sur de larges surfaces par des ventouses multipliées, son procédé particulier dans l'hydrocèle, ses
vues thérapeutiques sur les maladies vénériennes, etc.,
sont des preuves irréfragables de sa perspicacité et des
progrès qu'il fit faire à la chirurgie. En général, Larrey fut l'homme de beaucoup d'idées et de peu de
livres, aussi bien souvent devina-t-il ce que l'étude ne

lui avait pas appris ; il possédait le grand art de *s'en-seigner* lui-même. Il en résulte l'inconvénient de re-produire comme nouveau ce qui est déjà connu, mais à côté se trouve l'immense avantage de donner aux anciennes méthodes une empreinte d'originalité, in-dépendamment des vues tout-à-fait neuves et inespé-rées qui peuvent avoir lieu. Cette manière de chercher et d'inventer tout par soi-même, particulière à de grands chirurgiens, faisait souvent exagérer à Larrey la valeur de ses opinions ; cependant combien de fois leur justesse fut-elle démontrée par la pratique des autres ! Le seul reproche fondé qu'on lui fit, reproche qu'il partage avec la plupart des hommes célèbres atteints par l'âge, c'est de refuser leur assentiment aux progrès ultérieurs de la chirurgie. Ainsi Larrey combattit et nia les avantages de la lithotritie, de l'opération du strabisme, de la ténotomie, etc. A ses yeux, l'expérience n'était pas assez authentique, assez positive. Du reste, sa *Clinique chirurgicale*, qu'il pu-blia plus tard, son ouvrage intitulé *Relation médicale des campagnes et voyages de* 1815 *à* 1840, prouvent que l'âge n'avait affaibli ni son zèle ni son dévoue-ment ; il fut toujours un grand, un vrai chirurgien ; or, bien des dons, bien des qualités, bien des vertus sont cachés sous ce titre.

Ce fut pendant ses travaux scientifiques, et lorsqu'il préparait ses ouvrages, que Larrey apprit la mort de l'empereur ; on doit juger de sa vive et profonde dou-leur. Personne, d'ailleurs, n'ignore le legs de Napo-léon pour l'illustre chirurgien, et l'honorable témoi-gnage qui l'accompagnait : *C'est l'homme le plus vertueux*

que j'aie connu. Cette munificence testamentaire et les
paroles d'or qui en relèvent l'éclat, disent assez la haute
considération de l'empereur pour Larrey. Plus d'une
fois même il la manifesta dans ses conversations.
« Connaissez-vous Larrey? » dit-il un jour à Sainte-
Hélène au docteur Arnott. Sur la réponse négative
du médecin anglais, il ajouta : « Quel homme! quel
brave et digne homme que Larrey! que de soins donnés par lui à l'armée en Egypte et partout!...- J'ai
conçu pour lui une estime qui ne s'est jamais démentie. Si l'armée élève une colonne à la reconnaissance, elle doit l'ériger à Larrey. » (*Préface des
guerres de César,* par Napoléon.) Voilà ce que pensait du célèbre chirurgien l'homme devant lequel s'in-
clinaient les rois, et dont l'ambition, le génie ébran-
laient l'Europe d'un bout à l'autre (1). En effet, la
ligne du caractère de Larrey était si pure, si droite,
si nette, que Napoléon, l'homme pénétrant par excellence, connaissant toutes les bassesses que peuvent
inspirer l'or et les places, ne s'y trompa nullement. Il
faut avouer aussi que la reconnaissance fut égale aux
bienfaits : jamais Larrey n'eut à se reprocher un instant d'oubli pour l'homme extraordinaire qui l'avait
si bien connu, et chaque jour qu'il passa loin de lui
fut un jour de douleur et de regrets. Larrey n'était
pas, comme tant d'autres, le *très-humble serviteur des
évènemens;* il conserva ses convictions, ses affections

(1) « Nés pour la médiocrité, nous sommes accablés par les
esprits sublimes. Pour qu'un homme soit au-dessus de l'humanité, il en coûte trop cher à tous les autres. » (MONTESQUIEU,
Dialogues de Sylla et d'Eucrate.)

politiques ; et si le vent de la faveur ne le courba jamais servilement, à l'époque du malheur, le culte napoléonien ne s'éteignit point en lui. Comment en
eût-il été autrement? Larrey était précisément un de
ces hommes tels que l'empereur les voulait : actif,
zélé, dévoué, ayant cette haute capacité limitée dans
son objet, mais accomplie en son genre ; cette rigoureuse probité qui sert et ne flatte pas ; cette conduite
régulière qui se consacre entièrement au bien du service ; enfin cette puissance de travail et d'action que
rien n'effraie, que rien ne lasse. Tels étaient les
hommes fortement attachés à Napoléon, et qu'à son
tour il couvrait de ses bienfaits, qu'il honorait de son
estime, et l'illustre chirurgien ne fut inférieur à aucun
d'eux dans ses attributions spéciales. Aussi, quand le
15 décembre 1840, on transporta solennellement les
restes de Napoléon depuis Courbevoie jusqu'à l'Hôtel-
des-Invalides, Larrey s'empressa-t-il d'accourir à ces
magnifiques funérailles. Malgré un froid des plus rigoureux, malgré son âge, on le vit en costume de la
garde impériale, tête nue, le cœur gonflé, les larmes
aux yeux, suivre à pied le cortége depuis le départ
jusqu'au lieu de la sépulture. Il fit tout ce qu'il put
pour honorer la mémoire de celui qu'il avait tant
aimé, tant regretté et si bien servi. « Jamais, disait-il,
mon cœur, qui, pour être vieux, n'en est pas plus dur,
ne fut plus agité, plus ému, plus brisé par mes souvenirs. »

Qu'on ne s'imagine pas cependant que Larrey tomba
dans le servilisme de la cour impériale : les thurifé-
raires à enthousiasme continu, les courtisans syco-

phantes, humbles lèche-pattes de tout lion au pouvoir,
adorant la puissance par instinct, par habitude, si bas
qu'elle soit placée, ne l'ont point compté dans leurs
rangs. C'était un serviteur loyal, actif, dévoué, rien
de plus. L'adulation courbée, le respect aplati, le zèle
calculateur, la fadeur obséquieuse lui étaient étrangers, et il eut auprès de Napoléon, ce qui était assez
rare, de l'habileté sans finesse, de la dextérité sans
fourberie, du dévouement sans bassesse. Il savait même,
quand l'intérêt du service l'exigeait, combattre avec
une respectueuse fermeté les opinions du maître. Dé-
plaire à l'empereur était sans doute pour lui une mortelle angoisse; cependant il s'y condamnait quand la
vérité l'exigeait. Qui ne sait qu'après la bataille de
Bautzen, trois mille conscrits furent accusés de s'être
mutilés volontairement; ils allaient passer à un conseil de guerre, et sans doute être décimés. Larrey combattit les préventions de l'empereur, qui, vivement
irrité, nomma cependant, pour examiner le fait, la
commission suivante : *Larrey*, président; *Eve*, chirurgien principal; *Charmes*, chirurgien-major; *Thibaut*, id.;
Bécœur, id. De tels noms méritent d'être conservés.
Le résultat de l'enquête, tout-à-fait favorable aux
jeunes inculpés, fut présenté par Larrey à Napóléon,
qui d'abord le reçut très-froidement. Mais, la nuit
suivante, l'empereur donna son approbation entière
au rapport, en l'accompagnant d'une gratification considérable et d'une pension de trois mille francs, accordées au chirurgien dont la pénétration et la noble
fermeté l'avaient préservé de commettre une affreuse
injustice. Que de pareils traits ne pourrait - on pas

citer de la part de l'illustre chirurgien objet de cette
.esquisse ! Retracer sa vie serait son éloge le plus
complet.

En effet, il est des hommes qu'on a fini de louer
quand on a parlé de leurs talens ; pour Larrey, il
n'en est point ainsi, à beaucoup près. Non seulement
il se distingua dans sa profession, qu'il chérissait,
parce qu'il en avait largement compris les devoirs,
mais il fut encore éminent par les qualités de son âme.
Pénétré de cette pieuse pensée que l'art de guérir est
la charité en action, il l'exerçait dans le public avec
le même zèle et le même désintéressement qu'à l'armée, n'apprenant qu'à ses dépens la très-importante
science du calcul de l'intérêt de l'argent et de l'intérêt
des intérêts. Il aimait le luxe, la richesse, et ne s'en
cachait pas ; mais il se révoltait contre la fortune, si
la fortune devait coûter la moindre chose au devoir,
s'il fallait se précipiter dans des bassesses lucratives.
Aussi fut-il du nombre de ces hommes qui enrichissent
la science, mais que la science n'enrichit pas. Loin
d'être un médecin tortionnaire du client, plus d'une
fois il tira l'argent de sa poche pour faire exécuter ses
ordonnances. Selon lui, il était impossible de bien
exercer la profession sans cette simple méthode. Dans
certaines circonstances, il eut de l'adresse, du savoir-
faire, mais de ce savoir-faire permis, honorable, qui se
produit sans bassesse, se fait voir sans rougir ; en lui,
l'homme illustre ne se montre jamais qu'avec l'honnête
homme, et sa célébrité ne fut pas plus un brevet de
bonheur que le bien joué de l'intrigue. Il se plaisait dans
les hauts lieux de sa profession, il aimait la louange, et

même l'excès en ce genre ne lui déplaisait nullement.
Cependant il n'employa pour parvenir ni l'entregent
subtil et délié, ni la souplesse caressante, ni la brusquerie artificieuse et calculée ; tout en désirant vivement la célébrité, il consentit à passer par les rudes
épreuves du temps, du travail et de la patience. Pour
peu qu'on le fréquentât, on découvrait chez Larrey
une cordialité franche, plutôt que cette politesse étu-
diée et apprêtée, parfois mêlée à ce ton de dédain
enflé d'insolence, si commun aux petits hommes tant
soit peu haussés par la fortune. Dès sa jeunesse, il
était bon et serviable ; or, le penchant à faire du bien
aux autres est un signe de prédestination. Si on lui
témoignait de la confiance, il s'abandonnait à ce plein
et premier mouvement de bonté, de générosité qui le
rendait le consolateur, l'ami, et pour ainsi dire le
protecteur de tout homme souffrant. Est-il rien de
plus commun que des gens d'une douceur banale,
d'une bienveillance passive, qui, ne se livrant jamais,
ne protègent qu'à condition, n'obligent qu'avec mesure ? Larrey refusait ou promettait sur-le-champ, et
il tenait sa parole. Rien ne lui était antipathique
comme ces semblans d'affabilité, de bienveillance, dé-
guisant tant de fois des aigreurs cachées, converties
plus tard en aversions ouvertes, en procédés odieux.
Sous une écorce assez rude, on trouvait le protecteur
généreux, l'homme sans déguisement ; c'était, comme
dit Montaigne, une âme à la *vieille marque*, toute de
face et sans arrière-pensée. Larrey n'était pas sans défauts ; mais où est cet homme phénomène ? Pour le
trouver, nous faudra-t-il promener éternellement la

lanterne diogénique? Y a-t-il une renommée si solide, si bien cimentée d'estime et de respect dont on ne trouve le joint et le défaut? Mais au moins on ne put jamais reprocher au célèbre chirurgien d'avoir eu de ces haines profondes, intimes, qui remplissent le cœur de rancune et de fiel, bien moins encore son défaut de franchise, de sincérité, de loyauté. On voyait clair dans ce cœur-là, et ce mérite si vanté et si peu commun doit consacrer à jamais son nom à la postérité, car le temple de la gloire, comme celui de la béatitude éternelle, reste fermé aux hypocrites.

Larrey était si peu dissimulé, qu'un de ses défauts, peut-être le seul, c'était la haute opinion qu'il avait de son talent et de ses travaux. Faites valoir, dit-on, ce que vous savez; c'est une sottise d'espérer que les autres vous en éviteront la peine. Poussé par l'instinct de cette maxime, Larrey se vantait avec une telle bonne foi, une si grande confiance, qu'on lui pardonnait cette faiblesse, d'autant plus qu'elle n'était pas sans fondement : les faits répondaient aux paroles. Ce qu'il n'avait pas fait, il se croyait très en état de le faire, et dans son esprit, la conclusion était la même. Souvent un orgueil profond, colossal, particulier aux hommes célèbres, est déguisé avec art et caché avec soin; mais Larrey ne cachait rien; tout en dehors, il pensait, il parlait sans fard, il ne savait pas garder son orgueil au fond du cœur, à l'exemple de ceux qu'on appelle modestes. Souvent il s'élevait à lui-même un piédestal avec la même simplicité, la même confiance qu'il eût fait l'action la plus vertueuse, le sacrifice le plus grand. On a pu sourire quelquefois de sa naïve et franche immodestie, et admirer en même temps ce noble cœur plein de droiture, d'honneur, de probité et de courage, étranger à ces manœuvres d'intérêt personnel, voilées de philanthropie et d'amour de la science. Ce qu'il aimait par-dessus tout, c'était de protéger, d'aider de ses conseils ou de son crédit; aussi regardait-il tout médecin ou tout chirurgien qu'il avait connu, et un peu moins âgé que lui, comme son élève. En écrivant à feu Coutanceau, qui avait épousé une sœur de Mme Larrey, puis professeur au Val-de-Grâce, membre de l'Académie royale de médecine, connu par divers écrits, il ne manquait jamais de signer : *votre affectionné beau-frère, et ancien professeur.* Ce n'était ni orgueil, ni manie de supériorité, c'était un lien de patronage, de bienveillance et d'attachement réciproque qu'il aimait à resserrer, à prolonger avec les années. Une fois qu'il avait conçu une idée, éprouvé un sentiment profond, il ne l'oubliait que difficilement. Absolu dans ses opinions, énergique de résolution et d'action, la force morale était chez Larrey un trait distinctif de son caractère. La force physique répondait d'ailleurs complètement à cette disposition de son esprit. Tout annonçait en lui une vigueur athlétique; court, trapu, ramassé, ce qui l'avait fait appeler en riant, par Girodet, *l'Hercule-basset,* ses fortes épaules, sa large poitrine, ses membres vigoureux, ses cheveux longs et épais, caractérisaient un tempérament à toute épreuve. Sa figure, quoique peu harmonique dans l'ensemble, était expressive, animée, chaude de carnation, bronzée par le soleil d'Afrique et l'air glacial de la Russie; de ses

yeux un peu saillans, partait un regard pénétrant an-
nonçant l'homme fort, éprouvé par la fortune, qui a
senti le poids d'une vie laborieuse, qui a vu de grands
hommes et de grands évènemens.

Cependant, sous l'enveloppe de ce corps robuste se
cachait une sensibilité extrême, et la passion se mêlant vite à l'expression extérieure, il déversait en colè-
res fugitives, en inégalités d'humeur, en impatiences
nerveuses, le trop plein de ces petites irritations dont
pas un cœur n'est exempt. Le calme plat des âmes
indifférentes ou énervées lui fut toujours inconnu.
Comme la plupart des hommes qui ont de la célébrité,
Larrey s'était créé un *moi* immense, avide de bruit,
d'éclat, souffrant, blessé, insatiable; savourant par-
dessus tout la louange, ne pouvant se sevrer des vapeurs de l'encens, drogue stupéfiante et enivrante qui
donne le vertige aux plus fortes têtes. C'est là, comme
on sait, le côté vulnérable des hommes supérieurs; le
doux, le fascinant et éternel serpent de l'amour-propre
les domine aussi bien que les autres hommes, peut-
être plus encore; la gloire qu'ils ont acquise ne leur
suffit jamais; or, rien ne prouve davantage le vide
complet des choses humaines, *le rien de tout*, selon
l'expression d'un illustre écrivain.

Toutefois les travaux de Larrey continuèrent après
ses premières publications. Les ans ne lui ôtèrent rien
de cet amour inné de la science, de cette jeunesse
d'imagination féconde en sentimens élevés. Quand le
temps a apporté plus de calcul dans l'esprit et moins
de sève dans le cœur, que cherche-t-on? La richesse
et le bien-être; le repos, une vie douce et commode,

hochet de la vieillesse, est un but qu'on ne perd jamais de vue, fût-il imaginaire. Rien de pareil n'allait à Larrey; et l'âge, ce froid modérateur de l'enthousiasme, semblait s'être arrêté pour lui; il eut toujours quelque chose de cette force exagérée et illusoire qui caractérise la première saison de la vie. Même verdeur d'intelligence, même désir ardent de se distinguer par ses recherches, par de nouveaux travaux. Il voulait d'ailleurs soutenir son ancienne réputation, *son nom lui imposait à lui-même*, comme il l'avouait avec une naïve sincérité; or, noblesse oblige, celle du talent comme celle de la naissance. De toutes les locutions de notre langue, celle qui inspirait le plus d'aversion à Larrey était certainement la suivante : *il a fait son temps*. Aussi, loin de croire qu'il eût fait le sien, poussé par le devoir, tout bouillant encore d'une ardeur juvénile, Larrey partit pour l'Algérie le 15 mai 1842; sa mission était d'inspecter les hôpitaux militaires; il s'en acquitta comme toujours avec une attention, un soin religieux. Ce fut là le dernier service qu'il rendit à son pays, car c'était aussi le terme de sa vie. A son retour, pendant la traversée, il éprouva du malaise; mais à son arrivée à Toulon, on reconnut une pneumonie assez grave. Traitée méthodiquement, la maladie diminua de violence; encore quelques jours, et le rétablissement était complet; mais l'illustre chirurgien ne pouvait attendre. Mme Larrey, femme aussi recommandable par son esprit que par les qualités de son cœur, était mourante; comment se condamner à une séparation éternelle, après plus de quarante ans d'une heureuse union? Toutefois ses forces ne répondirent pas à son désir, la maladie reparut avec violence, et Larrey mourut à Lyon le 25 juillet 1842, entre les bras de son digne et honorable fils. Il s'éteignit avec toute la lucidité de son esprit, toute la plénitude de son jugement, avec cette gravité paisible que l'approche de l'heure suprême imprime sur le front des justes et des forts.

Ainsi finit cette belle vie de 76 ans, vie pleine, active, énergique, marquée de labeurs, d'angoisses, d'infortunes, de dévouement, de succès et de gloire, mais toujours animée par les trois plus nobles passions qui puissent régner sur le cœur de l'homme, l'amour de l'humanité, de la patrie et de la science. Le nom de Larrey, gravé sur l'arc de triomphe de l'Etoile, *voûte du midi, pilastre sud-est,* est un des beaux noms de nos fastes militaires scientifiques; c'est celui d'un véritable héros de l'humanité, dont la vie doit être une étude perpétuelle pour quiconque se consacre à l'art de guérir. Aussi les regrets universels qui se manifestèrent à sa mort, l'immense concours de personnes de toutes les classes qui assista à ses funérailles, la concession gratuite que fit la ville de Paris du terrain où l'on a déposé ses restes mortels, sont d'éclatans témoignages de la haute considération qu'on avait pour ses vertus, pour les services qu'il avait rendus à son pays.

Et moi aussi, j'ai voulu rendre un faible hommage au mérite d'un homme si justement estimé de ses contemporains. Je l'ai eu pour guide, je l'ai eu pour chef, pour collègue, pour collaborateur, pour ami; j'ai l'honneur d'être allié à sa famille. Combien de titres m'ont fait un devoir d'exprimer publiquement mes regrets et ma douleur, de jeter sur sa tombe quelques grains d'un encens qui ne s'évapore pas devant la lumière et la vérité! Loin de moi cependant l'idée d'avoir estimé, pesé une à une les feuilles de sa couronne scientifique, d'avoir fait un tableau complet des travaux et de la vie de Larrey. Je n'ai élevé qu'un modeste cippe en l'honneur du grand chirurgien, du citoyen illustre, du maître vénéré, d'un de ces hommes qui frappent la mémoire d'un souvenir ineffaçable.

CHERVIN (Nicolas).

Opum contemptor, recti pervicax, constans adversus metus.
(Tac., Hist., 4, 5.)

« Quiconque exagère n'a rien dit, et celui que l'on ne croit pas n'a point loué. » (Chamfort.) Ces paroles d'un écrivain célèbre du dernier siècle doivent surtout être méditées par celui qui veut honorer la mémoire du médecin objet de cette esquisse. En effet, raconter simplement ses travaux, sa constance, ses privations, ses souffrances et sa fin, ce serait en faire l'éloge le plus vrai et le plus complet. Essayons donc de suivre cette voie, tracée par le bon sens et la vérité. D'ailleurs un pareil exemple de dévouement à la science, de désintéressement dans la conduite, et sans doute aussi les souvenirs d'une longue amitié, pourront peut-être suppléer à ce qui manque au peintre pour tracer comme ils devraient l'être, un caractère si beau, une vie si pure et si bien employée.

Chervin naquit à Saint-Laurent-d'Oins, arrondissement de Villefranche, département du Rhône, le 6 octobre 1783. Ses parens, agriculteurs aisés, le firent étudier au collége de Villefranche, puis à Lyon. Cepen-

dant, l'époque vint où il dut se décider pour une profession quelconque. Du consentement de ses parens,
il choisit la carrière du commerce. Dans cette intention, il arriva à Lyon, avec une lettre de recomman-
dation que lui avait donnée M. Fournas, beau-père
du célèbre artiste Elleviou. Comme il allait présenter
cette lettre à M***, auquel elle s'adressait, il rencon-
tra un de ses condisciples, nommé Petit, qui l'engagea
à venir un instant avec lui à une leçon d'anatomie faite
par M. Montain aîné. Dans cette leçon, il s'agissait
de décrire le *sphénoïde*. Cet os bizarre, très-compliqué
dans sa forme, est, comme on sait, la clé de voûte des
os du crâne. Mais le professeur en fit une description
si claire, si méthodique, si élégante même, que Chervin resta frappé d'admiration. Il fut quelques jours
pænsif et absorbé; puis, pour me servir de l'expression
d'une secte religieuse, il sentit en lui *l'impulsion de
l'esprit* médical, et se voua corps et âme à l'étude de
notre art. Comme il était de ces hommes de nature
énergique, qui font leur voie et qui la suivent, dès le
lendemain il se fit inscrire au nombre des élèves de
l'Hôtel-Dieu de Lyon, et il assista avec exactitude aux
cours de ce grand établissement. Peu de temps après,
il vint à Paris; puis les années légales d'études étant
strictement écoulées, il se fit recevoir docteur en médecine: c'était en 1812. La *polygamie,* tel fut le sujet
de sa thèse, qu'il dédia à un magistrat déjà célèbre, et
son ami, feu M. de Marchangy. Dans cette thèse remarquable, Chervin accumule une foule de preuves
pour démontrer que cette institution convient aux climats où elle existe depuis nombre de siècles.

Cependant, à cette époque, la France était sous la menace d'une invasion, l'empire napoléonien fléchissait de toutes parts. Non seulement nos soldats périssaient écrasés par le nombre des armées ennemies, mais un fléau redoutable, le *typhus nosocomial*, en faisait succomber une grande partie dans les hôpitaux. Le gouvernement envoya plusieurs jeunes médecins pour étudier la maladie, et Chervin fut du nombre de la commission destinée pour Mayence, ou le typhus sévissait avec une violence extrême. Ce fut dans cette campagne que, par un malentendu assez bizarre, il pensa être pris par l'ennemi, dont il reconnut fort à propos les vedettes et l'uniforme.

En 1814, les évènemens politiques ayant ramené l'ennemi en France, Chervin prit parti parmi les *guérillas,* ou corps de partisans qui s'organisèrent à cette époque. Mais voulant être utile de toute manière à son pays, il partit avec sa trousse et son fusil; bien pourvu de cartouches et de charpie, il fit le coup de feu, puis il fit des pansemens, la guerre et la chirurgie selon le temps, selon l'occasion et l'urgence, toujours prêt à secourir ses compagnons, soit en exposant sa propre vie, soit en tâchant de conserver celle des autres. Déjà l'on voyait poindre cette foi du martyre, ce dévouement aux intérêts suprêmes de l'humanité qui l'ont depuis si noblement distingué. Son austère jeunesse et sa précoce maturité développèrent ensuite rapidement ces sentimens innés chez lui; car il ne se souciait guère surtout alors de faire du bruit, de soulever un peu de cette poussière que dans son orgueil l'homme appelle *de la gloire.*

La paix faite, Chervin se hâta de revenir à Paris. Son intention était d'étudier les maladies un an ou deux dans les hôpitaux, puis d'aller exercer la médecine à Lyon ou à Villefranche. Une circonstance bien minime en décida autrement. Étant à déjeûner avec quelques médecins ses amis, on parla de la fièvre jaune; plusieurs soutinrent qu'elle était contagieuse. Chervin dit que ce qu'il avait *lu* à cet égard ne l'avait point convaincu qu'elle eût ce caractère. Qu'en savez-vous? dit un des assistans. Je pourrais, répondit Chervin, en trouver quelques preuves. A coup sûr, répliqua son adversaire, ce ne sera pas aux bords de la Seine. Eh bien! ce dernier trait, enfoncé jusqu'au vif de l'amour-propre, décida des opinions de Chervin, de sa fortune, de son temps, de ses travaux, de sa vie entière. En effet, dès le lendemain, il écrivit pour qu'on eût à vendre une partie de son patrimoine et avoir quelques fonds. Peu de temps après, obéissant à cette loi éternelle, qu'on ne fait rien de grand sans de grands efforts, muni de peu d'argent, mais d'un grand fonds de courage, de patience et d'énergie, il partit pour l'Amérique; il courut non pas à la conquête de la *toison d'or*, mais à la recherche d'une maladie dangereuse, horrible, l'effroi des Européens, le fléau des pays où elle règne.

Personne n'ignore les travaux, les fatigues, les dangers de cet illustre médecin, nous pouvons lui donner ce titre, car quiconque est utile à l'humanité, agrandit la science et honore sa profession, mérite à coup sûr ce nom d'illustre. Chervin, dirigé par les élancemens d'une vocation ardente, visita tous les en-

droits où la fièvre jaune avait régné à différentes époques. Il se rendit d'abord aux Antilles ; il y exerça
même la médecine, notamment à Saint-Domingue, à
la Guadeloupe et à la Martinique. Il parcourut les
États-Unis, la Louisiane, et séjourna assez long-temps
à la Nouvelle-Orléans. Il s'embarqua pour Cayenne,
dont le climat est des plus dangereux ; il voyagea ensuite dans une partie de l'Amérique du sud, passa
dans l'île de Cuba, et resta quelque temps à la Havane. Quand il apprenait que la fièvre jaune régnait
dans un pays, tout aussitôt il y courait avec le plus
grand empressement, c'était pour lui le pays d'*Eldo-
rado* qu'il cherchait. A peine arrivé, il prenait les in-
formations les plus minutieuses, notait tout, examinait
tout, les lieux, le climat, la saison, les habitudes, le
régime ; il interrogeait les médecins, les magistrats,
les habitans de toutes les classes, jusqu'aux nègres et
aux esclaves ; il se faisait délivrer des certificats soigneusement légalisés de tout ce qu'il pouvait apprendre. C'était l'ardeur, l'analyse minutieuse, la scrupu-
leuse rigueur d'un homme qui veut connaître la vérité,
la dire et la montrer dans tout son jour. S'il avait le
bonheur qu'on lui confiât quelques malades atteints de
fièvre jaune, il ne les quittait pas, il les étudiait et les
observait jour et nuit. Bien des fois il a goûté de ces
funestes déjections ou vomissemens noirs, *vomito prieto*,
selon l'expression espagnole, qui épuisaient les malades jusqu'au dernier moment. Bien plus, Chervin,
voulant s'assurer des désordres organiques, ouvrit fur-
tivement des cadavres, sous le soleil des tropiques et
dans une température de quarante degrés ; rien ne

pouvait ni l'arrêter, ni le lasser, ni l'effrayer. Il luttait avec cette ferme et haute volonté, partage de ces hommes irrévocablement dévoués à une idée, qui veulent toucher le fond d'une question, connaître la chose en elle-même, et, s'il est possible, dans toute sa réalité, *ipsissima res*, comme dit Bacon.

Malgré ses fatigues et ses dangers, Chervin, plus heureux que le docteur Valli, ne fut en aucun temps malade de la fièvre jaune. Il avait même à cet égard la superstition de croire qu'il était dans son étoile de ne jamais en être atteint, cette maladie le connaissait trop bien pour oser l'attaquer.

Son immense récolte de faits terminée, Chervin partit pour l'Europe : mais à peine a-t-il touché le rivage, apprenant que la fièvre jaune régnait en Espagne, il y courut en toute hâte. Là, continuant ses recherches dans le midi de la Péninsule, il vint à Cadix, où il se trouva bloqué par l'armée et la flotte sous le commandement du duc d'Angoulême. Deux bombes françaises tombèrent sur la maison qu'il habitait. De Cadix, il se rendit à Barcelone, où précédemment une commission de médecins français s'était exposée si courageusement aux atteintes de la maladie ; il y augmenta son répertoire de documens, de renseignemens authentiques, donnant à sa fameuse devise, *factis non verbis*, une valeur toute nouvelle ; enfin, il revint en France, chargé de trésors scientifiques amassés peu à peu, à grands frais et par d'incroyables fatigues. Son opinion était formée, et désormais formée d'une manière inébranlable. La voici le plus substantiellement possible :

Que la fièvre jaune a une origine paludéenne; que son degré de violence et de gravité provient des circonstances d'un climat excessif; qu'elle n'est point contagieuse; enfin, que les lazarets et les quarantaines doivent être considérés comme onéreux au gouvernement, et essentiellement nuisibles au commerce.

Le but de Chervin était non seulement de faire prévaloir cette opinion, alors peu en faveur, mais de publier les documens qui l'appuyaient; c'était, selon lui, le seul moyen de forcer l'erreur dans son dernier retranchement. Il vint donc à Paris, en 1824, et s'établit dans une chambre de la plus chétive apparence; il ne voulait, disait-il, y rester que six mois tout au plus, et il l'habita près de *dix-neuf ans,* sauf un dernier changement de peu de temps, et son excursion à Gibraltar, où il fut envoyé en 1828, pour y étudier une épidémie de fièvre jaune, avec M. le docteur Louis et le professeur Trousseau. Chervin n'ignorait pas que les opinions contraires à la sienne étaient encore puissantes, pour plusieurs motifs; mais il n'hésita pas à les attaquer hautement et directement, à déclarer la fièvre jaune non contagieuse, et par conséquent l'inutilité des lazarets et des quarantaines. Ce fut là son vœu, son but unique, le mobile de ses efforts, le principe de ses écrits, son affaire principale, son *delenda Carthago.* La différence des caractères se justifie sans doute par la différence des organisations et de l'éducation, mais aussi par les influences si sérieuses, si décisives des circonstances et des évènemens, Chervin en est le témoignage le plus manifeste. Dans ses voyages, il avait fait preuve de courage et de force ; il fit voir les mêmes qualités, mais sous une autre forme. Pas un instant il ne douta de la victoire ; car il faisait l'honneur aux hommes de croire que ce qui est réellement utile ne pouvait être ni long-temps, ni efficacement combattu. Son énergie passionnée, sa tenacité contentieuse, son argumentation pressante, incisive, libre, franche et nette, furent d'abord remarqués ; il attaquait sans relâche ses adversaires, il les étreignait, les pressait, les harcelait, les accablait par une masse de faits, de preuves, de documens, d'autorités, de citations difficiles à réfuter. Jamais, peut-être, le ceste de la polémique scientifique ne fut manié avec plus de force, plus d'habileté et de persévérance ; c'était l'éloquence grave, mesurée de la science et de la raison élevée à ce point qui saisit l'esprit, qui captive l'intérêt et dompte les préventions. Lorsqu'un nouvel adversaire se présentait dans la lice, *osant* avancer la contagion de la fièvre jaune, tout aussitôt notre athlète infatigable se présentait pour l'attaquer, le sommant, au nom de la science, de l'humanité, de déduire ses faits et ses preuves, qu'il réduisait bientôt à la nullité, à l'absurde, bien qu'il n'ait jamais eu recours à cette polémique insultante et calomnieuse, triste ressource des cœurs méchans et des petits esprits. Du reste, Chervin, un de ces hommes rares qui possèdent une plume et une pensée libres, foulant aux pieds toutes les grandeurs d'opinion, ne tenait aucun compte de la position de ses adversaires ; je sais, disait-il, honorer tout ce qui est honorable ; mais aussi, dans l'occasion, « je sais mépriser monseigneur et l'antichambre. » La vérité avant tout, la vérité par dessus tout, voilà le but qu'il voulait atteindre et frapper. Sa diction rendait parfaitement la physionomie de sa pensée; simple, austère, ferme et de bon goût, il préférait cent fois à ce brocard de style éclatant et affecté, si commun aujourd'hui, l'exposition des faits, l'argumentation substantielle, vive et pénétrante, qui toujours marche droit, démasque le sophisme, sonde et découvre en tout sens le vide et le faux.

Avec une opinion si hautement prononcée, avec une dialectique si vigoureuse, Chervin dut trouver des adversaires, des embarras, des entraves, des tracasseries, des déboires, des inimitiés sourdes et patentes; rien ne lui manqua sous ce rapport : on le regarda comme un brouillon, un novateur, presque comme un anarchiste; on traita sa manière libre et hardie d'énoncer son opinion, de franchise hors de propos, d'intempérance de sincérité, dignes de blâme; mais il s'attendait aux difficultés, aux dénégations plus ou moins hostiles, aussi n'en fut-il point étonné. Je suis assez fort, disait-il, pour braver l'injustice, l'ingratitude, la malveillance, et même la misère, cet implacable ennemi de l'homme social; eh bien! je saurai tout supporter. Et il a tenu parole. D'ailleurs, sa vie austère, la simplicité de ses goûts garantissaient l'indépendance de son caractère. Il fit face à tout : les brochures, les mémoires, les rapports, les lettres publiques et particulières, les dissertations, les articles de journaux, les pétitions à la Chambre, etc., coulèrent de sa plume avec une abondance, avec une verve intarissables. Plus la controverse devenait vive, épineuse, plus Chervin déployait de moyens, de ressources; plus il montrait de ferme et saine raison pour donner à ses idées sur la fièvre jaune cette force de sens, cet éclat de démonstration qui les fit passer de l'état d'opinion à celui de principe et de vérité scientifique reconnue. Toutefois, malgré les entraves qu'on lui opposait et ses embarras multipliés, il obtint de belles compensations. Ayant soumis l'examen de ses documens à une commission de dix-huit membres de l'Académie de médecine, cette commission déclara presqu'à l'unanimité que ces documens, d'une grande valeur, devaient être considérés comme des preuves de la non contagion de la fièvre jaune ; et cette conclusion fut admise par l'Académie, après une discussion aussi longue qu'animée. Peu d'années ensuite, et d'après un excellent rapport de M. Magendie, Chervin reçut de l'Académie des sciences un prix de dix mille francs, de la fondation Montyon. En 1832, il fut nommé, à une grande majorité, membre de l'Académie royale de médecine, où il comptait de nombreux amis ; des journalistes, gens de cœur et d'esprit (1), lui ouvrirent largement les recueils qu'ils dirigeaient. Déjà, à son retour de Gibraltar, il avait obtenu la décoration de la Légion-d'Honneur.

Bien plus, le gouvernement, abandonnant les erremens d'une routine ombrageuse peu en rapport avec les connaissances actuelles, accueillit en partie les idées de Chervin. Des ordonnances en date du 4 avril, du 11 juin 1835 et du 13 novembre 1839, modifièrent

______

(1) MM. Raige-Delorme, Fabre, Miquel et J. Guérin.

les règlemens sanitaires relatifs aux quarantaines, en les réduisant considérablement. Mais ce qui flattait sur-tout notre célèbre confrère, ce qu'il plaçait au-dessus de toute récompense, c'était de voir que l'opinion de la non contagion gagnant de plus en plus dans l'esprit public, il serait possible.de briser tout à fait le joug *quarantenaire*, si pesant, si onéreux au commerce. Aussi, malgré ses succès, Chervin n'était pas homme à abandonner son entreprise; il connaissait trop bien le grand principe, qu'il n'y a rien de fait tant qu'il reste encore à faire : c'était même là un des plus beaux côtés de son caractère, si remarquable sous tant de rapports.

Ce serait certainement dérober à Chervin une partie de sa gloire, de passer sous silence toute la grandeur morale de ce philosophe-médecin. Un sage de l'antiquité a dit : *Celui qui s'est fait un caractère sait tout ce qui lui arrivera*, et ces prophétiques paroles sont en tout applicables à Chervin ; dans les diverses circonstances de sa vie, il en a éprouvé les bons ou les dangereux effets : or, le trait le plus distinct, le mieux prononcé de son caractère, était la fermeté, c'est-à-dire une énergie à l'épreuve de tous les labeurs, de toutes les fatigues, de toutes les injustices. Juste, honnête, bienveillant, Chervin montrait, dans les actes ordinaires de la vie, cette tranquillité, cette sérénité stoïques qui annoncent une probité pour ainsi dire innée, et la longue habitude de vivre en paix avec ce démon familier qui s'appelle *la conscience*. Il n'est peut-être pas d'homme qui ait plus scrupuleusement réglé ses actions d'après ses principes, et ils étaient sévères.

Aussi, quel caractère simple et ferme! quelle mâle allure de cœur et d'esprit! quelle vaillance, quelle liberté de la pensée! De là cette modestie fière, cet orgueil plein de candeur, bien différent de l'orgueil de ceux dont l'amour-propre s'entoure de précautions et de raffinemens. Une chose digne de remarque, c'est qu'il y avait pour ainsi dire deux manières d'être dans Chervin : si l'on entrait dans le cercle de ses idées scientifiques, absolues, exclusives, on se trouvait en face d'une personnalité ardente, irritable, hérissée, toujours disposée à une indomptable résistance; hors de ce cercle se voyait l'homme doux, coulant, aisé à vivre. Personne n'a mieux compris la nécessité, la fatalité du devoir, la logique de l'honnête, la protestation *quand même* de la probité contre l'intrigue; aussi, nul ne sut mieux que Chervin supporter les maux de la vie, les injustices, les petites déceptions, avec une complète résignation. En causant *cœur à cœur* avec lui, on remarquait parfois cette expression d'ironie mélancolique familière à ceux qui ont vu de près les hommes et commencé la vie par des mécomptes. Jamais on ne trouva en lui cette misérable apathie, caractère de l'égoïsme énervé de certaines gens. Ce ne fut pourtant pas le juste opprimé, réduit à lancer en tombant de la poussière contre le ciel; Chervin, doué d'une héroïque rudesse de sentimens, savait au contraire, dans l'occasion, repousser l'injure et l'agression; mais, dans ce cas, ce n'était jamais pour ses intérêts particuliers : aussi, à notre époque d'ambitions si pressées, de convoitises si âpres, si personnelles, son indifférence presque ascétique pour la fortune étonnait comme une flagrante

accusation contre cette fureur de places et d'argent
qui pousse et enivre la foule de nos contemporains.
Chervin fut réellement un de ces modèles du vieux
temps des mœurs sévères ; il eut une organisation morale tout à fait en dehors des types ordinaires. On
peut dire que ce fut un honnête homme dans toute la
grandeur et la magnificence de la chose, car il eut
cette fleur d'or de bonne foi, de droiture et de raison
qui en sont la base et la racine. Quand on le voyait
agir, demander, solliciter, intriguer même, n'épargner
ni pas, ni démarches, ni écrits, ni dépenses, qui n'aurait pensé qu'il s'agissait de lui et de ses propres affaires, d'une récompense, d'un emploi lucratif à obtenir? nullement : le but de tant de soins était le bien
public ; il s'agissait de faire avancer la science, d'é-
clairer l'autorité, de ménager les finances de l'Etat,
d'épargner des millions au commerce ; et lui manquait
de tout ! Aussi, sa vie et sa mort seront toujours un
grand enseignement pour les hommes qui se vouent
pleinement au bien de l'humanité, au culte de la
science ; on y trouvera un exemple d'abandon, de dévouement, d'autant plus frappant qu'il est original, et
pour ainsi dire *sui generis*.

En considérant l'ensemble de ses qualités morales,
on peut assurer que le caractère et le cœur dominaient
évidemment. Son esprit était droit, juste et logique,
mais négligé dans sa culture sous plusieurs rapports ;
il avait l'esprit du bon sens, c'est-à-dire l'esprit le
meilleur et le moins cherché. En homme tout-à-fait
pratique, la pensée de Chervin se renfermait strictement dans l'utile et le nécessaire, dans le résultat cer-

tain et le matériel; aussi fut-il à peu près étranger à la philosophie, aux arts, aux lettres, c'était à ses yeux autant de futilités; on eût dit que le compas de son intelligence ne pouvait s'ouvrir passé un certain angle. Il y avait, en effet, dans la direction de son esprit, plus de fixité que de ressources, plus de tenacité que de variété; de la force, de la puissance, mais peu de liant, de finesse et de souplesse. Toujours prêt à défendre l'utile, le beau, l'ingénieux ne le charmaient pas; il avait quelque chose de ce rude bon sens de Franklin, qui disait : « J'aime mieux un dindon qu'un aigle. » Ami constant, généreux, plein d'âme, il en prodiguait les preuves dans l'occasion; mais il arrivait souvent que les formes lui faisaient défaut, en sorte qu'on a pu dire de lui, comme d'un homme célèbre du dernier siècle : qu'il était très-*effectif* en amitié, mais peu *affectueux* dans les apparences. Ses nobles et belles qualités sont ainsi restées plus d'une fois cachées dans son cœur, et par cela même peu connues. Il en fut de même de son esprit; tout entier à son but, à son idée, à son projet, peut-être s'est-il laissé aller trop de temps à une polémique sans fin ni relâche; il y épuisa son temps, sa bourse et sa santé. Comment rassembler maintenant, coordoner ses recherches, ses principes, ses vues, disséminés depuis vingt ans dans une foule d'écrits, de brochures, de rapports, etc.? Lui seul pouvait en former un corps de doctrine; c'est un ouvrage qui manque à la science, c'est un monument qui manque à sa mémoire. Sans doute la vérité s'endurcit sous le marteau, il faut frapper fort et long-temps; mais quand les principes sont connus, pourquoi tarder à les réunir en faisceau pour leur donner plus d'éclat, de force et de durée ?

Il est probable que Chervin eût accompli ce dessein, si quelques années de plus lui eussent été accordées, surtout si sa vie militante, active, pénible, eût été tempérée par un peu de bien-être. Mais véritable martyr de son idée, toujours prêt à pousser le dévouement jusqu'au sacrifice, jusqu'à la misère, jusqu'à la mort, il ne voyait rien au-delà. Toutefois, comme les premiers chrétiens, plein de foi et d'espérance, il aimait à dorer les sombres nuages de sa mauvaise fortune par la perspective d'un avenir plus riant. N'ayant ni patrimoine, ni emploi, ni clientèle, ni protecteurs puissans, simple dans ses goûts, content de peu, uniforme dans sa vie, il n'avait d'autre affection, il ne se passionnait que pour la fièvre jaune qu'il avait comme personnifiée, et qu'on appelait sa compagne, son *héroïne;* le reste lui était égal ou indifférent. Aussi le besoin de tout se fit sentir, car le modique jeton de l'Académie de médecine était son unique ressource. Chervin eut donc dans les derniers temps à lutter contre les trois plus grandes afflictions de l'humanité, la maladie, la vieillesse et la pauvreté, triple Euménide contre laquelle les hommes sont ordinairement sans énergie. Mais Chervin fut toujours le même : l'adversité le trouva armé de force et de patience, rien ne changea dans ses travaux, dans ses vues, dans ses habitudes ; aucune plainte, aucune récrimination n'eut lieu de sa part, soit pour déprimer *ce qui est,* ou pour exalter *ce qui devroit être,* soit contre les hommes plus favorisés par la fortune.

En aucun temps il n'eut de jalousie ou d'envie contre un de ses confrères ; jamais il ne jeta un regard de convoitise sur les positions opulentes ; jamais il ne fut exposé au tourment de cette bile médicale si âcre, si corrosive dans certains cas. Hors le point scienti-fique de la non contagion de la fièvre jaune, il savait souffrir et se taire, sans effort, sans jactance philoso-phique, comme s'il était prédestiné aux vertus cruci-fiantes, comme si c'eût été son lot, son destin à ac-cepter. Est-il rien de plus élevé, de plus digne, de plus sacré qu'une semblable pauvreté, fière et silen-cieuse avec les indifférens, ou qui confie dans le sein d'un ami des privations courageusement quoique dou-loureusement souffertes ? Sa vie, bien que calme à la surface, égale en apparence, discrète par le dehors, fut néanmoins tout un drame douloureux accompli dans les profondeurs intimes de l'âme. N'est-ce pas pour de tels hommes qu'on a des souvenirs, des re-grets qui durent toute la vie ? et Chervin est de ce petit nombre d'élite. Qui pourrait, en effet, oublier cet il-lustre médecin, quand on l'a vu, dans son *petit garni*, avec son triste foyer, ses meubles plus que modestes, sa bibliothèque composée de deux planches, sa vaste malle poudreuse renfermant ses trésors, c'est-à-dire ses documens recueillis au prix de sa fortune, de son repos, de sa santé, de sa vie, sur une infinité de points du globe ? Et pourtant cette existence si modeste, si humble, si précaire, qui s'achemine péniblement de douleur en douleur, d'obstacle en obstacle, a je ne sais quoi d'héroïque et de touchant qui vaut bien le bruit théâtral des plus brillantes destinées. Toutefois,

malgré la force de son caractère, et comme sa délica-
tesse tenait de très - près à une susceptibilité ombrageuse, à une fierté très-irritable, Chervin eût succombé,
si de généreux amis, qu'il ne nous est pas permis de
nommer, ne l'avaient soutenu de leurs secours. Il accepta avec reconnaissance et sans hésitation, profondément convaincu qu'il s'acquitterait promptement,
soit par les profits d'une grande clientèle qu'il espérait
à la Nouvelle - Orléans, soit par les actes rémunéra-
toires *spontanés* du gouvernement et du commerce,
auxquels il avait épargné tant de millions. Malgré l'expérience, on est toujours étonné de cette naïve confiance des grandes âmes, surtout à notre époque. Chervin
en était doué au plus haut degré : par ses illusions, par
sa candeur, il tenait sur ce point de la famille de ces
utopistes qui pensent qu'être utile et laborieux suffit
pour réussir, ou qui, espérant toujours, se laissent dé-
river à l'aventure, sur le courant des évènemens, jusqu'à la pelletée de terre jetée sur leur cercueil, ce qui
est la chose du monde la plus positive. Ce triste moment arriva pour Chervin plus tôt qu'on ne l'aurait
pensé. Il réunissait, en effet, les deux conditions les
plus favorables pour vivre long-temps, une constitution solide et beaucoup de modération ; d'ailleurs, le travail et l'application l'avaient préservé
de ces désirs sans but, de ces fougues d'imagination qui tourmentent la jeunesse oisive : cependant,
il n'a point prolongé sa carrière. Son aspect indiquait tous les caractères de la force, une grande
vigueur physique, à laquelle répondait cette vitalité
morale qui le fit un de ces hommes forts, à l'épreuve

des joies, des labeurs et des peines de la vie. Il avait dans l'ensemble ce quelque chose de grave, de sérieux, de profond, qui annonce que l'esprit est fortement préoccupé ; une sorte d'austérité poussée jusqu'au rigorisme, qui veut tout ou rien, cherchant toujours un absolu de perfection, très-rare défaut assurément. Sa manière d'être, sa vie, ses habitudes furent un modèle de régularité, de simplicité devenue presque proverbiale parmi ses confrères. Quelle que fût la saison, la température, il était toujours vêtu de la même façon. Sans se refuser à la conversation, il avait un éloignement marqué pour les plaisirs bruyans. Les heures, si longues pour les désœuvrés, étaient toujours trop courtes pour lui ; aussi les ménageait-il avec un soin méthodique, se gardant de les laisser s'envoler en distractions frivoles. Son appétit, ses repas, son hygiène étaient réglés de manière à ne point sortir d'une stricte modération. Jamais il ne mania une carte de sa vie ; il est douteux qu'il ait jamais mis le pied dans une salle de spectacle : enfin, il est probablement mort dans cet état singulier et si rare dont parle Fontenelle à l'occasion de Newton. Ces détails nous ont paru dignes d'intérêt en parlant d'un médecin célèbre, dont l'âme et le caractère ayant je ne sais quelle physionomie d'un autre âge, lui réservent comme une place à part dans le nôtre. Nous les donnons d'ailleurs comme des éloges : or, la louange qui honore le plus un homme de mérite est celle qu'il ne peut entendre.

Cependant, malgré cette vie si méthodiquement conduite, Chervin, à peine sexagénaire, fut atteint, le 8 février 1842, d'une hémiplégie, suite probable d'une maladie du cœur dont il avait le germe. Sa position devint plus triste encore, mais il en supporta avec patience les longues et douloureuses angoisses, et jamais il ne lui vint dans la pensée de suspendre ses travaux, de cesser d'attaquer devant le public, dans l'Académie de médecine, dans les pétitions à la Chambre des députés, où son éloge eut un si beau retentissement, grâce à nos confrères députés eux-mêmes, MM. Bouillaud, Dezeimeris et Richond-des-Brus, la contagion de la fièvre jaune, les lazarets et les quarantaines. Son but, son idée fixe, son *delenda Carthago*, ne furent pas un instant écartés de son esprit par le mal horrible qui le pressait, qui l'étouffait. Ses souffrances devinrent telles qu'il se rendit à Bourbonne-les-Bains, à tort persuadé que ces eaux thermales pouvaient le soulager. Là des soins éclairés et affectueux lui furent prodigués par un excellent confrère, M. le docteur Therrin, mais inutilement ; ses maux s'accrurent, et Chervin succomba le 14 août 1843. Il vit sa fin approcher sans faiblesse de cœur, sans trouble de raison ; il répondit à l'appel de la mort avec calme et sérénité, comme il faisait de toutes choses.

Tels furent les derniers momens d'un homme dont la haute indépendance de caractère, l'incroyable dévouement à une idée de progrès scientifique et de bien public sont si dignes d'éloges ; qui se consacra entièrement au culte désintéressé d'une vérité pénible à acquérir, peut-être plus pénible encore à propager et à faire connaître ; qui, sans dédaigner la fortune ni la rechercher, vécut pauvre, libre, fier, regardant comme un devoir l'austère immolation des satisfactions vulgaires ; qui, constamment livré à ses travaux, n'ayant ni richesse, ni pouvoir, ni places, ni dignités, sut néanmoins conquérir un nom européen, l'estime unanime de ses confrères, une réputation d'honneur, de loyauté, d'élévation de sentimens, admirés de tous. Oui, il est beau de mourir ainsi, de se coucher dans la tombe sans que rien pèse à la tête et au cœur; c'est la fin d'un bienfaiteur de l'humanité, c'est véritablement le soir de la vie d'un sage.

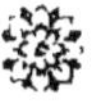

MÉMOIRE

SUR L'EXISTENCE ET LA CAUSE ORGANIQUE DU TEMPÉ-
RAMENT MÉLANCOLIQUE (1).

———◦}•{◦———

La doctrine des tempéramens remonte aux
premières époques de la science. Quels qu'aient

(1) Ce mémoire a été lu à l'Académie des sciences,
au mois de mai 1830. Je ne saurais taire que quelques jours après la séance, ayant eu occasion de voir
l'illustre Cuvier, il voulut bien me dire que la lecture

été les révolutions de la médecine, les systèmes, les doctrines, les hypothèses qui l'ont changée ou modifiée, les tempéramens sont restés, à peu de chose près, tels que les anciens les ont décrits. Plusieurs médecins modernes d'un grand mérite, comme Stahl, Cabanis, Hallé, ont pourtant essayé de présenter des vues nouvelles et fondamentales sur ce point important de physiologie ; mais en examinant avec une rigoureuse impartialité leurs travaux et leurs idées, on ne tarde pas à s'apercevoir que le fond de la doctrine des tempéramens reste le même, et qu'il ne s'agit que de simples modifications. En effet, les anciens, ces exacts contemplateurs de l'homme, ont saisi avec tant de justesse les caractères principaux des variétés de l'organisation, ils les ont tracés avec tant de vigueur, leurs tableaux sont empreints d'une telle vérité, que les médecins des âges suivans ont été forcés d'admettre la théorie des tempéramens qu'ils nous ont transmise.

On a beaucoup blâmé les *quaternités* humorales de Galien ; mais les physiologistes mo-

de ce travail l'avait vivement intéressé. On doit croire tout le prix que j'attache à un pareil témoignage, bien propre à confirmer l'opinion que j'ai émise.

dernes n'ont pu les rejeter entièrement dans la classification des tempéramens. Le médecin de Pergame et ses successeurs prirent les fluides pour base de leurs divisions ; de nos jours on a préféré le système vasculaire et ses formes diverses. Les anciens n'ont vu que le sang, l'humeur pituiteuse, la bile ou l'atrabile ; les modernes ne considèrent que les artères, les veines et les vaisseaux lymphatiques : les uns ont fondé leur doctrine sur le *contenu*, les autres sur le *contenant*; ils étaient humoristes, et nous sommes solidistes, voilà toute la différence. En définitive, il faut toujours en revenir à leurs groupes de caractères ou tempéramens, sauf quelques modifications que les progrès réels de la science forcent d'admettre.

Mais des quatre tempéramens primitifs décrits par les anciens, celui qu'ils ont désigné sous le nom de *mélancolique,* a toujours été, pour les modernes, un sujet de controverse. Conséquens à leurs principes, les médecins grecs et romains avaient reconnu l'humeur atrabilaire pour cause originaire de ce tempérament. Mais qu'est-ce que l'atrabile? qu'entendaient les anciens par cette humeur? est-ce la bile cystique? est-ce une bile plus stimulante et plus active? est - ce un sang noir, condensé, presque

concret? jamais ces questions ne furent réso-
lues, et cela devait être, puisque l'atrabile est
une humeur hypothétique. Tant que la doctrine
de Galien a régné dans les écoles, c'est-à-dire
pendant près de seize siècles, le tempérament
mélancolique, produit de l'atrabile, a été constamment admis. Fernel voulant expliquer ce
phénomène, reconnaît trois espèces primitives
de bile, deux sous-espèces, quatre variétés, enfin
une dernière espèce provenant d'un certain degré d'*ustion*, et qui constitue la fameuse *atrabile* (1). Telles étaient les idées du temps. Les
mouvemens progressifs de la science, dans les
époques suivantes, renversèrent de pareilles hypothèses. On continua cependant à décrire le
tempérament mélancolique, mais sans en assigner avec précision la cause organique. Quelques physiologistes regardèrent cette constitution comme une variété du tempérament bilieux.
Cabanis pense qu'elle n'en diffère que par un
mode particulier du centre épigastrique. Mais
quel est ce mode? ce médecin ne s'explique

______

(1) .... *Ex his demum summe ustis, fit et in conspectum
sedat atrabilis, ea quæ omnium est humorum deterrima.*
(Joannis Fernelii Ambiani, *universa Medicina, de humorum differentiis,* lib. 6, cap. 4.)

point d'une manière positive. Hallé ne signale que les caractères tirés du système nerveux et particuliers à ce tempérament, la persévérance des impressions et leur lente susceptibilité. Il est enfin des médecins qui ont soutenu que le tempérament mélancolique n'existait pas. Tissot, entre autres, prétend qu'il est toujours acquis, jamais originel. De nos jours, on continue à le décrire dans la plupart des traités de physiologie, mais sans déterminer sa *cause organique,* ou le système qui prédomine dans cette constitution. Broussais, d'après son système, ne vit ici qu'une prédominance gastrique avec inflammation chronique des organes digestifs.

Il résulte de ce que nous venons de dire :

1° Que les opinions relatives à la cause de ce tempérament, regardé comme type primitif d'organisation, ne sont point fixées ;

2° Que cette diversité d'opinions est telle, que l'existence même de ce tempérament a été niée et l'est encore par plusieurs médecins.

Ce dernier sentiment nous paraît une complète erreur : nier un effet parce qu'on ignore la cause, n'est qu'un paralogisme. Combien de phénomènes physiologiques, combien de formes, de nuances pathologiques n'est-on pas

forcé d'admettre sans qu'on puisse en reconnaître le principe ou la cause! .

D'ailleurs, les caractères distinctifs du tempérament mélancolique sont tellement saillans,
tranchés, positifs, qu'on n'a pu s'empêcher de
le décrire dans presque tous les traités de physiologie. Ce tempérament, comme tous les types
d'organisation, affecte certains climats. Nous
l'avons souvent observé en Italie, dans la Dal-
matie et en Espagne (1). En France, où la constitution sanguine domine en général, le tempérament mélancolique n'est pas rare, non plus
qu'en Angleterre. On le remarque même en
Hollande, où la constitution lymphatique a une
prédominance si marquée. Certes, le physique
et le moral de Guillaume de Nassau, surnommé
le *Taciturne,* tracés avec tant d'énergie et de
vérité par Schiller (2), indiquent bien le tempérament mélancolique. Quoi qu'il en soit, on
le trouve plus communément dans les pays

(1) Piquer, médecin espagnol, ne manque pas de
parler dans ses ouvrages, de ces hommes, *hirti, sub-
nigri, sicci, graciles,* qu'on rencontre si fréquemment
dans son pays.

(2) *Histoire du soulèvement des Pays-Bas. (Voy.* la tra-
duction de cet ouvrage par Clouet, ou plutôt celle plus
récente de M. Chateaugiron.)

chauds et secs, comme l'Espagne, l'Inde, l'Arabie, etc. Les institutions politiques et religieuses peuvent le développer, l'exagérer même, mais non pas le produire ; car il faut bien distinguer la *mélancolie* du tempérament mélancolique : la première peut avoir lieu, comme nous le ferons voir, avec toutes les formes possibles d'organisation ; le second prédispose seulement à cette singulière, à cette redoutable névralgie.

Des formes grêles, des muscles peu développés, mais dont la fibre est sèche et raide ; la poitrine étroite, la peau d'un brun jaunâtre couverte de poils ordinairement bruns ; de larges veines qui rampent à la surface cutanée ; un tissu cellulaire compact et rapproché ; une face maigre et osseuse, tantôt pâle, tantôt olivâtre ; les yeux quelquefois bleus, mais le plus souvent noirs, enfoncés, avec une légère teinte bilieuse sur la conjonctive ; le regard timide, parfois étincelant ; les mouvemens lents, circonspects, embarrassés ; voilà pour l'habitude extérieure.

Relativement aux fonctions intérieures, la circulation est en général calme, le pouls petit, serré, quelquefois inégal ; jamais ce qu'on nomme *vis a tergo* n'a lieu avec impétuosité. La respiration est faible, l'hématose peu active,

les sécrétions, particulièrement la transpiration,
se font avec difficulté. La digestion présente
beaucoup d'irrégularités, tantôt laborieuse, tantôt rapide ; enfin il est rare que le centre épigastrique soit complètement libre de toute sensibilité morbide, surtout à un certain âge.

Quant au système cérébral et aux facultés de
l'intelligence, on sait qu'elles correspondent à
cet état de l'organisme. Une volonté d'abord
incertaine, puis forte, tenace, inflexible ; une
étonnante persévérance d'habitudes, une défiance qui s'accroît de plus en plus par la connaissance des hommes ; tantôt une faiblesse de
raison qui afflige et déconcerte ; tantôt une
force, une profondeur de vues et de pensées
qui frappent et entraînent. L'imagination est
toujours dans les extrêmes ; sublime ou bizarre,
capable d'enfanter des chimères ou des chefs-
d'œuvre, elle se présente sous un double aspect, particulier, pour ainsi dire, à ce tempérament : elle est tout à la fois vive, mobile,
capricieuse, et pourtant susceptible de se concentrer fortement sur les objets soumis à la méditation, de suivre une idée fixe jusqu'aux dernières limites de la réflexion.

Tels sont les traits physiques et moraux connus dans tous les temps, dont l'ensemble ca-

ractérise le tempérament mélancolique. Certes, on voit ici, à ne pas s'y tromper, une empreinte originelle et profonde ; il y a une cause première et puissante d'une pareille constitution. Les signes extérieurs en sont trop évidens, trop bien mis en saillie par la nature pour qu'ils ne soient pas irrécusables. Des maladies, de longues habitudes, un régime quelconque peuvent modifier ce type organique, l'exaspérer ou le réprimer, mais non jamais le détruire ou le refaire de toutes pièces. Ce type dépend, sans aucun doute, de la prédominance d'un des principaux systèmes de l'économie. Mais quel est ce système ? c'est ce que nous allons examiner.

Si l'on se renferme dans l'étude sévère des faits ; si l'on observe sans idée préconçue ou hypothétique ce qui se passe dans l'économie, on ne tarde pas à s'apercevoir que parmi cette innombrable multiplicité d'organes, de tissus, de systèmes qui la composent, il en est dont l'influence est constamment marquée sur les autres : c'est, là le principe la racine des tempéramens avec toutes les conséquences qui en découlent sous les rapports physiologiques et pathologiques. L'indéfinissable combinaison de nos tissus, de nos organes, reproduit sans cesse l'indéfinissable variété des constitutions, des maladies et des symptômes qu'elles affectent ; en un mot, le tempérament est la véritable expression du mode d'exercice de la vie. C'est là une de ces trois ou quatre vérités sur lesquelles tout le monde est d'accord ; on peut regarder celle-ci comme démontrée.

On a également observé que de tous les systèmes de l'économie, ceux qu'on désigne sous les noms de *sanguin* et de *nerveux* avaient une prédominance extrême, et chacun d'eux souvent dans des proportions différentes. Ces systèmes sont, pour ainsi dire, généraux et créateurs ; ils servent à la composition de tous les organes ; les autres systèmes se groupent autour d'eux, ne vivent que de leur vie, ne sont que par eux. C'est dans ces deux grands arbres que réside l'existence dans toute son activité ; en un mot, la trame vasculaire et nerveuse, c'est la trame dont la vie est faite. Aussi les physiologistes modernes qui se sont occupés de l'étude des tempéramens ont-ils toujours cherché à les fonder, à les classer d'après cette donnée. Si la *crâse* des humeurs était la base primitive des tempéramens chez les anciens, la *vascularité* de l'économie est celle des modernes : vient ensuite l'action nerveuse dans toutes ses variétés, ses formes, ses influences diverses, mais toujours soumise à l'empreinte originelle vasculoso-cellulaire.

Relativement aux tempéramens *sanguin, lymphatique* et même *bilieux,* ce principe a paru d'une telle évidence qu'il semble à l'abri de toute contestation. Il n'en a pas été de même, comme nous l'avons remarqué, du tempérament mélancolique ; et cependant pourquoi ce type primordial de l'organisation serait-il placé hors du principe admis? Pourquoi s'écarter, dans la recherche de sa cause, des lois physiologiques reconnues pour les autres tempéramens? La nature n'est-elle pas la même dans ses développemens, comme elle *est une* dans ses plans ?

Un tempérament des mieux connus, des plus distincts, est, sans contredit, le tempérament *sanguin.* Or, que nous présente ce tempérament? Un système sanguin *artériel* très-développé, une poitrine ample, une hématose active, une action vitale partout égale, constante, modérée. Dans cette constitution, le sang est riche, coloré, concrescible, plastique, éminemment vitalisé ; un cœur robuste le lance avec impétuosité du centre aux extrémités et à la périphérie. Des phénomènes tout opposés se

remarquent dans le tempérament mélancolique :
le système sanguin veineux présente seul beaucoup de développement; la poitrine manque
d'ampleur dans tous ses diamètres ; le cœur est
petit; les cavités droites sont très-dilatées, surtout si l'individu est âgé. La sanguification est
peu active; un sang noir, foncé, pauvre en fibrine et en principes nutritifs, circule lentement, péniblement, et n'arrive qu'avec peine
dans le système capillaire, bien que les veines
cutanées et superficielles soient assez larges.
L'action vitale manque d'énergie; il se développe peu de calorique, surtout aux extrémités.

Les anciens avaient fait toutes ces remarques
physiologiques; aussi classèrent-ils le tempérament mélancolique poussé à l'extrême, dans
ce qu'ils nommaient l'*intempérie sèche et froide*.

Il est maintenant de toute évidence que, dans
les deux variétés d'organisation dont on vient
de parler, la balance circulatoire n'est pas la
même. Dans l'une, abondance de sang artériel,
calorification active, phénomènes vitaux très-
prononcés ; dans l'autre, excès de sang noir ou
veineux, stimulation, excitabilité en moins, diminution d'énergie et de chaleur vitales.

D'après ces données, nous pouvons donc
poser en principe :

1° *Que le tempérament sanguin est le résultat de la prédominance du système artériel ou à sang rouge;*

2° *Que le tempérament mélancolique est le produit de la prédominance du système veineux ou à sang noir.*

La suite de ce Mémoire sera l'exposition des preuves de cette dernière assertion.

Tous les faits de l'ordre anatomique et physiologique, tous les faits de l'ordre moral, aussi bien que les faits pathologiques, tendent à confirmer la deuxième proposition précédemment énoncée.

En ouvrant le cadavre d'un homme d'un certain âge, et doué du tempérament mélancolique prononcé, deux choses frappent d'abord, la couleur d'un brun jaunâtre de tous les tissus, et le peu de développement des organes. On dirait que la vie a toujours été comprimée, jamais expansive et rayonnante. L'ouverture des cadavres de plusieurs individus ainsi constitués, et faite dans différens pays, nous a fait voir constamment cette diminution organique et par conséquent vitale.

Nos devanciers avaient déjà remarqué que, dans ce tempérament, le cerveau est en général

petit et d'une consistance plus grande qu'à l'ordinaire. La sérosité répandue dans les ventricules est brunâtre, et certainement plus foncée
que dans les autres constitutions. Les vaisseaux
sanguins cérébraux sont ordinairement dilatés
et comme variqueux; les sinus ou *lacs* veineux
de la dure-mère, notamment engorgés et dis-
tendus par un sang noir et épais, preuve de
l'existence de la pléthore veineuse. C'est là ce
qui explique comment des personnes maigres,
chétives, sont parfois frappées d'apoplexie. Les
artères cérébrales, comme toutes celles de l'é-
conomie dans ce tempérament, sont évidemm-
ment d'un petit diamètre. Un cas d'ossification
de l'artère carotide, près de sa courbure, s'est
même présenté à notre observation.

Relativement à la poitrine, les caractères distinctifs de ce tempérament sont encore plus
saillans. On sait que la capacité du thorax détermine ordinairement celle des poumons, du
cœur, des gros vaisseaux, et par suite les dispositions générales du système sanguin. Or, dans
le tempérament mélancolique, la cavité de la
poitrine est singulièrement étroite, c'est même
là un de ses caractères les plus marquans, les
plus indélébiles, un de ceux qui le séparent
entièrement du tempérament bilieux, avec le-

quel on l'a souvent confondu. Cette disposition organique est des plus importantes; d'une part, elle explique comment la sanguification est peu active, le sang artériel oxigéné peu abondant; de l'autre, comment la calorification n'a qu'un faible degré d'énergie. Elle explique en outre pourquoi, chez les individus doués de ce tempérament, les poumons sont si souvent le siége de congestions, d'engorgemens, d'hémorrhagies souvent fatales. Molière, qui avait le tempérament mélancolique le plus prononcé, périt frappé d'une apoplexie pulmonaire.

Le cœur, ainsi que nous l'avons dit, est également peu volumineux, des concrétions polypeusés s'y remarquent plus fréquemment que dans les autres constitutions; les cavités droites sont toujours minces, larges, surtout quand le sujet est âgé; car la vieillesse et le tempérament mélancolique sont une double cause de *pléthore veineuse.*

Mais c'est surtout dans l'abdomen que l'observateur trouve les signes les plus marqués de cette pléthore veineuse. Presque toujours les tissus de l'estomac et des intestins sont gorgés de sang noir et visqueux; quelquefois ce fluide s'épanche et séjourne dans l'estomac, d'où il est rejeté ensuite par les vomissemens, ou les déjections alvines : sa couleur est alors très-foncée. C'est bien là ce que les anciens désignaient sous le nom de *ater sanguis*, de *fex sanguinis*, et dont ils faisaient avec la bile, une humeur particulière connue sous le nom d'*atrabile*. Il est évident que ce sang noir, séjournant dans l'estomac et les intestins, est le produit d'une *exsudation* passive à travers les vaisseaux capillaires et les membranes de ces organes. Remarquons que cette exsudation n'a jamais lieu dans la jeunesse, parce qu'alors, comme nous le dirons plus tard, la balance circulatoire est en faveur du système artériel, même dans le tempérament mélancolique.

Le système de la *veine porte* présente aussi de notables différences. Aucun physiologiste n'ignore que la circulation est toujours lente et pénible dans ce système, que cette difficulté augmente avec l'âge, quand les viscères abdominaux prédominent et qu'il y a pléthore veineuse. Mais ces phénomènes ont lieu prématurément et d'une manière bien autrement marquée chez l'homme doué du tempérament mélancolique. Aussi, observe-t-on alors, et de bonne heure, un certain embarras au foie et aux *hypochondres*, du malaise, de la pesanteur dans l'abdomen; l'épigastre est presque toujours *serré et astreint,* comme dit Ambroise Paré ; dispositions qui influent singulièrement sur le cours des fluides abdominaux, sur les fonctions du système digestif, et par sympathie sur l'état moral. La veine cave, la veine porte et leurs principaux rameaux, sont développés et dilatés à un point quelquefois extraordinaire. Nous avons eu occasion en 1810, à l'armée d'Espagne, d'observer un soldat qui présentait ce tempérament dans toute sa pureté ; il en était pour ainsi dire le prototype. Son maintien grave, ses paroles rares et sentencieuses, certaine austérité de mœurs, l'avaient fait surnommer le *philosophe* par ses camarades, bien qu'il fût d'une intelligence assez bornée. Cet individu mourut on ne sait trop comment ; on présuma qu'il s'était empoisonné. Empressés de faire l'autopsie cadavérique, nous ne découvrîmes cependant aucune trace de poison ; mais ce qui frappa tous les assistans, ce fut le volume disproportionné de la veine cave inférieure. Il y avait en outre beaucoup de sang noir épanché dans la partie inférieure du gros intestin, ce qu'on attribua à des hémorrhoïdes dont ce sujet avait été long-temps affecté, ce qui confirme encore notre assertion.

Non seulement les organes, mais les fluides

de l'économie, présentent encore des caractères particuliers dans le tempérament mélancolique. La bile est plus épaisse, plus stimulante, l'urine plus foncée, la transpiration plus difficile que dans les autres constitutions. Le sang surtout, comme on doit s'y attendre, offre toutes les qualités du sang veineux au plus haut degré. On a dit avec raison qu'il était plus carbonisé, moins oxigéné, moins chargé de principes nutritifs. Ce qu'il y a de certain, c'est que sa couleur est très-foncée, même dans les artères, et sa plasticité moins appréciable. Aussi après sa coagulation, cet *acte de mort du sang,* selon l'expression du docteur Schultz, remarque-t-on que la sérosité est jaunâtre, la fibrine peu abondante et assez compacte. Resterait maintenant à savoir dans quelle proportion on y trouverait l'*hématosine,* ce principe colorant du sang, admis et reconnu par MM. Brande et Berzélius. Quoi qu'il en soit, on peut dire du sang en général, dans le tempérament mélancolique, ce que Van-Helmont avait dit depuis long-temps du sang veineux, *nondum pro perfecto vitali sanguine habendus.*

Ainsi l'anatomie organique, la composition des humeurs coïncident avec les caractères reconnus du tempérament mélancolique, qu'il serait mieux de désigner sous le nom de *tempé-rament veineux.* Voyons maintenant les preuves fournies par la physiologie.

Ces preuves sont aussi nombreuses que convaincantes. Et d'abord il est aisé de faire voir que le principe une fois admis de la prédominance du *système veineux* comme cause organique du tempérament mélancolique, tous les caractères de cette constitution s'expliquent avec une grande facilité. La couleur brune de la peau trouve sa cause dans celle du sang et des principes qui en émanent. Ne voit-on pas, dans la *cyanose* ou maladie bleue, la peau se colorer fortement par le passage du sang veineux dans les artères? La maigreur s'explique par le peu de nutrition des organes et l'action absorbante très-énergique des radicules veineuses; le défaut de transpiration cutanée, par la rareté des artériels exhalans, par le peu d'activité du système capillaire; la raideur, la sécheresse, la force de cohésion des tissus, par la petite quantité d'exhalation séreuse qui a lieu dès les premiers développemens de l'organisme.

On explique également le défaut d'énergie de l'hématose, et par conséquent l'infériorité *relative* du système artériel, par l'étroitesse de la poitrine. L'aération du sang n'est-elle pas toujours proportionnée à la capacité de l'organe pulmonaire ? En continuant la déduction tirée de ces faits, on rend raison de la chaleur âcre, nerveuse, jamais douce, halitueuse, particulière à ce tempérament, et comment les extrémités sont toujours froides chez les hommes doués de cette constitution.

On voit aussi pourquoi le pouls est petit, lent, les mouvemens peu actifs ; pourquoi il existe toujours dans les viscères de l'abdomen une sorte d'embarras et de gêne sans maladie bien distincte ; enfin comment, lorsqu'un système cérébral actif coïncide avec une pareille constitution, les idées, les sentimens, les affections ont un caractère de profondeur, de hardiesse et de tenacité, signalé dans tous les temps.

On a voulu établir l'identité du tempérament mélancolique avec le tempérament bilieux ; mais la physiologie de ces deux tempéramens présente des différences trop notables pour que cette identité soit réelle. Dans le tempérament bilieux, la poitrine est constamment large et ample, ce qui amène nécessairement un grand développement des poumons ; de là une hématose très-étendue, un cœur volumineux, précipitant ses contractions, un système artériel d'un

grand diamètre, et toutes les conséquences qui
en découlent : or, rien de semblable ne s'observe dans le tempérament mélancolique. Dans
le premier, les muscles sont épais, fortement
dessinés ; chez le second, on les voit petits et
compacts. Avec l'âge, la sécrétion de la graisse
devient très-abondante dans la constitution bilieuse ; ce phénomène n'a pas lieu dans le tempérament mélancolique bien prononcé, ou du
moins on ne l'observe qu'à un faible degré. Le système *hépato-gastrique* fait toujours sentir son influence chez le bilieux ; dans le tempérament mélancolique, il y a plutôt une sorte d'ingurgitation
veineuse abdominale. Chez l'un, les vomissemens
bilieux et cette classe de maladies attribuées par
Stoll à la *polycholie*, s'observent très-souvent,
tandis que chez l'autre les vomissemens méla-
niques, les hématuries, les hémorrhoïdes, en
général, les hémorrhagies passives sont bien
plus fréquentes.

Le contraste moral de ces deux constitutions
n'est pas moins frappant. L'homme qui a reçu
de la nature le tempérament bilieux sans mélange, est prompt, actif, et sur le champ décidé ; fougueux, emporté, irascible, il ne sait
rien cacher, il est tout en dehors : la résistance
lui est odieuse, la contradiction insupportable ;

il cherche à triompher des obstacles d'une manière directe et hardie ; ses actions, ses paroles,
son style même annoncent la violence et l'impétuosité des mouvemens organiques. Que voit-
on, au contraire, dans le tempérament mélancolique? la faiblesse, la concentration de ses
mouvemens. L'homme ainsi constitué se retire
le plus possible au-dedans de lui ; c'est là qu'il
médite, qu'il approfondit ; c'est là, s'il se croit
offensé, qu'il cherche des moyens certains de
vengeance, car, selon l'expression de Shakes-
peare, *sa haine incorporée avec sa substance en
est devenue inséparable.* Réfléchi, dissimulé, il
use les résistances par sa lenteur, par sa persévérance ; ses désirs, ses vœux, ses projets sont
toujours couverts d'un voile d'indifférence. C'est
de lui qu'on a dit : *Volto sciolto, pensieri stretti ;*
seulement, dans de rares et courts instans, ses
yeux, sa physionomie décèlent une âme ardente, familiarisée avec toutes les émotions,
avec tous les orages de la vie.

On voit donc que ces deux tempéramens,
qu'on a voulu confondre et réunir à diverses
époques de la science, diffèrent totalement. Ce
sont deux types primordiaux de l'organisme :
l'un se caractérise par l'activité des actions vitales, l'autre par leur faiblesse et leur lenteur ;

la vie est *expansive* dans le premier, elle est *dépressive* dans le second.

En admettant pour cause du tempérament mélancolique la prépondérance du système veineux sur l'artériel, on peut rendre raison d'un phénomène peu observé et pourtant réel, c'est l'extrême rareté de cette constitution dans le sexe féminin. On trouve chez les femmes les tempéramens sanguin, lymphatique, bilieux même, avec leurs variétés, leurs nuances, leurs proportions, mais on n'y observe jamais le tempérament mélancolique parfaitement pur ; l'empreinte originelle du sexe s'y oppose évidemment. On sait, en effet, que les systèmes sanguin et lymphatique prédominent constamment chez les femmes, et qu'elles en ont les caractères physiques et moraux.

Il en est de même des âges. De toutes les modalités qu'affecte l'organisation, celle qu'on désigne sous le nom de *tempérament mélancolique* ne se prononce bien qu'avec l'âge ; on en sent maintenant la raison, et il y a très-peu d'exceptions à cette loi (1). Dans l'enfance,

(1) Le Dante est la seule que je connaisse. Dès son enfance, il annonça ce tempérament. Il n'avait que neuf ans, lorsqu'il fut frappé des traits de *Béatrice,*

l'activité du système lymphatique est à peu près la seule prépondérante ; dans la jeunesse, le système artériel ou à sang rouge l'emporte sur les autres systèmes vasculaires : à cette époque de la vie, un peu plus ou un peu moins, tous les hommes sont *sanguins* ; c'est aussi l'âge de la force, du bien-être, de la confiance, des maladies éminemment aiguës : mais bientôt la balance circulatoire n'est plus la même, la pléthore veineuse se manifeste. A mesure que l'homme parcourt l'échelle du temps, l'ordre des mouvemens vitaux change, une nouvelle direction de forces succède à celle qui finit. Ainsi, avec la prédominance du sang noir, les attributs caractéristiques du tempérament mélancolique se prononcent ; c'est ce qui a lieu chez tous les vieillards, mais plus promptement et plus fortement encore si le tempérament mélancolique est celui de l'organisme. Aussi les

que ses chants ont immortalisée. Les auteurs contemporains s'accordent à dire qu'il avait le teint bilieux, les traits grands et prononcés, que l'expression de sa physionomie indiquait des passions énergiques. Il était d'ailleurs habituellement grave, silencieux, méditatif. Les *maledette bolge,* ou fosses maudites de son poème, occupèrent de bonne heure sa vive et forte imagination.

hommes doués de ce tempérament sont-ils de bonne heure graves, sensés, réservés ; la vieillesse est chez eux prématurée. Au contraire, chez les hommes fortement *sanguins,* la jeunesse se prolonge bien au-delà du terme ordinaire. Qui n'a pas remarqué ces vieillards frais, rubiconds, pleins de force et de santé, aimant le plaisir, toujours enjoués et alertes? Certes, le mot de sang *vif,* dont on se sert alors, n'est pas aussi métaphorique qu'on le croit communément.

Ces phénomènes variés de l'organisation cessent d'être inexplicables, en considérant que la pléthore veineuse prédomine à des époques variées de la vie, mais constamment d'après le type primitif de la constitution. Fernel fixe l'apparition du tempérament mélancolique, dont presque tous les hommes sont atteints, à la soixante-cinquième année environ. Cullen, au contraire, pense que la pléthore veineuse commence de trente-cinq à quarante ans. D'après ce que nous avons dit précédemment, il est aisé de présumer que cette mutation organique doit varier en raison de la constitution originelle ; cependant, quelqu'en soit l'époque, elle a toujours lieu. Outre les phénomènes extérieurs qui l'annoncent, deux observations anatomiques servent encore à la démontrer. La première, c'est qu'avec les progrès de l'âge la capacité de la poitrine diminue, ainsi que sa faculté d'extension, par suite de l'ossification des cartilages sternaux. Les poumons s'atrophient, leur pesanteur spécifique n'est plus la même; leurs cellules sont élargies, leurs rameaux dilatés, remplis de mucosités qui s'opposent au contact immédiat de l'air et du sang. Il en résulte que l'organe pulmonaire devient moins propre à la respiration, absorbe peu d'oxigène : de là une hématose imparfaite, des mouvemens languissans du cœur, qui projette sans énergie un sang artériel, pauvre en principes de vie qu'il puise dans l'atmosphère.

La seconde observation anatomique est que, chez les vieillards, les artères diminuent toujours de largeur, de souplesse et d'élasticité; la plupart même deviennent osseuses; d'autres disparaissent et s'effacent entièrement. Au contraire, il n'est point d'anatomiste, que nous sachions, qui ait jamais trouvé de veine ossifiée. Loin de là, ces vaisseaux sont, dans la vieillesse, minces, dilatés, variqueux; le sang n'y circule que lentement, et présente souvent des stagnations qui compromettent la santé.

Ces considérations physiologico - anatomiques, toutes fondées sur des faits, et des faits irrécusables, font également voir pourquoi le tempérament mélancolique ne s'allie point avec le tempérament lymphatique. Le système vasculaire contenant les fluides blancs, ne paraît grandement développé que dans l'enfance, et son activité diminue toujours avec l'âge ; c'est précisément et en tout l'opposé du système veineux. On voit des tempéramens *lymphatico-sanguins*, *bilioso-sanguins* ; mais les caractères du tempérament mélancolique et du sanguin ne se confondent jamais ; ils s'excluent mutuellement : il faut qu'un des deux grands arbres artériel ou veineux prédomine nécessairement dans l'économie.

Ceci nous donne encore la solution d'un problème physiologique assez digne de remarque : c'est que presque tous ces tempéramens changent avec l'âge, ou du moins se modifient profondément. Le tempérament mélancolique seul est, pour ainsi dire, invariable dans son principe ; plus on vit, plus il devient saillant et marqué, en raison de la *pléthore veineuse* qui augmente toujours avec l'âge, comme nous l'avons dit : tous les hommes l'acquièrent avec le temps et la vieillesse ; il n'y a que les proportions qui diffèrent.

Passons maintenant aux phénomènes nerveux, caractéristiques du tempérament mélancolique ou *veineux*. Jusqu'à présent nos recherches
n'ont eu pour but que d'examiner l'influence
du système circulatoire sur le tempérament
mélancolique ; mais le système nerveux ne saurait être oublié dans l'étude de cette constitution ; son action y est tellement prononcée en
certains cas, que beaucoup de physiologistes
n'ont vu dans ce tempérament qu'une prédominance purement nerveuse. C'est une erreur
qui nous paraît complètement réfutée par tout
ce qui a été dit précédemment. Le système
nerveux, ce puissant agent d'incitation dans
tous les actes de l'économie, fait sur-tout remarquer son influence dans les constitutions
diverses. C'est par lui que leurs caractères sont
plus frappans, plus marqués, plus en saillie ;
c'est par lui que telle organisation est liée à
telle série de phénomènes vitaux, même à tel
ordre de passions, de sentimens ou d'actions ;
car le MOI ou l'être en puissance n'agit que par
l'intervention nerveuse. Ce qui fixe à peine l'attention de l'homme purement *sanguin,* aura
pour le *sanguin - nerveux* un très - haut degré
d'intérêt ; où le bilieux et le mélancolique don-
neront un coup de poignard, le lymphatique

ne fera entendre qu'un soupir ou une exclamation. Certes, des effets aussi différens sont évidemment dus à la différence d'organisation ;
mais ces différences elle-mêmes si importantes,
si décisives en quelque sorte, sont-elles générales, c'est-à-dire tiennent-elles à l'ensemble
de l'organisme, ou simplement, comme le prétend Gall, à certains developpemens partiels
de l'encéphale? On sait que ces opinions sont
depuis long-temps vivement controversées. Ne
serait-il pas possible de les concilier en écar-
tant toute hypothèse, et en ne consultant que
les faits ?

Dire qu'un animal est hardi, pusillanime,
féroce, patient, rusé, précisément parce qu'une
petite portion de l'encéphale a acquis plus de
volume qu'une autre, c'est oublier que l'organisme est *un*, qu'il y a une solidarité mutuelle
entre tous les systèmes qui le composent. De
l'organisation d'un animal naissent ses *besoins;*
ses besoins produisent son instinct, et son instinct détermine ses penchans, ses goûts, ses
actions, sa vie entière. Il y a ici une déduction
palpable, manifeste de rapports, de causes et
d'effets. Jamais, dit Aristote, on n'a vu l'instinct d'un animal avec la structure d'un autre;
observation d'autant plus juste, qu'elle porte

sur l'ensemble même de l'organisation. Le lion n'est pas tel parce qu'il a la protubérance du *courage,* mais il l'est encore par son instinct, par la force extraordinaire de ses muscles, l'étonnante souplesse de ses mouvemens, les armes redoutables dont la nature l'a pourvu. Il en est de même de l'espèce humaine : les goûts de l'enfance, si différens de ceux de l'âge adulte, tiennent à l'organisme de cet âge, organisme pris dans son ensemble. Les sentimens délicats, la finesse de goût et de tact, la mobilité d'imagination, si souvent remarqués chez les femmes, ne seraient-ils donc que l'effet d'une simple exubérance de capacité spéciale dont le siége est dans le cerveau? On ne saurait le croire; n'est-il pas évident que le système nerveux *tout entier,* ainsi que les autres systèmes, est puissamment modifié par les organes de la génération, que ceux-ci impriment à l'économie un ordre de mouvemens particuliers? On a déjà fait l'observation que dans les femmes, la substance cérébrale participe de la mollesse des autres tissus. Cela est d'autant plus vrai, que les femmes sèches, bilieuses, font exception; aussi leurs idées, leurs goûts, leur caractère, présentent-ils quelque chose de *viril* qu'on ne peut méconnaître.

Ce que nous venons de dire ici des âges et des sexes peut s'appliquer aux tempéramens. L'empreinte première, originelle, embryonique est si profonde, que le système nerveux, et par conséquent le cerveau lui-même, sont soumis aux conditions générales des autres organes de telle ou telle constitution. La prédominance nerveuse fût-elle extrême dans un tempérament donné, cette prédominance modifierait sans doute ce tempérament, elle lui donnerait des caractères spéciaux ; mais ces caractères seraient subordonnés eux - mêmes au caractère indélébile de la trame primitive de l'organisme.

Ces principes posés, la nette intelligence de la question nous démontre comment et pourquoi il peut y avoir prédominance nerveuse avec toutes les variétés, avec toutes les formes possibles de l'organisation, mais toujours dépendante de la constitution typique et primitive. Gall avait donc raison d'assurer que dans tous les tempéramens il y a des hommes de génie, et les exemples ne lui manquèrent pas. Mais il aurait dû ajouter que si certaines formes du cerveau ne sont pas étrangères à certaines aptitudes, cet organe est soumis lui-même au type primordial de la constitution.

La prédominance nerveuse s'allie d'une manière si positive avec plusieurs formes de l'organisme, que les physiologistes ont été forcés d'admettre des tempéramens *lymphatico-nerveux, nervoso-sanguins.* Mais par une bizarrerie assez inexplicable, ils n'ont rien observé de semblable dans le tempérament avec développement extrême du système musculaire; ils n'ont vu dans les hommes ainsi constitués que des athlètes stupides, et l'on connaît à ce sujet les railleries de Galien, renouvelées par Cabanis. Certes, le système musculaire peut prédominer seul, et la constitution dite *athlétique* est assez commune; mais il n'est pas rare non plus de voir réuni un tempérament *osso-musculaire* prononcé, à une sensibilité très-vive, à une imagination ardente, et par conséquent à une grande aptitude aux travaux de l'esprit. Léonard de Vinci, le maréchal de Saxe, Buffon, Mirabeau et d'autres pourraient être cités en exemples. Au contraire, ces mêmes physiologistes n'ont vu que la prédominance du système nerveux dans les tempéramens bilieux et mélancoliques; de là ces descriptions pittoresques que l'on trouve dans la plupart des Traités de physiologie. Pourquoi donc cette déviation des mêmes lois de l'économie? Tous les bilieux sont-ils

des Catilina? Tous les tempéramens mélancoliques sont-ils des Louis XI, des Machiavel,
des Pascal, des Zimmermann? On n'oserait
l'affirmer, pas plus que tous les lymphatiques
ne sont des Lafontaine, tous les sanguins des
Marc-Antoine, des Chaulieu, etc. Mais du moment qu'à la prédominance vasculaire, *lymphatique, artérielle* ou *veineuse,* se joint la prédominance du système nerveux, principe éminemment excitateur, la constitution prend, au
moral comme au physique, un caractère plus
tranché, plus décidé, quoique toujours dans
les limites et avec les formes du type primitif
vasculaire. Il nous semble que de cette manière
on peut expliquer toutes les contradictions des
physiologistes, soit entre eux, soit avec la doctrine de Gall.

En rattachant ces considérations à l'objet de
ce Mémoire, nous dirons qu'un examen attentif
fait pendant plusieurs années, et dans divers
pays, nous a fait voir qu'il est des hommes
d'un tempérament bilieux ou mélancolique dont
les facultés de l'intelligence sont très-bornées,
ainsi que dans les autres constitutions. Mais
supposons maintenant que le système veineux
ou à sang noir étant très-développé, la prédominance nerveuse ait également lieu, le tempé-

rament mélancolique se dessine dans toute son étendue, et particulièrement au moral. Les idées, les passions, les sentimens, les talens, la trempe d'esprit, auront dès-lors un cachet pour ainsi dire spécial, inhérent à cette constitution. Parcourons rapidement ce cadre moral.

De même que les *ondées* de sang veineux ne se succèdent qu'à des intervalles peu rapprochés ; que la circulation de ce fluide est lente et pénible ; que ce sang est de sa nature peu stimulant, de même aussi l'innervation dans le tempérament mélancolique ou *veineux* ne paraît se faire qu'avec difficulté. Son énergie se concentre dans l'encéphale et dans les principaux troncs du système ganglionnaire, quelle que soit d'ailleurs sa prédominance. Les phénomènes de l'intelligence sont parfaitement à l'unisson de cette disposition organique. La conception est lente, les déterminations indécises, les résolutions tardives, tout annonce dans l'économie des ressorts peu actifs, des fonctions languissantes, une existence concentrée ; ce n'est ni la pétulance du *nervoso-sanguin* ni la fougue du *nervoso-bilieux*, mais en revanche, comme nous l'avons déjà remarqué, il y a une force et une ténacité de réflexion qui suppléent à tout. Le sang veineux ne se manifeste point abondamment à la surface de l'économie ; de même aussi ce fluide n'est vivement influencé par l'agent nerveux que dans l'intérieur. Les impressions, les idées, les affections s'accumulent, se pressent, pour ainsi dire, dans les profondeurs de l'âme, et rien ne se manifeste extérieurement chez l'homme doué du tempérament mélancolique avec prédominance nerveuse, bien que sa figure n'annonce jamais cette bonhomie dénuée d'expression, cette immobilité de passions et d'idées qui caractérisent le tempérament lymphatique. C'est ainsi qu'il calcule et arrête d'avance chacun de ses mouvemens. Si la vengeance bouillonne dans son cœur, son visage est calme, son sourire cordial, sa parole courtoise ; il cache tout, il comprime tout, même la susceptibilité de ses nerfs, l'activité de son imagination. Sa haine est d'autant plus dangereuse qu'elle est froide et méditée ; jamais la colère ne jaillit ici de la chaleur du sang.

Placez maintenant le pouvoir entre les mains d'individus ainsi constitués, vous aurez ces monstres prédestinés à la tyrannie et au crime, par leur funeste organisation : tels furent Tibère (1), Caligula, Louis XI, Cromwell, Saint-

_____

(1) Personne, comme on sait, ne fut à la fois plus

Just, et sur-tout Robespierre, ce *Tibère de l'a-
narchie,* selon l'heureuse expression d'un de nos
littérateurs les plus distingués (1).

cruel et plus dissimulé que Tibère, *factus naturâ velare
odium fallacibus blanditiis* (Tacite). Un mot de lui caractérise surtout l'atrocité de son âme : *tuer n'est que la
moitié du supplice.*

(1) Saint-Just, l'homme le plus méthodique dans
l'art de pousser à l'extrême les principes d'une révolution, était doué du tempérament dont il s'agit, d'une
manière très-prononcée. Il avait le teint hâve et plombé,
un visage à grands traits, d'une expression mélancolique, un œil pénétrant et fixe, des cheveux noirs,
plats et longs, un air continuellement méditatif; c'est
pourquoi on l'appelait l'*apocalyptique.* Ses idées préva-
lurent quelquefois sur celles de Syeyès lui-même,
malgré la différence des âges. Saint-Just n'avait que
vingt-quatre ans lorsqu'il vota la mort du roi, et quand
il disait à la Convention : « *Osez,* ce mot renferme
toute la politique de notre révolution. »

Tous les contemporains s'accordent à peindre ainsi
Robespierre : au physique, c'était un homme de petite
taille, faible et maigre, à figure chafouine, fortement
marquée de petite vérole; le teint jaunâtre, le regard
sombre, dur, équivoque, assez semblable au regard de
l'hyène. Sa voix était aigre, criarde, presque toujours
sur le diapazon de la violence et de l'emportement.
Des mouvemens spasmodiques, quelquefois convulsifs,
l'agitaient souvent, surtout quand il parlait à la tribune

Les pensées, les affections ont donc dans ce tempérament, même quand le système nerveux l'exaspère, quelque chose de pénible et de concentré. Il y a plus, c'est que le sentiment de la joie, ordinairement le plus expansif de tous, cesse d'avoir ce caractère dans le tempérament *nervoso-veineux* (1); c'est une gaîté pour ainsi dire *bordée de deuil*, selon la naïve expression d'Amyot; c'est une joie qui n'est jamais franche et complète, se manifestant moins par éclats que par des saillies *humoristiques*, des bouffonneries amères et sinistres : *ridet et odit*. Certainement la gaîté mordante et satirique

ou dans les comités. Au moral, triste, irascible, vindicatif, jamais il n'a pardonné à qui que ce soit; soupçonneux et craintif, il avait peur, disait-il, *que son ombre ne l'assassinât*. Fourbe, rusé, haineux et jaloux, affectant une grande austérité de mœurs, personne ne sut mieux que lui mettre à profit les circonstances. Il sera à jamais le modèle du Tartufe politique, car il voulut faire abolir la peine de mort, la vue du sang lui faisant horreur. Certes, il est difficile de trouver dans l'histoire des grands scélérats, un tempérament mélancolique mieux caractérisé que celui-là.

(1) Ce tempérament se décèle en tout. Mme Roland fait observer dans ses Mémoires, que Maupertuis, mélancolique prononcé, faisait toujours des jérémiades, *même en décrivant les plaisirs des limaçons.*

de Swift ne ressemble en rien à la gaîté folâtre, à la verve enjouée des Chaulieu, des Lattaignant; aussi ces tempéramens différaient-ils beaucoup.

Si, par l'effet des circonstances ou autrement, les goûts et les facultés de ce tempérament se dirigent du côté des arts et des sciences, les mêmes caractères de lenteur et de fixité se remarquent. Ne perdons pas de vue que la sphère d'activité du principe sensitif se resserre d'autant plus, que le tempérament *nervoso-veineux* est plus en saillie. De là cette profondeur de la méditation, cette tyrannie de la réflexion, qui, concentrant perpétuellement la pensée sur le même objet, font que le génie établit des principes, découvre des rapports inconnus, ou, par une sorte de prescience philosophique, va saisir l'avenir dans le néant où il est encore. L'homme à tempérament mélancolique et nerveux, est lent à s'assurer de la vérité, parce qu'il l'examine sous toutes ses faces; il n'aime pas qu'elle lui échappe quand il croit l'entrevoir; il doute long-temps avant de croire, mais il ne revient jamais au doute, quand une fois il a vu, adopté, affirmé. Sa conviction est telle, que, suivant avec opiniâtreté la même série d'idées, il en déduit souvent des conséquences fausses ou exagérées ; et se livrant parfois aux écarts de son imagination, qui s'exalte facilement, il finit par se complaire dans le vague des hypothèses, et par systématiser des visions. C'est ce qu'on remarque chez plusieurs hommes de génie ainsi constitués, comme Malebranche, Pascal, Swedenborg. Mais s'il arrive que ces hautes facultés d'intelligence s'appliquent aux sciences positives, elles produiront Sixte-Quint dans l'art de gouverner, Colbert dans l'administration, dans la médecine, Zimmermann et Bordeu.

Ce que nous venons de dire prouve avec évidence que, dans le tempérament mélancolique comme dans tous les autres, les tendances vitales et les tendances instinctives, les fins organiques et les fins morales, ont d'étroits rapports de causalité, en se renfermant toutefois dans des considérations purement physiologiques. Dans le tempérament sanguin, où l'appareil respiratoire et le système artériel prédominent, la vie tend toujours du centre à la circonférence, les phénomènes nerveux présentent une direction analogue. Il y a dans cette constitution une énergie vitale, une vivacité d'existence extérieure, un bonheur de vivre pour ainsi dire, qui annoncent la régularité, la facilité de l'exercice de toutes les fonctions. Au contraire, nous avons vu que, dans le tempérament mélancolique, où se remarque une extrême *vénosité*, qu'on nous passe cette expression, la vie tend toujours de la périphérie au centre ; les actions vitales, les mouvemens nerveux sont difficiles, embarrassés, entravés ; il y a en quelque sorte une *difficulté d'être* qui s'accroît avec l'âge ; car remarquez que dans la vieillesse, un cinquième du sang est dans les artères, et les quatre cinquièmes dans les veines.

Cette disposition organique détermine aussi certaines maladies, et elle imprime à toutes des caractères particuliers à cette constitution. La pathologie et l'expérience clinique vont en effet nous offrir de nouvelles preuves à l'appui du principe que nous avons émis. Ces preuves serviront en outre à corroborer celles que nous avons puisées dans l'étude des faits anatomiques et physiologiques.

Qu'est-ce que caractériser pathologiquement un tempérament ? c'est indiquer non seulement les maladies auxquelles ce tempérament prédispose, mais encore déterminer, autant que possible, la part d'influence de ce tempérament dans toute espèce de maladie. Viennent ensuite les nuances particulières ; car, en définitive, dans la pratique, toutes les constitutions se réduisent à l'individualité. Or, qu'avons-nous vu dans le tempérament qui est l'objet de ces recherches? que le système veineux en est l'élément radical et dominateur; que ce système embrasse et pénètre tous les organes; qu'il donne aux actes vitaux une direction particulière, une forme et une mesure d'activité déterminées. Ces dispositions innées doivent avoir une influence directe et positive sur les affections morbides. En effet, on observe que, dans le tempérament mélancolique simple, ou bien *nervoso-veineux*, les maladies aiguës sont moins aiguës et plus rares; les maladies chroniques sont plus chroniques et plus fréquentes que dans les autres constitutions. On dirait que la nature manque de force ou d'élan, pour produire de ces vives secousses, de ces crises violentes qui tuent ou guérissent en peu de temps. Le *conamen* des actions organiques est trop languissant pour qu'il en soit autrement. Aussi, les inflammations sont-elles bien souvent sourdes, latentes, et en général suivies de dégénérescences qu'on ne soupçonne que tard, et qu'on ne reconnaît quelquefois qu'après la mort du sujet.

La maladie connue sous le nom de *tabes*

melancolica, n'est, à vrai dire, que la conséquence d'une altération organique qui use et
détruit lentement les forces sans que la nature
puisse en limiter les progrès. L'anatomie pathologique prouve qu'alors les désordres fonctionnels sont toujours liés à des lésions organiques d'autant plus dangereuses qu'elles sont
obscures et cachées dans la profondeur des
tissus. Ce *tabes melancolica* peut se manifester
dans tous les tempéramens, mais cette affection
est pour ainsi dire particulière au tempérament
mélancolique. Il en est de même d'une autre
maladie dont la marche et les symptômes découlent nécessairement du tempérament dont il
s'agit : c'est la *mélancolie.* Cette maladie, nous
le répétons d'une manière expresse, ne dépend
point d'une manière absolue du tempérament mélancolique ou *veineux;* elle se lie à certaine disposition du système nerveux. Voilà pourquoi elle
peut se manifester avec la plupart des variétés
de l'organisation. Tous les êtres sensibles, très-
impressionnables, profondément lésés dans
leurs intérêts ou dans leurs affections, peuvent
l'éprouver; la jeunesse même n'en est pas exemp-
te. Mais il faut avouer que des tempéramens, le
mélancolique est celui de tous qui prédispose
le plus à cette bizarre maladie, et ce que nous

avons dit précédemment en démontre facilement les motifs. Une ancienne observation de
médecine pratique a prouvé que toutes les affections chroniques des organes sous-diaphragma-
tiques, même assez légères, donnent à l'âme des
impressions habituellement tristes. Or, nous
savons que c'est précisément dans l'abdomen
où les stases de sang veineux sont le plus fréquentes et le plus difficiles à guérir.

Il est surtout une époque de la vie où il est
presque impossible d'éviter la mélancolie : c'est
lorsqu'ayant reçu de la nature la constitution
avec prédominance veineuse, l'âge vient lui
donner un accroissement inévitable en déterminant la pléthore de sang noir. Il est même
peu d'hommes, à l'exception de ces vieillards
dont nous avons parlé, chez lesquels la prédominance artérielle se prolonge long-temps ; il
est peu d'hommes, disons-nous, qui, sur leurs
vieux jours, n'éprouvent un certain degré de
mélancolie dont la cause physique est maintenant évidente. Le chagrin, la tristesse viennent
avec l'âge, et cette assertion cesse d'être paradoxale, en considérant que les preuves en sont
fondées sur les lois mêmes de l'organisation.

Toutefois n'oublions pas que la mélancolie
n'est pas seulement due à la diathèse veineuse ;

la susceptibilité nerveuse morbide en est aussi le principe. Quand ces deux causes sont réunies, la maladie prend alors un très-haut degré d'intensité et d'opiniâtreté. Quel médecin n'a pas vu de ces hommes qui, au déclin de leur âge, éprouvent un sentiment habituel d'inquiétude et de malaise, de ces vieillards moroses, hypochondriaques, injustes envers leur siècle et leurs contemporains, secrètement révoltés que l'air soit pur, que les fleurs aient des parfums, que la jeunesse ait encore des sentimens d'amour. Une remarque aussi triste que vraie, c'est que plus l'intelligence des mélancoliques est développée et active, plus leur mélancolie augmente, soit par la contemplation assidue de leurs malheurs réels ou imaginaires, soit par la connaissance approfondie et décourageante qu'ils ont des hommes. Roulant sans cesse au fond de leur âme le sombre et inexplicable problême de la destinée humaine, si le délire ne s'arrête point ils sont bientôt saisis par le *tædium vitæ*, et le suicide, ce point décisif et culminant de la vie d'un sage, comme le disait un de ces infortunés, met souvent fin à leurs tourmens (1).

(1) Un autre mélancolique, homme de beaucoup

Mais, dira-t-on, comment rattacher de pareils phénomènes à la loi physiologique du tempérament mélancolique ? L'expérience clinique nous démontre l'existence de cette loi d'une

d'esprit, avait fait graver en lettres d'or dans son cabinet, ces mots de Sénèque :

Agamus gratias Deo quòd nemo in vita teneri potest. (Epist. 12.)

« Remercions Dieu qu'il nous soit permis d'ouvrir une porte à l'âme qui est en souffrance. »

On conçoit que Sénèque, philosophe stoïcien, ait proclamé de semblables principes, mais qu'ils aient été soutenus de nouveau par des écrivains modernes, c'est là ce qu'on ne peut comprendre. Voici, entre autres, un des sophismes de Hume relativement au suicide : « Un cheveu, une mouche, dit-il, un insecte suffit pour détruire cet être puissant dont la vie est, dit-on, d'une si grande importance. Y a-t-il donc de l'absurdité à supposer que la prudence humaine ne puisse disposer légitimement d'une chose dépendante de causes si frivoles ? Je ne serais pas coupable en détournant le cours du Nil ou du Danube, si j'en avais le pouvoir, et je le serais en détournant quelques onces de sang de leurs canaux naturels ? »

Mettez de pareilles idées dans une tête un peu vive, ajoutez une disposition organique au délire mélancolique, et le suicide est inévitable.

Il n'en est pas de même du fameux livre sur le même objet que fit le suédois Robeck avant de se jeter manière aussi positive qu'évidente. Si au plus fort d'un paroxysme de mélancolie, quand la raison n'exerce plus sa puissance normale, un flux hémorrhoïdal abondant s'établit, le calme renaît, l'équilibre des forces, l'aisance des fonctions, la sérénité de l'esprit, reparaissent aussitôt. Quelquefois, au lieu d'un flux hémorrhoïdal, il se manifeste une hématurie ou une hématémèse ; toujours est-il qu'après ces évacuations proportionnées néanmoins à l'état des forces, les mélancoliques à système veineux prédominant, éprouvent un soulagement subit et inespéré. Tous disent qu'il semble qu'on les a délivrés d'un énorme poids, qui n'est que la surcharge ou l'extrême réplétion du système veineux abdominal. Cette observation remonte à Hippocrate, qui a dit : *Melancholicis et nephriticis, hémorrhoïdes supervenientes, bonum.* (Aph., sect. VI, II.) Hallé (*Mémoire sur les tempéramens*) parle d'une malade dont il ne décrit pas le tempérament, qui était toujours soulagée

dans le Weser. Rien de plus lourd, de plus ennuyeux et de moins engageant à se tuer. Voici le titre de cet ouvrage, devenu très rare : *Exercitatio philosophica de morte voluntariâ philosophorum et bonorum virorum, etiam judæorum et christianorum.* In 4°, 1736.

par le vomissement d'une matière *absolument
noire*. En effet, le sang expulsé de cette manière
est toujours d'un brun noirâtre foncé. *Atrabilis*, dit encore Hippocrate, *velut similis est
hémorrhoïs* (Epid., lib. VI, sect. V), couleur qui
prouve la nature de ce sang, son origine et le
séjour qu'il a fait dans les vaisseaux. Jamais rien
de semblable n'a été ni ne sera observé chez
les constitutions éminemment lymphatiques.
Galien en a fait la remarque positive : selon lui,
*molles, candidi et obesi, non habent humorem
melancholicum* (De loc. Affect., lib. III, cap. VI):
bien entendu qu'il ne s'agit point ici de la mélancolie purement nerveuse. Remarquons encore qu'on ne doit pas non plus confondre
cette maladie avec cet ennui qui, né de la satiété
du monde et d'un besoin secret d'activité, ne
trouve plus à se satisfaire. On voit en effet des
hommes qui ayant épuisé la coupe des plaisirs,
et rassasiés de la vie, se plaignent d'une pré-
tendue mélancolie. Nous ne devons voir ici
que de la lassitude et du dégoût, un affaiblissement, une torpeur des organes nerveux prématurément usés et fatigués.

Le flux hémorrhoïdal est donc particulier
aux hommes doués du tempérament mélancolique, surtout *nervoso-veineux*; il y a bien peu

d'exceptions. Le cardinal de Richelieu, mélancolique, atrabilaire, n'était soulagé que par un flux hémorrhoïdal plus ou moins répété (1). Il est certain que son humeur dure et farouche s'adoucissait quand ce flux périodique devenait abondant. Cromwell était également sujet à des hématuries et à de violentes rétentions d'urine. Jamais son caractère ne fut plus âpre, plus sombre, plus soupçonneux, que quand les symptômes de sa maladie de vessie s'exaspéraient. C'est là ce qui peut expliquer les inégalités et les bizarreries de cet homme extraordinaire. On sait que, toujours défiant et craintif, il était tantôt cruel, tantôt très-modéré, même plaisant et bouffon.

Les évacuations de sang veineux, par suite d'hémostases abdominales, apportent un soulagement tellement marqué aux tempéramens mélancoliques, que l'art a voulu imiter la nature, et presque toujours avec succès. C'est ainsi que les applications de sangsues à l'anus, faites avec modération et quand l'indication est précise, produisent d'excellens effets. Les purgatifs mêmes ont dans ce cas une efficacité non dou-

(1) On sait qu'Anne d'Autriche et la duchesse de Chevreuse l'appelaient, pour cette raison, c.. pourri.

teuse. C'est un axiôme établi par le père de la médecine : *Melancholicos autem, uberiùs deorsùm purgabis* (Aph., sect. IV, IX); les purgatifs agissent alors, soit en faisant cesser la constipation toujours existante chez les mélancoliques, soit en stimulant la contractilité du canal digestif, et en opérant le dégorgement des vaisseaux capillaires intestinaux. Stahl et Sydenham employèrent avec efficacité les purgatifs aloétiques, dans l'intention de provoquer l'éruption hémorrhoïdaire. Les anciens eux-mêmes avaient profondément étudié ce point de pathologie. Avec des *mélanagogues,* ou purgatifs propres à expulser l'atrabile, ils opéraient souvent chez les mélancoliques d'étonnantes guérisons. Il est donc vrai, pour le dire en passant, qu'on peut avec des médicamens chasser la tristesse, la haine et la colère; il ne s'agit que d'étudier la nature et de suivre ses indications.

Une remarque faite depuis long-temps par les praticiens, c'est qu'il y a des hémorrhagies propres à chaque âge. Dans l'enfance et la jeunesse, elles se manifestent ordinairement par les parties supérieures, et par les inférieures dans l'âge viril et la vieillesse; il est aisé maintenant de rendre raison de ce phénomène. Voilà pourquoi les hémorrhoïdes sont ordinairement salutaires aux hommes prédisposés à l'apoplexie. Toutes les fois que, dans de pareilles constitutions, la dilatation variqueuse des vaisseaux hémorrhoïdaux n'a pas lieu, c'est une preuve que l'effort hémorrhagique se concentre sur l'encéphale, au lieu de se porter sur l'abdomen et les parties inférieures ; de là l'apoplexie, des paralysies partielles, l'hémiplégie et autres accidens graves. Ne perdons pas de vue que la force impulsive qui agit sur le sang veineux est à peu près nulle et qu'elle se ralentit progressivement. Cette disposition a particulièrement lieu dans le cerveau, malgré les précautions prises par la nature pour faciliter le cours du sang veineux en multipliant les sinus de la dure-mère ; aussi les congestions sanguines cérébrales sont-elles très-fréquentes, surtout dans la vieillesse, soit par l'abondance même du sang noir, soit par la faiblesse du tissu veineux, toujours très-extensible et dilatable. En général, les veines tendent constamment à devenir variqueuses par le peu d'élasticité de leurs parois. Quand cet état morbide se manifeste aux veines extérieures, on y remédie par des moyens convenables, et notamment par la compression ; mais lorsque ces dilatations ont lieu dans les viscères, et surtout au cerveau

où la pléthore veineuse est si facile, si ordinaire et si dangereuse dans l'âge mûr, il est
impossible que de graves affections n'en soient
pas le résultat. C'est ainsi qu'on peut expliquer
la fréquence de l'apoplexie chez les vieillards,
et pourquoi certains individus, maigres, peu
sanguins en apparence, sont parfois exposés
aux congestions sanguines du cerveau. On voit
ici l'influence positive de la nature et de la
cause du tempérament mélancolique ou veineux.

Cette cause a également sa part d'action dans
les maladies du système nerveux. Aussitôt que
ce système prédomine dans un tempérament,
les maladies qui se déclarent portent l'empreinte
de la constitution originelle. Ainsi que nous
l'avons vu dans le tempérament mélancolique,
la morosité habituelle s'exagérant et devenant
maladive, l'hypochondrie et la mélancolie ne
tardent guère à se manifester, pour peu que les
causes extérieures concourent à cet effet. Il en
est de même dans la monomanie. L'homme à
tempérament veineux ou mélancolique, et en
pleine santé, s'attache ordinairement et fortement à quelques pensées; elles sont toujours
présentes à son imagination. Supposez une aliénation mentale, le caractère sera le même, mais

beaucoup plus prononcé : c'est toujours une idée fixe autour de laquelle tournent sans cesse toutes les autres pensées. Ce même individu, sain de corps et d'esprit, a un penchant décidé pour les idées sombres ; il en est de même quand sa santé s'altère, l'enfer est toujours ouvert et le ciel irrité ; autant d'hommes, autant d'ennemis ; la défiance est le sentiment dominant. Swammerdam, Zimmermann, Pascal, Rousseau en sont de tristes et célèbres exemples. Les distractions, les voyages, l'équitation, les exercices violens de toute espèce apportent toujours du soulagement, en facilitant le cours du sang et en s'opposant aux congestions abdominales et cérébrales : on remonte ainsi à la cause de l'efficacité de ces moyens hygiéniques. Heureux si une force supérieure de raison, et si la philosophie, c'est-à-dire le bon sens éclairé par l'expérience, viennent les seconder en brisant cette série d'idées, en détruisant ces chimères, ces hallucinations qui font croire à ces infortunés que, nés sous un astre sinistre et prédestinés au malheur, ils doivent vivre séparés de leurs semblables, comme des esprits errans rejetés de ce monde !

Parmi les maladies auxquelles le tempérament mélancolique prédispose, on peut encore comprendre la gangrène senile, certains œdèmes et ces hydropisies passives, si fréquentes dans la vieillesse, soit à cause de l'atonie des tissus, soit à cause de l'état de langueur de la circulation générale et capillaire, principalement dans le système veineux.

En résumant maintenant les considérations et les preuves exposées dans ce Mémoire, preuves fournies par l'anatomie, par l'induction physiologique tirée des caractères du tempérament mélancolique, des sexes, des âges, de la différence d'action du système nerveux à raison des constitutions diverses ; enfin, par la nature des maladies propres au tempérament mélancolique, nous pouvons donc regarder comme démontrés les trois corollaires suivans :

1° Que le tempérament mélancolique existe comme *type primitif* d'organisation, et que les anciens ont eu raison de l'admettre et de le décrire comme tel ;

2° Que la cause organique de ce tempérament consiste dans la prédominance du système *veineux* sur le système *artériel,* tandis que la prédominance de ce dernier sur le système veineux contient la raison du tempérament sanguin ;

3° Que dans le tempérament mélancolique ou veineux, comme dans tous les autres, il peut y avoir ou non un développement très-marqué du système nerveux ; ce qui imprime à ce tempérament des caractères particuliers et plus saillans, mais conservant toujours l'empreinte de la constitution générale.

Terminons en faisant observer que des recherches sur les tempéramens sont loin d'être stériles ; elles contribuent à établir les fondemens de la médecine clinique. D'ordinaire, on s'en occupe assez peu dans les livres, mais beaucoup dans la pratique ou l'exercice de l'art ; on y est nécessairement ramené par le diagnostic et le traitement de toute affection pathologique. Les tendances organiques sont, en effet, les conditions premières des maladies ; elles en déterminent la nature et la forme, elles en règlent le mode, elles en augmentent et en limitent l'intensité. C'est sur ces tendances que reposent les évaluations probables faites par le médecin, sur la marche et l'issue d'une maladie, sur les effets et les doses des médicamens propres à la combattre. Toutes les causes prédisposantes, c'est-à-dire les plus essentielles à connaître, ont leur principe dans les divers tempéramens de l'économie. Comment s'opposer au développement de ces causes, si le principe du tempérament lui-même est inconnu ?

Le point important est de parvenir à l'*idio-syncrasie* par la connaissance pratique et approfondie du tempérament, c'est-à-dire à la spécialité individuelle. Le médecin qui joint à l'expérience des choses l'expérience des personnes, a une base assurée pour apprécier ces inégalités de mesure d'énergie vitale qu'on remarque chez la plupart des hommes. La sagacité du jugement, la sûreté du tact, la presque infaillibilité d'expérience de certains praticiens ne dépendent souvent que de la connaissance exacte des tempéramens et des idiosyncrasies. Celui qui a dit : « Nous ne traitons point, en général, de la péripneumonie ou de l'hydropisie, mais nous traitons la péripneumonie de *Sempronius* ou celle de *Tullia*, » a vivement exprimé l'importance de l'étude des tempéramens (1). Quiconque la néglige ne sera jamais qu'un praticien aveugle et routinier, ou un systématique téméraire et dangereux.

(1) *Itaque persuasum habemus, secundum individuas has conditiones morborum, tum cognitionem, tum curationem esse instituendam. Namque nec pneumonium generatim, nec hydropem curamus, sed pneumoniam Sempronii, aut Tulliæ*, etc. (Curtii Sprengel , *Institutiones medicæ*, t. III, p. 72. Amstelodami, 1813.)

HYGIÈNE DU CORSET.

PREMIÈRE LETTRE A Mme C*** DE B***.

Quoique je désire justifier en tout la confiance dont vous m'honorez, il faut pourtant
l'avouer, madame, vous me mettez à une bien
rude épreuve. Vous me demandez mon opinion
sur l'emploi des corsets; s'ils sont, en effet,
aussi nuisibles à la santé des femmes qu'on le

dit, et si, sur ce point, les médecins n'ont pas exagéré? Je sais combien votre tendresse maternelle vous inspire de réflexions, de scrupules et d'effroi sur ce sujet. Mlle Cécile, votre fille, que j'ai soignée dès sa plus tendre enfance, approche d'un âge où le désir de plaire est bien naturel; mais est-il possible de plaire sans une mise élégante, et celle - ci peut - elle avoir lieu sans une taille élancée, autrement dit sans le corset qui la forme et la dessine? Graves et importantes questions, qu'il ne faut résoudre qu'avec soin et circonspection. Je conçois, madame, vos inquiétudes, votre indécision, quant à l'emploi du corset; mais qu'y faire? Il y a longtemps qu'un pareil sujet a été agité, débattu, toujours inutilement : il n'en a été ni plus ni moins, et le triomphe du corset n'en paraît que plus assuré. Rousseau a changé sur bien des points les opinions de ses contemporains : par ses éloquentes déclamations, il a forcé les mères à nourrir leurs enfans; bien plus, ses doctrines, ses principes ont ébranlé les Etats, soulevé les peuples contre les rois, et abaissé les grands; la société a été remuée jusque dans ses dernières profondeurs, l'Europe bouleversée pendant cinquante ans : mais, je vous le demande, qu'a gagné ce philosophe contre les corps de baleine transformés en corsets? rien absolument. En vain a-t-il dit qu'une femme en corset était sans grâce, qu'elle avait l'air d'être *coupée en deux comme une guêpe :* le mot a fait fortune, mais la chose est restée. Pierre Ier humilie et dissout la redoutable milice des strélitz, on murmure à peine ; il contraint les Russes à couper leurs barbes, et il est sérieusement menacé : mais c'en était fait de lui, s'il eût osé proscrire les corps de baleine des dames russes, s'il eût attenté à quelque chose de leur toilette. L'empereur Joseph II défendit dans ses Etats l'usage du corset; il ordonna même que les femmes condamnées à des travaux corporels pourraient seules en porter, comme marque d'infamie : tout fut inutile au bout de peu d'années.

Mais quelle est donc cette puissance formidable qui l'emporte sur les rois, sur les philosophes, sur les médecins, sur la raison, sur le bon sens? Qui ne la connaît, qui ne sait combien ses décisions sont impérieuses, ses arrêts sans appel? En effet, la *mode* ne régit-elle pas le monde? et pour votre sexe n'est-ce pas, dit-on, le seul souverain qui règne et qui gouverne? A dire vrai, tous s'inclinent et se courbent devant son sceptre réputé si brillant et si léger ; savans et ignorans, grands et petits, tous admirent, adoptent

> . . . . Ces riens si vantés,
> Par la mode introduits, par la mode emportés.

Cependant il n'est pas moins vrai que, dans bien des cas, c'est un rude joug à supporter ; je n'en veux pour preuve que le sujet qui nous occupe ici : mais bien peu de personnes y font attention, car il n'est pas de loi écrite qui reçoive une plus stricte exécution que celle de la mode. A ceux qui la violent, elle inflige pour châtiment le ridicule, dès lors, plus d'opposition. Ainsi, la mode *ordonné* aux femmes d'étreindre leur taille délicate dans l'étau d'un corset, de la serrer entre des os de baleine et des lames de fer, et cela s'exécute : elle *ordonne* de briser, de comprimer la poitrine, d'empêcher de respirer, de digérer, de marcher, de courir, et personne ne s'y oppose. Trouvez-moi, madame, une puissance au monde, surtout à notre époque, dont les tyranniques volontés soient plus rigoureusement exécutées. La voix de la raison a beau s'élever contre un pareil usage, presque toutes les oreilles sont fermées. La raison conseille, et la mode agit ; on devine facilement qui doit l'emporter.

Mais ce qu'il y a de frappant, de bizarre, quand il est question de corset, c'est que la mode perd entièrement son caractère de mobilité, et l'on ne peut pas dire ici, cela se portait hier. A l'exception de quelques légers changemens, le principe est constamment le même pour le corset; il a été, il est et sera toujours une camisole de force, une machine à haute pression qui enveloppe et saisit les plus importans organes de l'économie. Addison, cet observateur si fin, dit qu'il a vu de son temps la coiffure des dames s'élever et s'abaisser de *trente* degrés; mais il n'a pu le dire du corset, qui peut bien varier quelque peu dans sa forme, jamais dans son but.

Vous voyez donc, madame, pourquoi la question, si savamment traitée par beaucoup de docteurs, n'a pas eu de résultats satisfaisans dans la réalité. C'est que la mode, plus persuasive que l'éloquence, plus puissante que la médecine, que l'intérêt du bien-être, de la santé, de la vie, l'emportera toujours. Voilà le vrai motif qui m'a fait tant différer de vous répondre, tout persuadé que je suis de la supériorité de votre raison, dont vous avez donné des preuves si multipliées. Cependant, puisque vous l'exigez absolument, puisqu'il s'agit de la santé de mademoiselle votre fille, je veux bien vous exposer franchement mon avis. D'ailleurs, j'ai pour principe qu'il ne faut jamais se lasser de prêcher le bon et l'utile, il en reste toujours quelque chose : de cette manière, un grand mal peut diminuer, et un petit se réduire à rien. Combien de coutumes bizarres, dangereuses pour la santé, ont disparu avec le temps et la persévérance dans les conseils! On peut citer en preuves le maillot épais et serré, les larges bandes dont on entourait les enfans, les lourds bourrelets, la poudre à friser, les jarretières, les boucles des hommes, etc. A la vérité, la suprême ordonnatrice du monde moral et social, la mode, a combattu pour nous. Eh! qui sait si, par un de ses caprices, par un coup de sa marotte, elle ne détruira pas le corset et l'attirail qui l'accompagne? Mais, en attendant, osons proclamer la vérité.

Que diriez-vous, madame, si l'on vous proposait très-sérieusement de comprimer longuement, fortement, hier, aujourd'hui, demain, chaque jour, un de vos membres? On aurait beau vous répéter : plus il sera petit et mince, plus il sera beau, vous ne manqueriez pas de vous récrier contre un pareil supplice, et vous auriez raison. Outre la douleur, la partie com-

primée ne tarderait pas à diminuer de volume,
à s'amaigrir plus ou moins complètement. Les
muscles, pâles, amincis, sans vigueur, ne joui-
raient bientôt plus de leur activité naturelle ;
les vaisseaux diminuant de calibre, ce membre
perdrait les deux qualités principales de tout
ce qui existe, la force et la beauté. Or, ne
pensez - vous pas que la même compression
exercée sur les parties du corps où résident les
organes les plus délicats, les plus importans à
la vie, doit occasionner des effets plus désas-
treux encore ? Ces organes pressés, foulés, ag-
glomérés, perdent nécessairement le développement indispensable à leur action, à leur
énergie. Et remarquez que cette pression ne
s'opère pas sur un point isolé ; elle embrasse
une surface très-étendue, précisément l'enveloppe des viscères où se trouve la source de
notre existence. Prenez un grand corset, mesurez sa hauteur et ses diamètres, puis, quand
il est serré au degré voulu par la mode et con-
senti par la souffrance, ce qu'on reconnaîtra
à une marque faite au lacet, comparez ces diamètres avec le corps de la personne qui l'emploie, et vous serez étonnée de voir dans quel
état il se trouve. D'un autre côté, mesurez la
surface carrée du corset, et vous verrez, par les

parties correspondantes du corps, combien il y a d'étendue comprimée, de muscles gênés, de sang refoulé, de vaisseaux engorgés, de viscères meurtris, etc. Or, dites-moi, n'est-ce pas à plaisir compromettre son bien-être, altérer sa santé? N'est-ce pas se soumettre de gaîté de cœur à la question extraordinaire? Aussi avions-nous grande raison, vous et moi, de sourire, quand Mme de V***, votre amie, nous disait qu'en ôtant son corset, elle se flattait d'avoir fait *son temps de purgatoire.*

On ne croirait jamais les femmes capables de supporter un pareil supplice, si on ne le voyait de ses yeux. Comment un corps si doux, si tendre, à ressorts si fragiles en apparence, peut-il endurer une si cruelle et si constante ligature! Ce ne serait rien encore que cette douleur momentanée, que l'habitude ou le désir de plaire empêche de sentir, sans les maux qui en sont la cause inévitable; car vous imaginez bien, madame, qu'on ne gêne pas impunément le corps humain dans ses organes et dans ses fonctions. C'est là porter un audacieux défi à la nature, qui, tôt ou tard, s'en venge cruellement. Remarquons d'abord que la vie se développe du centre à la circonférence; au contraire, le corset la refoule de la circonférence au centre,

en diminuant de plus en plus le cercle d'expansion vitale, premier et grave inconvénient...
Mais à quoi bon raisonner, à quoi sert l'expérience pour quiconque est intimement convaincu que le corset, non seulement ne nuit
pas, mais qu'il est utile ? Qui ne sait même
qu'on lui attribue une infinité de merveilleuses
qualités ? il soutient la taille, il maintient le
corps, il donne de la grâce aux mouvemens,
etc., etc. Cette énumération serait sans fin ;
quant aux inconvéniens, très-rarement il en est
question, ou on les nie absolument. Bien plus,
si les formes sont rétives et disgracieuses, le
corset répare tout, il guérit même la conformation vicieuse de la colonne vertébrale et de
la poitrine. *Sa taille tourne !* aussitôt que ces
fatales paroles sont prononcées pour une jeune
demoiselle, arrivent toutes sortes de corsets,
approuvés par l'*académie de l'industrie,* pour
réparer le mal ou au moins le déguiser. On ne
voit pas que dans ce cas les corsets, loin de
guérir la déformation de la taille, l'aident et
l'augmentent, en comprimant, en amincissant,
en affaiblissant toujours les muscles. Ceux-ci
n'ont alors qu'une très-petite action sur les côtes
et les vertèbres. Mais qu'importe ! tout cela est
ignoré ou demeure comme non avenu, et la

torture se continue. D'ailleurs la patience des femmes est sur ce point digne d'admiration. Demandez à l'une d'elles si elle est trop serrée, jamais elle n'en conviendra, sa souffrance fût-elle extrême ; non, le jeune Lacédémonien qui se laissa déchirer le ventre par un renard n'avait pas plus de constance ; on dirait un point d'honneur sur lequel on ne doit jamais transiger.

Du reste, il ne faut pas croire que cet instrument de supplice soit une invention moderne ; plus d'un poète de l'antiquité en a reproché l'usage aux femmes de son pays. Les dames grecques avaient leur *sefodosne*, et les matrones romaines le *castula*, espèce de petite tunique qu'on serrait autour de la taille. D'après ce qu'Ovide nous apprend dans ses Fastes (IV, 147), il est probable que le *corset menteur* était aussi répandu parmi les jeunes filles de Rome que parmi nous. Les Géorgiennes se revêtent, dit-on, dès leur enfance, d'un corset de maroquin qu'elles ne quittent qu'après leur mariage. Cependant il est beaucoup de peuples chez lesquels les femmes ne portent pas de corset, ou n'en portent qu'un très-petit, et elles ne s'en trouvent pas plus mal sous le rapport de la beauté. Lady W. Montague raconte que, se trouvant en Orient avec quelques dames, celles-ci désiraient vivement connaître les pièces de son habillement. « Elles y mirent tant d'instances, dit-elle, que je fus à la fin forcée de leur montrer mon corset détaché. Cela les satisfit extrêmement, car elles pensaient que j'étais enfermée comme dans une machine, et qu'il n'était pas en mon pouvoir de l'ouvrir. Elles attribuaient cette invention à mon mari » (Lettres, t. i), sans doute comme une intention diabolique. Cet auteur dit encore que les femmes turques sont toutes admirablement faites, et ne portent point de corset. La plupart des femmes espagnoles n'en portent pas non plus, et leur buste est le plus *correctement suave,* comme disent les artistes, que l'on puisse imaginer. Méprisant la beauté raide, toute futile et de convention, beaucoup d'entre elles ont une taille irréprochable, droite comme un jonc, souple comme l'osier, et d'une ravissante flexibilité; ce qui donne à leur démarche, à leur tournure, je ne sais quel charme dont le nom même, *salero,* est intraduisible. Une d'entre elles, Mme la comtesse M***, née à la Havane, et qui a publié à Paris des Mémoires si spirituels, dit qu'arrivée en Europe, son plus grand supplice fut de mettre des *souliers* et un *corset.*

Il est admis qu'en France, ce fut Catherine de Médicis qui introduisit la mode de se serrer la poitrine et les reins au moyen d'un corps de baleine, qu'on nomma plus tard *corps de fer*, ajusté de manière qu'on pouvait à peine respirer. Il faut pourtant bien admettre qu'avant cette reine il y avait en France des femmes belles et bien faites. J'ai lu quelque part que Mme de Longueville, la belle duchesse aux *dents de perle* et aux *yeux de turquoise*, ne voulut jamais se servir d'un corps de baleine. Et même de notre temps ne voit-on pas de jolies femmes, dans le négligé coquet qu'on appelle tenue de *premier matin*, par conséquent sans corset, avoir une taille aussi svelte qu'élégante? Ainsi, à la rigueur et dans certaines circonstances, on peut se priver absolument de ce prestige mensonger qui sort des boutiques de la couturière et de la lingère.

L'art de se suicider par le corset, vous le voyez, madame, n'est donc pas aussi répandu qu'on le croit généralement; quelques femmes même y ont renoncé tout à fait, par nécessité ou par fantaisie, et n'en sont pas plus mal faites. Soyez persuadée que l'absence du corset ne détruit ni l'élégance du corps, ni la plénitude de ses lignes, ni l'harmonie de ses mouvemens :

loin de là. Ce qui trompe beaucoup de femmes sur l'emploi du corset, c'est la longue habitude qu'elles en ont contractée; il leur semble toujours qu'elles ne sont pas habillées, qu'il manque quelque chose à leur parure sans cette pièce d'habillement. Cela peut être, mais ne tient qu'à l'habitude, c'est une chose dont je suis convaincu. Dites à une femme de rester sans corset un jour ou deux, elle sera d'abord mal à l'aise; au bout de quinze jours, elle s'en apercevra à peine : c'est comme un anneau longtemps porté au doigt, ou tout autre objet d'un emploi habituel. Mme de ***, votre amie, à la suite d'une maladie assez grave, resta six semaines sans mettre de corset, et elle ne s'en apercevait nullement; ce fut moi qui lui rappelai en riant qu'il en existait dans le monde. Bien plus, beaucoup de jeunes femmes, obligées de renoncer à cet étrange objet de toilette, ont vu leur santé renaître en peu de temps. La circulation du sang devenue libre, une respiration à pleins poumons, le jeu facile des mouvemens du corps ne tardaient pas à reproduire et à conserver cette teinte de fraîcheur animée, principale beauté des jeunes personnes, mais qu'elles possèdent si rarement dans les grandes villes. Eh quoi! la santé n'est-elle pas assez précieuse

pour qu'on lui sacrifie quelques morceaux d'é-
toffes et de baleine ? Comment peut-on hésiter
un instant ? Qu'une jeune demoiselle, avec la
taille la plus fine et la dot la plus riche, manque de santé, adieu le bonheur, adieu les plaisirs, la vie est désormais semée d'épines. Ne
pas souffrir est presque tout dans un passage si
rapide et si court; mais souffrir par sa faute,
parce qu'on l'a voulu, n'est-ce pas mériter le
châtiment qu'on a bravé et qui nous attend?

Pour vous, madame, mère sage et intelligente, je ne doute pas que ces motifs ne soient
mûrement pesés et examinés. Mlle Cécile est
forte, bien portante ; tout annonce chez elle le
plein essor de la vie. Cependant, soyez assurée
qu'à la longue cette brillante santé finirait par
s'altérer, si l'on soumettait cette jeune personne
à une longue compression. Je ne sais qui a comparé les effets meurtriers d'un corset bien ba-
leiné à ceux d'une passion *rentrée :* la métaphore
n'est pas trop forte ; toujours est-il qu'il y a de
l'analogie dans les conséquences. Chaque fois
qu'on verra une de ces femmes se plaignant toujours, dont l'air de souffrance, l'étiolement, la
pâleur ressemblent à une convalescence prolongée, on peut être assuré qu'elle a été de bonne
heure rudement éprouvée par le corset. Suppo-

sons un profond chagrin ; il y a dès lors dépression morale des forces, exaltation et concentration de la vie sur certains organes, on a un poids sur la poitrine, on a le cœur *serré :* or, ajoutez à ces symptômes une compression physique, l'effet s'augmentera inévitablement. Si ce n'est pas là le premier degré des anévrismes au cœur, des développemens tuberculeux dans les poumons, des stases de sang dans la poitrine, des engorgemens dans le foie, il n'y a rien de prouvé au monde. Les affections nerveuses, si fréquentes dans les villes, ne doivent pas être uniquement attribuées à l'usage du corset, il faut en convenir ; mais à coup sûr, il y contribue pour sa part, et il y ajoute beaucoup. Un célèbre médecin allemand du dernier siècle, Stoll, regardait comme la cause principale de l'*hystérie* l'usage du café au lait ; pour moi, j'ai l'intime conviction que le corset n'y est pas étranger, peut-être même plus que le café, dont s'abstiennent en France une infinité de jeunes personnes.

Ce qu'il y a de singulier, c'est que la plupart des femmes n'ignorent pas les inconvéniens du corset, qu'elles supportent courageusement ; elles sentent instinctivement qu'il y a là une action contre nature, éminemment nuisible ; en voici la preuve. Lorsqu'une d'entre elles, par une cause quelconque, se trouve mal dans une assemblée, un cri général s'élève aussitôt : *délacez-la !* on s'élance, on coupe le fatal lacet, la machine comprimante s'entr'ouvre, l'air se précipite dans la poitrine, la victime respire et la vie renaît, ce qui n'empêchera pas la nouvelle échappée de recommencer le lendemain, tant le malicieux démon de la mode est inexorable et puissant.

Je sais, madame, qu'appréciant d'un côté les inconvéniens du corset, et de l'autre désirant sacrifier à l'usage, vous me demanderez s'il n'est pas quelque forme de cette machine moins dangereuse qu'une autre. Il est vrai que cette forme, ainsi que la grandeur, influent beaucoup sur les résultats et les effets qui peuvent être produits. Ainsi, les grands corsets fortement balcinés, busqués, raides, très-peu élastiques, les *corsets-cuirasses*, en un mot, sont plus dangereux que les petits. Il est certain encore que les *entournures*, que quelques femmes portaient naguère étroites, serrées, afin de faire monter le sang à la tête et de colorer la figure, ajoutent beaucoup au danger ; mais, au fond, toutes ces différences tiennent au degré de constriction qu'on imprime à la machine ; c'est toujours là l'essentiel et la mesure par excellence qui sert de règle à l'hygiène du corset. Ces formes, plus ou moins variées, n'y font pas grand chose. Toutefois, un corset prenant exactement l'ensemble du corps, sans trop l'étreindre et le comprimer, sans nuire à la croissance et au développement, sans produire d'accidens, je dis que de pareils corsets n'existent pas ; non, cette pierre philosophale du corset *modèle* ne se trouvera jamais, quoi qu'on fasse. Il est impossible de mouler une taille de nymphe dans un appareil de fer. Une preuve évidente que ces machines sont nuisibles, c'est qu'on cherche continuellement à les rendre le moins fatigantes possible : on a varié la matière, on en a même fait en caoutchouc ; on les a transformées en appareils légers, plus ou moins perméables à l'air ; il y en a qui sont à *laçage* et à *délaçage* presque spontanés, tout cela inutilement. La grande question hygiénique, le *corset sans danger,* est donc et restera probablement insoluble. Sans doute, madame, vous savez à quoi vous en tenir sur tout ce que disent à cet égard les annonces des journaux et les prospectus. Il en est ici comme en tant d'autres choses ; pour une demi-vérité, il y aura cent mensonges. Encore une fois, tout gît dans le degré de constriction donné à la cruelle machine appliquée au corps délicat d'une femme. De deux choses l'une : ou le corset est peu serré, dès lors quel est son usage? ou bien il serre, il comprime avec force, alors son emploi est évidemment dangereux : il n'y a pas moyen de sortir de ce terrible dilemme, les corsets les plus beaux, les mieux faits, les plus finis, n'en sont pas plus exempts que les autres. Toutes les fois que je vois exposés ces perfides instrumens de supplice, je ne puis m'empêcher de frémir en pensant à tous les maux enfermés dans leurs gracieux contours. Il n'y a pas long-temps qu'une dame portait un corset des plus soignés, garni de dentelle, de taffetas *Céladon,* c'est-à-dire, nuance vert-clair très-tendre : eh bien! ce bel objet de parure lui occasionnait de telles douleurs que, malgré son courage, elle fut obligée d'y renoncer. Le malheur est que cette jolie femme, *faite à peindre,* à l'aide du coton officieux et de l'étoupe réparatrice, avait, plus que toute autre, besoin de corset. Du reste, ces petites hypocrisies du corset trompent bien peu de personnes, et ne les trompent pas long-temps, quoiqu'il soit mal séant d'inspecter pli à pli la toilette d'une femme.

Mais je vous entends, madame, le corset de Cécile sera d'une forme et d'une grandeur convenables; on aura soin de le serrer dans une juste mesure, ni trop ni trop peu. Je m'en rapporte à votre prudence; mais remarquez qu'outre une dangereuse habitude, le point juste de constriction est extrêmement difficile à saisir; entre le trop et le peu, il y a une ligne mathématique qu'on ne peut constamment suivre. Et puis, il est d'expérience que les femmes, les jeunes personnes même, ont une funeste tendance à se serrer de plus en plus, pour peu que l'embonpoint menace. Vous ajoutez comme circonstances atténuantes : en admettant que le corset entraîne d'aussi graves accidens que les médecins l'assurent, il faut remarquer qu'on ne le porte que dans la journée et jamais la nuit. Heureusement, grand Dieu! qu'il en est ainsi! Car où est la femme, où se trouve l'héroïne capable de résister à une pareille torture? C'est bien assez de presque toute la journée ; encore survient-il telle circonstance très-importante qui exige son emploi une partie de la nuit, comme un bal, une soirée, un spectacle, etc.

Une chose très-fâcheuse, c'est que les incommodités, les maladies, conséquences assurées de l'abus du corset, ne sont jamais immédiates; elles se préparent à la longue, dans la profondeur des organes constamment pressés

et meurtris. Le corset ne tue pas comme l'arse-
nic, donc il est innocent; il n'est pas de syllo-
gisme plus dangereux, plus meurtrier. Le médecin seul, qui a la vue longue de l'expérience, prévoit les accidens à venir; qui est-ce qui l'écoute?
Il avertit, il prévient, mais sa voix n'est-elle pas
tout-à-fait celle de Cassandre? Il en est ici
comme de la raison; le médecin propose et la
mode dispose; la folie a prononcé l'arrêt, et il
s'exécute tous les jours.

Quand on dit à une femme corsée, ficelée,
tout d'une pièce, qu'elle est dans une position
très-contraire à sa santé, elle sourit, assure que
non, soutient qu'elle n'est pas serrée, que
d'ailleurs l'habitude lui fait tout supporter. Elle
a résisté, donc elle résistera; sa santé est
encore florissante, donc elle ne peut s'altérer;
tel est le raisonnement erroné qui la conduit.
Elle ne pense pas que cet état de pression va
directement contre les lois de la nature. Les
organes les plus nobles n'ont plus ni le jeu ni
le développement favorables à leurs fonctions.
Il n'est pas jusqu'aux os du tronc et de la poitrine qui n'en ressentent la pernicieuse influence.
Pour vous en convaincre, ayez le courage, madame, de jeter les yeux sur l'image d'un *squelette,* charpente fondamentale de notre fragile

organisation. D'une part, se voit l'épine du dos, la souche vertébrale, le support matériel et mobile de toute structure animale. Une multitude de nerfs s'échappent de ses ouvertures latérales pour donner la vie aux organes intérieurs, établir leurs rapports avec le cerveau. Cette colonne vertébrale est couverte extérieurement, à droite et à gauche, de faisceaux musculaires, principe de ses mouvemens. Or, je demande si un corset habituellement serré ne doit pas gêner, entraver l'action de ces muscles et de ceux des épaules? D'un autre côté, remarquez que les côtes, formant l'espèce de cage osseuse et mobile de la poitrine, représentent un cône dont le sommet est en haut et la base à la partie inférieure. Eh bien! le corset opère dans un sens tout-à-fait inverse. Il serre, il étreint cette base, dont l'ampleur est indispensable au jeu des poumons et à l'action respiratoire. Existe-t-il une mode plus fatale et plus mauvaise? Nous rions des Chinoises; mais leur pied difforme et écrasé n'influe du moins en rien sur la santé en général. Une mère garantit sa fille du plus petit vent froid, d'un peu d'humidité, d'un rayon de soleil ardent, et elle l'expose souvent à la dangereuse pression d'un vaste corset! En vérité, tout est contradiction dans nos mœurs. Je comprends ce désir de plaire à tous, ce mensonge continuel du corps et de l'esprit qu'on appelle *coquetterie;* je conçois encore que plus la beauté s'éclipse, plus l'art de la toilette se complique, cela est dans l'ordre. Mais je ne puis comprendre que les moyens employés le soient aux dépens de la santé; n'est-il pas vrai que la santé est le fond de la beauté, puisqu'elle en est le principe et la racine? Mais rien ne peut persuader la plupart des femmes; pour elles, la santé est une considération minime et vulgaire. Mme de ***, déjà sur le retour, me l'avouait naïvement. « Je préfère de beaucoup, me disait-elle, me passer de *pain* plutôt que de corset, parce que l'un me donne du *sang* et l'autre de la *grâce.* » Que répondre à de si graves motifs? Malheureusement le temps et la maladie ne nous donnent que trop raison. Mais, en attendant, la mode prononce ses oracles, et on y croit; ils s'étendent même à tous nos usages; non seulement elle a le droit d'aplatir et de laminer la taille d'une femme; mais nos idées, nos sentimens, nos opinions passent chaque jour à son timbre avec notre journal. Quand nous permettra-t-elle enfin de devenir raisonnables, d'avoir des coutumes qui ne nuisent ni à la santé ni au bonheur?

DEUXIÈME LETTRE A Mme C*** DE B***.

Je vois, madame, par votre réponse, que vous n'êtes pas tout-à-fait convaincue, et je n'en suis point étonné. La mode, la coutume, les mœurs ont tant d'influence quand il s'agit de combattre un préjugé, que les personnes les plus judicieuses pensent qu'il y a toujours dans ces attaques un peu d'exagération. De là l'inutilité de nos efforts et le triomphe assuré du corset. Je veux bien, toutefois, entrer dans quelques détails que vous désirez sur le grave objet qui nous occupe. La santé de Mlle votre fille est trop précieuse pour rien négliger de ce qui peut la conserver.

Mon opinion est que tout se trouve en état de souffrance, tout tend à des altérations morbifiques, quand le corps, sur une grande étendue de sa surface, est dans un état de pression intense plus ou moins prolongée. Cependant, il est des organes pour ainsi dire prédestinés à supporter ces cruelles atteintes; et parmi ces derniers, se présentent la gorge ou les seins.

Personne ne s'avisera de nier qu'il y a des corsets qui annoncent ce qui n'existe pas; mais il
en est aussi qui ont un effet contraire. Fortement baleinés, vigoureusement lacés, ils pressent, ils compriment les seins qui font de vains
et continuels efforts pour briser leurs entraves.
Qu'arrive-t-il? D'une part, l'affaissement, la
maigreur de ces organes; de l'autre, l'exiguïté
progressive et contre nature du mamelon. Or,
le développement insuffisant de celui-ci est une
des causes les plus fréquentes des affections
du sein chez les jeunes mères. Au lieu de former une saillie, par l'effet du corset, il se trouve
presque une dépression; dès lors il est impossible à l'enfant de saisir le mamelon de manière
à opérer la succion. Ainsi, pour avoir sacrifié
à la mode, on se trouve privé du bonheur de
nourrir son enfant. Mais les accidens sont bien
autrement rapides et graves, si on s'avise, ce
qui est rare fort heureusement, de mettre un
corset quand on nourrit; c'est alors qu'on
éprouve, même en le serrant peu, ce que cet
instrument a de cruel et de torturant.

Dans la poitrine et au-dessous des seins, se
trouvent le cœur et les poumons. C'est par ces
organes que s'exécutent la circulation du sang
et la respiration; c'est là, en un mot, où sont

les racines de la vie. Or, je vous demande ce qui doit arriver quand on rétrécit la cavité qui les contient, quand on limite leur force d'action d'après les exigences impérieuses du corset? Croyez, madame, que les maladies qui en résultent sont nombreuses, toujours graves, et d'autant plus inguérissables qu'elles sont le résultat d'une prédisposition devenue constitutionnelle. Si vous connaissiez le tissu fin, le délicat réseau du poumon, cette *chair écumeuse,* selon l'expression d'un ancien médecin, la sensibilité de ce précieux organe, l'abondance de sang dont il est pénétré; puisque c'est dans ses dernières mailles qu'il se revivifie, vous seriez étonnée que les maladies dont je parle ne soient pas plus fréquentes. En effet, conçoit-on, par exemple, qu'ayant la poitrine ainsi serrée, rétrécie, il est des femmes qui lisent à haute voix, qui s'exercent au chant ou à la déclamation? C'est précisément de l'organe le plus gêné dont on exige le plus d'action. Est-il possible qu'avec un corset étroit, comprimant de bas en haut, de dehors en dedans, dans tous les sens, le ventre et la poitrine, on puisse chanter impunément et sur des tons très-élevés, consacrer trois ou quatre heures par jour à filer des sons et couler des gammes chromatiques? Le danger

est bien plus grand encore si le lieu est fortement échauffé par un grand nombre de personnes et de lumières. J'en appelle, madame, à
votre bon jugement et à votre expérience. L'é-
ducation consiste souvent à donner aux jeunes
personnes des talens agréables, mais on songe
rarement qu'il faut se bien porter pour les acquérir ou en jouir. Comme à l'ordinaire, on
ne manque pas de citer des femmes qui ont
échappé au danger;-mais, outre que ce sont
des exceptions, les a-t-on suivies, observées
pendant le cours de leur vie? Sait-on ce qu'elles
souffrent en silence, ce qu'elles confient aux
médecins? La plupart, soyez-en sûre, éprouvent des suffocations, des crachemens de sang,
des palpitations, des inflammations de la gorge,
de la poitrine, etc. Payer d'un tel prix quelques
talens, de gaîté de cœur se livrer au danger,
c'est faire bien peu de cas de sa raison et de sa
santé. Cependant, est-ce donc que l'on vit quand
la santé est délabrée? N'a-t-on pas enterré son
existence avec la force du corps et l'énergie de
la pensée? A quoi sert ensuite d'épuiser la lie
de ses jours? Car il ne faut pas oublier que si
l'on ne succombe pas à ces maladies, elles
flétrissent la beauté, elles hâtent la vieillesse, en
brisant les ressorts de l'économie; il est alors bien

peu de femmes dont les quarante ans ne commencent à s'inscrire en hiéroglyphes très-déchiffrables sur la figure ; or, cette considération devrait être de quelque poids dans l'esprit de celles qui tiennent aux charmes dont la nature les a douées. Qu'une femme vienne maintenant dire, sérieusement ou par plaisanterie, ainsi que je l'ai entendu, qu'elle mettait son corset pour *s'habiller* et non pour *respirer,* je soutiens que c'est un blasphème que le ciel ne tarde pas à punir de la perte de la santé et de la beauté. Etre martyr de la mode, pour souffrir, pour vieillir et s'enlaidir, en vérité, c'est pousser loin l'idolâtrie.

Mais la poitrine n'est pas seule exposée aux rudes atteintes du corset. Le foie, placé directement au - dessous des côtes, dans l'endroit même où la constriction est la plus forte, en éprouve également de fâcheux effets. De là résulte, par la compression de cet organe, des douleurs de côté, des troubles multipliés dans la digestion, quelquefois même des engorgemens de l'organe, une jaunisse chronique. L'estomac lui-même, gêné par le corset et le busc, ne jouit plus de sa vigueur et de son extensibilité naturelles. Aussi le dégoût, les digestions pénibles, les gastralgies, les pâles couleurs, les langueurs et les crampes d'estomac, la difficulté ou la suspension des époques menstruelles, etc., n'ont souvent pas d'autre origine que celle dont nous parlons, ou du moins, si elle s'ajoute à d'autres causes, on peut être certain qu'elle en augmente de beaucoup l'intensité. Quelquefois la compression de l'estomac est telle, qu'après le repas, cet organe ne pouvant se distendre, il en résulte des spasmes et des vomissemens répétés. Un savant médecin allemand, Sœmmering, dit avoir vu un estomac presque partagé en deux cavités, par l'excessive et longue compression d'un corset armé d'un busc en acier. Je sais qu'un petit nombre de femmes se condamne à un pareil supplice, mais il en est dont la coquetterie cruelle ne connaît ni frein ni prudence.

La compression plus ou moins permanente du ventre et des reins, quand on veut être mère, est donc un véritable sacrilége. Toutes celles qui adoptent un pareil usage doivent renoncer à l'espoir d'une progéniture forte et bien constituée. Les femmes nous font ce qu'elles sont, et ce principe doit s'entendre du physique comme du moral. Des flancs d'une femme malade, épuisée, sans force vitale, sortira-t-il de vigoureux enfans ? jamais ; la nature ne saurait être en contradiction avec elle-même. C'est bien pis quand la grossesse étant déclarée, on ne veut pas se conformer à ce nouvel état, et qu'on se livre aux plaisirs du monde avec l'attirail d'un corset hardiment lacé. A Athènes, les lois de Solon accordaient la grâce d'un criminel qui trouvait asile chez une femme enceinte. Toute dame romaine, dans cet état, était dispensée de se ranger au passage d'un magistrat. Je doute fort que nos coquettes soient touchées de pareils honneurs ; une taille élégante et fine leur paraîtra toujours préférable. Cependant, il faut bien y renoncer quand la grossesse fait des progrès, autrement on s'exposerait à d'effroyables maladies. Il en est de même si on reprend trop promptement l'usage du corset après un accouchement, surtout quand il a été long et pénible : il est assez rare qu'il en soit autrement. Les muscles du bas-ventre, long-temps comprimés, comme paralysés, se contractent difficilement et ne peuvent contribuer à l'expulsion du fœtus. La pression par en bas des viscères contenus dans l'abdomen, contribue à déterminer une foule de maladies de matrice, redoutées avec tant de raison de la plupart des femmes. Ainsi, vous voyez, madame, combien ce formidable corset, si coquet, si gràcieux en apparence, exige de prudence dans son emploi hygiénique, sur-tout à de certaines époques; combien il faut prendre de ménagemens, de précautions, quand on veut doucement finir sa vie de jolie femme dans les saintes joies de la maternité.

A Dieu ne plaise cependant que je veuille encourir le reproche de croire que toutes les femmes s'exposent aux accidens dont j'ai parlé! mais cette concession faite, madame, vous m'en devez une également; vous conviendrez que c'est le plus grand nombre. On ne saurait le nier, c'est à la toilette des femmes qu'on apprend le mieux à les connaître : elles y sont plus femmes qu'ailleurs, parce qu'une seule pensée les anime, plaire (1). Néanmoins, il est un bon sens comme inné chez plusieurs, et

(1) On sait, dit un spirituel médecin du siècle dernier, que la plupart des hommes aiment à espérer qu'ils jouiront, même dans l'éternité, de tout ce qui flatte ici-bas leurs goûts, leurs penchans, leurs désirs. C'est ce qui faisait dire à une jeune et jolie femme qu'elle comptait bien porter, *dans le ciel*, un voile de gaze d'argent, avec une ceinture de plumes de colibri, et y fouler aux pieds des tapis de feuilles de rose étendus sur l'éther.

elles l'appliquent à l'emploi du corset comme à toute autre chose, selon l'âge et la conformation du corps. Remarquez, en effet, que ces deux considérations influent beaucoup sur l'hygiène de cette pièce de toilette. En général, les jeunes personnes, ordinairement minces et sveltes, font peu de cas du corset. Leurs formes aux contours heureux, à la chair ferme et riche de sang, n'ont aucun besoin de moyens artificiels. Leur taille, si poétiquement et si justement comparée au *tronc d'un jeune palmier*, en a toute l'élégance et la souplesse, dès lors à quoi bon l'enfermer dans une caisse de fer et de baleine. On voit pourtant quelques demoiselles, d'un embonpoint précoce, qui se condamnent sans rémission au supplice compressif du corset ; il faut gémir sur leur témérité, elle leur coûtera cher. Mais qui pourrait hésiter un instant, quand les années ont marché ? C'est alors que le règne du corset est dans toute sa splendeur. On sait que vingt-neuf ans est une époque où l'on s'arrête, dit-on, des lustres entiers ; or, dans cette période, il est certain que la taille s'élargit chez beaucoup de femmes, et ces roses plus qu'épanouies ont besoin d'un support qui les fasse briller d'un éclat plus ou moins prolongé. Malheureusement c'est au corset qu'on a principalement recours, et au corset déployant ses rigueurs. Je ne décide pas jusqu'à quel point un pareil moyen est capable de déguiser cette ampleur de hanche, cette richesse de gorge, sévères beautés des femmes sur le *regain :* en un mot, s'il donne un certain air de jeunesse factice ; ce que j'affirme, c'est qu'on n'y a jamais recours impunément. Comme il existe chez ces personnes une certaine abondance de sang, ce liquide, nécessairement refoulé de toutes parts, détermine parfois des congestions à la tête et à la poitrine, toujours dangereuses. Pâlissez-là, rien n'est bourgeois comme le teint rose, ne se dit plus aujourd'hui ; mais il ne faut pas donner dans un excès opposé. Quelquefois le teint reste empourpré chez les femmes ayant une peau blanche et fine ; chez les brunes, l'effet est tout différent, mais non moins disgracieux. Madame de ***, très-belle, à figure longue et verdâtre, que le docteur *** appelait pour cette raison la *Vénus aux olives,* nous en a long-temps donné la preuve.

Du reste, madame, je n'ai parlé jusqu'à présent que d'un embonpoint modéré, facile à gouverner ; mais il existe une disposition fatale, où le développement du corps, la largeur de carrure effraient les moins timorées. Avec une juste proportion d'embonpoint, se maintenir dans les limites de l'élégance, est pour beaucoup de femmes l'étude de toute leur vie. Avouons pourtant qu'il est bien difficile de se soutenir à ce *summum* de perfection ; la nature et l'art se livrent alors un combat à outrance. Presque toujours la première l'emporte ; aussi les formes grossissent, la chair déborde ; comment alors se faire une taille mince et élancée ? *l'inconnue* d'un pareil problème est encore à trouver. C'est alors que certaines femmes ne gardent plus de ménagement dans l'emploi de la machine à haute pression. Le *corset-cuirasse,* dont je vous ai parlé, entre bientôt en fonction, et Dieu sait les vigoureux efforts de traction qu'on imprime au lacet. Il y a des femmes véritablement impitoyables à leur pauvre corps, et les exemples en sont singulièrement effrayans. J'en appelle, madame, à votre souvenir, et ce ne sera pas en vain. Combien de fois nous avons plaint Mme de C***, grande, forte, replète, d'une obésité faisant son désespoir! Rappelez-vous qu'elle se faisait lacer en trois temps. Quand on avait serré à un certain degré, la femme de chambre s'arrêtait, Mme *** demandait un peu de répit ; puis au bout de quelques minutes, on serrait davantage, alors Mme *** demandait grâce;

enfin, au bout d'un quart-d'heure, on serrait de nouveau, et Mme de *** était presque suffoquée. On ne saurait croire jusqu'à quel degré de compression on était parvenu avec cette meurtrière gradation. Divers accidens eurent lieu ; mais cette sommation faite par la nature d'avoir à cesser ces folies n'ayant pas été écoutée, Mme *** mourut, comme vous le savez, frappée d'apoplexie.

On pourrait croire qu'il y a ici de l'exagération, que les gens de bon sens, que notamment les médecins surfont à plaisir, mais il n'en est rien. S'il était possible aux incrédules de pénétrer les mystères de toilette de certaines femmes, on acquerrait la preuve de leur *intrépidité* dans l'extravagance. Il en est ici comme dans les romans, dans les combinaisons dramatiques, les réalités surpassent quelquefois les fictions. Qu'on soit bien convaincu que quand une excessive coquetterie se joint à l'exubérance charnue d'une taille courte et ramassée, on ne connaît plus ni bornes ni mesures. Puis l'on s'étonne que de graves et longues maladies surgissent, que l'économie ne puisse y résister, que l'art soit impuissant pour les combattre, etc.; il faut s'étonner bien davantage de ne pas voir ces maladies plus fréquentes qu'elles ne sont encore. En vérité, la nature a des ressources qui nous sont inconnues.

Il règne d'ailleurs un préjugé fort dangereux parmi quelques femmes surchargées d'un malencontreux embonpoint, c'est de s'imaginer que plus on portera le corset, moins cet embonpoint fera de progrès. Il y a des femmes énormes qui couchent avec un corset de nuit, à la vérité d'une dimension un peu moindre que celui du jour, très-persuadées qu'elles mettront une barrière aux invasions de leur ennemi, et que le célèbre arrêt, *tu n'iras pas plus loin*, ressortira son plein et entier effet. Il n'y a pas de moyens, d'inventions, de recherches qu'elles ne fassent pour dompter cet adversaire et ses progrès toujours croissans. Mme V***, célèbre par sa beauté, et qui avait inspiré une vive passion à un des maréchaux de l'empire napoléonien, ayant entendu dire que la peau de *renne* était complètement inextensible, en fit venir une du nord ; on en forma un sac, dans lequel elle se fit *coudre* bel et bien ; oui, coudre la poitrine et le ventre, sac qu'elle portait jour et nuit. Cette nouvelle espèce de cilice ne put cependant être supportée que peu de mois ; il n'y eut pas moyen de résister. Ce qui devait arriver survint nécessairement, c'est-à-dire des suffocations et d'indéfinissables malaises. Si la réflexion, ce monstre inconnu à tant de jolies femmes, pouvait se faire entendre, elles comprendraient que la nature est une mère ou une marâtre impitoyable, selon qu'on agit avec elle; ses lois sont immuables, car ce sont celles de Dieu même. Ainsi, l'effort vital manifesté au-dehors par l'embonpoint est-il gêné, entravé, il se fait alors sur les organes intérieurs une réaction, une accumulation de sang, de liquides, une sorte de réplétion anormale, principe d'une foule de maladies.

Vous voyez, madame, que ce n'est jamais sans danger qu'on s'efforce d'atteindre ce but extraordinaire, avoir la taille plus mince de quelques lignes, quand l'embonpoint s'y refuse absolument. Les mêmes difficultés se présentent pour coordonner les seins avec le corset, les maintenir dans ce juste et difficile rapport admis par la mode. On sait que l'agencement précis, élégant du corset avec les seins est tout une science qui a ses règles et ses axiômes; principes assez bien résumés dans une énigme célèbre dont le mot est l'objet même qui nous occupe (1). Que n'a-t-on pas essayé,

(1) Je contiens *les superbes*,

tenté, employé pour renforcer sur ce point le corset? Enfin, un génie sublime a conçu, exécuté, produit le busc, et le problème a été résolu. Je ne sais si, en effet, le succès répond aux intentions, si le tout est soutenu, rangé, coordonné selon la règle de l'art féminin, si un *trompe-l'œil* parfait est obtenu; mais il est certain que toute la partie antérieure du corps étant recouverte d'une lame d'acier ou de baleine assez large et très-longue, placée verticalement, et qui ne cède qu'avec difficulté aux ondulations de la poitrine et du ventre, doit occasionner une impression contusive aussi pénible que dangereuse. Au reste, on prétend que la mode, devenue raisonnable sur ce point, a modifié de beaucoup ce supplément à la torture du corset; je le souhaite plus que je ne l'espère. Toujours est-il qu'on doit reconnaître chez les femmes une faculté de supporter la douleur dont nous sommes privés. On dit : Comptez-vous pour rien l'habitude? J'ai déjà répondu à cette objection : l'*hygiène du corset* ne l'admet que pour une fraction très-minime.

Je soutiens les *faibles*,
Je rappelle les *égarés*,
Et je supplée les *absens*.

Le corps humain peut bien supporter assez long-temps une douleur lente, modérée, progressive, mais dans une certaine mesure. Il faut le dire, le grand, le véritable, l'unique motif, celui qui donne aux femmes du courage et de la patience, celui qui les soutient et les anime, n'est pas autre que la coquetterie; c'est cet immense désir de plaire qui, né avec le cœur féminin, s'y perpétue jusqu'à son dernier battement. M. de Martignac, ce galant et spirituel ministre, disait que « les femmes coquettes n'avaient jamais froid. » Il aurait pu dire également qu'elles n'ont jamais chaud, qu'elles ne souffrent pas, pour peu que la coquetterie y trouve son compte. Une femme vive, légère, hardie, excessivement coquette, une de ces Èves, comme on l'a dit, très-capable de manger la pomme jusqu'à son dernier pépin, me disait qu'elle porterait une véritable *cuirasse d'acier,* si c'était la mode; je le crois, et personne, doué de bon sens n'en sera étonné.

Supposons néanmoins que, par une grande et éclatante révolution, le corset ne soit plus de mode; que les femmes, en ayant reconnu les inconvéniens ou l'inutilité, l'aient tout-à-fait abandonné; que diraient-elles si quelque tyran le leur infligeait comme châtiment, comme une

sorte de *cangue* à supporter dans certains dé-
lits ? Quelles plaintes ! quels cris ! quel désespoir ! Puis, comme l'encens fumerait sur les
autels du dieu libérateur de cet odieux supplice !
Mais non, la mode a levé son sceptre, elle a
dit : Je le veux, *soyez averties ;* on obéit, on souffre en silence, et même avec reconnaissance.
Rien donc de plus vrai, si toute femme est implacable pour qui lui fait perdre le plus petit
avantage, il n'est pas de stoïque plus capable
qu'elle de mépriser, de braver la douleur, quand
elle croit augmenter ou conserver le prestige
de sa beauté.

J'en conviens, madame, et nous en avons
fait la remarque, le tourment du corset ne dure
pas toujours ; mais, d'un autre côté, on s'en
revêt dans des circonstances extraordinaires,
lorsqu'il s'agit de combat et de conquêtes, je
veux parler de spectacles, d'assemblées, de
bal, etc. Oh ! alors un attirail complet de toilette est préparé, c'est à n'en plus finir ; on
dirait la conjuration la mieux ourdie contre
la santé. Donnons un exemple seulement en
ce qui concerne l'objet qui nous occupe. Voici
une dame d'une mise élégante et recherchée,
qui se rend au bal, ou bien dans une de ces
réunions-cohues où il y aura *un monde fou.*

D'abord elle a des souliers fins et aussi étroits que possible; elle met double jarretière, c'est-à-dire au-dessus et au-dessous du genou. Vient ensuite un grand et vigoureux corset, embrassant le corps dans toute son étendue, serré au degré convenable, autrement dit, sans miséricorde. On le couvre ensuite d'une robe, dont les agrafes serrent assez fortement, sur-tout à la taille; par-dessus la robe se place la ceinture, qui s'attache également par une constriction assez forte. Il n'est pas question des bracelets, des colliers, qui cependant, pour leur part, pressent les membres et le cou. Ainsi, ligature en bas, ligature en haut, ligatures multipliées. Ce n'est pas tout : cette dame, complètement entravée, garrottée, se rend dans un salon où l'air est altéré par la foule, où il y a 3o à 4o degrés de chaleur. A cette température du Sénégal, les bougies fondent, les glaces sont ternies, c'est un véritable étouffoir. Néanmoins notre patiente danse pendant cinq ou six heures, ou bien elle chante sur un ton plus ou moins élevé. Quels efforts, quelle contraction de la poitrine pour obtenir des sons et un chant qui flattent les oreilles! Enfin cette dame rentre chez elle; on ôte les instrumens de torture, elle vit, *elle respire;* par un miracle de la nature, elle n'a pas succombé dans une épreuve que l'homme le plus robuste ne supporterait pas une heure. Et qu'on dise que c'est là le sexe faible! Quant à moi, j'admire encore sur ce point la force et la constance de sa volonté; on lui doit une couronne de plus. *Maxime chinoise :* « La pudeur est le courage des femmes. » *Variante :* le courage des femmes c'est de porter un corset dans les grandes circonstances dont nous avons parlé.

Je ne pense pas, madame, que vous m'accusiez de la moindre exagération. Quoi, d'ailleurs, de plus facile à vérifier, sur-tout dans l'hiver? Maintenant est-il besoin de vous signaler les accidens, les maladies qui résultent d'une aussi étrange coutume? J'en ai fait ailleurs le triste tableau; j'ajouterai seulement qu'elles se manifestent en raison des dispositions individuelles. Parmi ces maladies, les affections nerveuses les plus variées tiennent le premier rang. N'allez pas croire, je vous prie, qu'il s'agit le moins du monde de ces vapeurs, de ces migraines qu'on joue par ton ou par d'autres motifs : de semblables puérilités reviennent de droit à ces femmes qui, selon le poète,

Se font des mois entiers, sur un lit effronté,
Traiter d'une visible et parfaite santé.

Malheureusement il est question de maladies aussi réelles que dangereuses, trop souvent au-dessus des ressources de notre art. Qui croirait cependant qu'une pareille cause pût amener de telles conséquences? Mais, d'une part, cette cause est active, énergique, et, de l'autre, son action est répétée, double motif pour expliquer l'intensité de ses effets. Il n'est pas jusqu'au moral qui n'en reçoive une fâcheuse atteinte. Je m'y attends, madame, vous regarderez cette assertion comme une plaisanterie ou comme un paradoxe : tout ce que vous voudrez, mais je soutiens qu'une femme, souvent assujettie à l'influence d'un vaste, d'un implacable corset, ne peut être long-temps ni une bonne femme ni une femme d'esprit, à moins que, semblable à la mystique Mme Guyon, elle ne soit forcée de se faire délacer comme suffoquant *de grâce intérieure*. Toujours est-il que, comprimer son corps par un corset étroit, serré, c'est rétrécir également son âme et son esprit, conséquence toute naturelle des lois physiologiques et morales de notre économie. Cet effet a-t-il lieu parce qu'une douleur, une gêne continuelle irrite le caractère, donne de l'humeur, et distrait sans cesse l'esprit? Est-ce parce qu'alors un goût trop prononcé pour la toilette diminue les facultés de l'intelligence, les concentre sur cet objet aux dépens de beaucoup d'autres d'un ordre plus élevé? Est-ce enfin par ces deux motifs réunis? Je ne sais; il me suffit de constater un fait dont je laisse l'explication à de plus habiles. Quoi qu'il en soit, vous voyez, madame, ce que peut produire sur le corps d'une femme, à plus forte raison d'une jeune personne, toute pression forte et constante, ce qu'il y a de plus opposé au but de la nature. Plus on y réfléchit, plus on conçoit les dangers d'une coutume que la mode conserve, mais que repoussent la médecine, la raison et le bon sens. Certainement, en changeant de termes, on peut s'écrier : *que de maux dans un corset!* Qu'on la nie ou qu'on l'avoue, c'est à mes yeux une vérité aussi démontrée qu'une proposition de géométrie.

BASE DU PROGRÈS

DE LA SCIENCE DE L'HOMME.

PREMIÈRE MÉDITATION.

*Philosophiæ servias oportet, ut tibi
contingat vera libertas.*

(Epic., in SENEC., epist. VIII.)

Il est certains momens de la vie où l'on est
infiniment plus disposé à la réflexion qu'au
mouvement; une sorte de langueur physique et
morale vous a complètement saisi. Loin du

bruit, loin des affaires, libre de soins et des travaux journaliers, la pensée semble errer sans
but et sans objet précis. Courts instans recueillis, solitaires, qui ne vous connaît pas? Qui
donc n'a jamais été entraîné par le charme de
vos secrètes délectations?... J'étais, il y a peu de
jours, dans un de ces momens heureux si rares, et par cela même si bien appréciés. Assis
au coin de mon modeste foyer, enveloppé de
ma vieille robe de chambre, et dans une demi-
obscurité, le temps s'écoulait, marqué seulement par le bruit monotone de la pendule, et l'aiguille marchant silencieusement sur le cadran;
en un mot, je pensais, je méditais, je rêvais.
Cependant, à quoi peut penser un homme exerçant depuis long - temps une profession qu'il
aime et chérit, qu'il place au-dessus de toutes
les autres? c'est assurément à cette profession;
or, c'est ce qui m'arriva. Ce qui frappe toujours
quand il s'agit de la médecine, c'est l'immensité, la variété des connaissances qu'elle exige,
rien de plus connu en général; mais qu'on es-
saie de pénétrer dans cette vérité, on est effrayé
du chemin à parcourir, des études à approfondir; les compléter n'est possible à qui que ce
soit; c'est un travail des dieux, *scilicet is supe-
ris labor est.* En effet, élevez vos idées à des

connaissances sublimes, vous y trouverez notre science; redescendez dans les détails les plus vulgaires de la vie sociale, sa présence et ses nécessités vous frapperont encore; elle s'occupe des maux les plus journaliers et des plus hauts problèmes de la destinée humaine : d'un côté, elle montre les organes, les instrumens matériels; de l'autre, elle touche à l'infini, à la cause des causes, comme dit Bacon, *causa causarum, ipsa incausabilis.* On dirait que notre science est comme l'ange de l'Ecriture, ses pieds sont sur la terre, et sa tête touche au ciel. Elle est partout, elle est toujours, parce que l'homme réclame sans cesse ses lumières, invoque son secours pour naître, pour vivre, pour guérir, pour être soulagé, consolé, aidé, conduit. La médecine a pour lui une tendresse, une miséricorde sans bornes; c'est là sa noble et magnifique prérogative.

Toutefois, parmi ces sciences multipliées qui convergent sur la nôtre et qui la fécondent, il en est une qui lui semble indispensable par ses sympathies, par son but et ses rapports de consanguinité, c'est la philosophie. On le sait, Hippocrate a fait une loi de leur union; mais dans la suite on a voulu séparer ces deux branches de la *science de l'homme.* A-t-on réussi? jamais, et cela devait être. La médecine et la philosophie sont éternellement indissolubles, car leur origine est commune, leur but identique sous une infinité de rapports, l'étude de notre être. Si l'infini est quelque part, c'est en nous, si chétifs que nous soyons ; mais il ne faut rien négliger dans cette recherche délicate et ardue. A quelque hauteur qu'on ait placé la philosophie, la médecine peut l'atteindre, et n'a rien à lui envier. Bien plus, cette dernière science a un caractère d'universalité que n'a point la première. La médecine s'adresse à l'homme, et à l'homme tout entier ; elle s'occupe du physique, mais elle ne néglige point le moral ; et toujours appuyée sur des faits perceptibles, elle risque peu de se perdre dans des subtilités nuageuses. La philosophie prend l'être humain adulte ; elle isole complètement le *moi* du corps, elle en forme une sorte de composé idéal, absolu, qu'elle soumet ensuite à son examen analytique; puis elle dit : Voilà l'homme !... Non, ce n'est pas l'homme, ce n'est qu'une portion de lui-même ; trop souvent c'est un roman psychologique. La médecine va plus loin et plus avant ; elle considère l'homme sous tous ses aspects possibles ; elle l'étudie à toutes les époques de sa vie, avec les différentes formes de l'organisme et dans les modifications diverses des races, toutes les variabilités du type humain. Bien plus, elle examine l'homme dans l'état anormal des fonctions de l'économie, épuisé, brisé par la douleur, menacé par la mort. Or, qui doute que de ces sources variées jaillissent des faits, des phénomènes, des principes dont la philosophie proprement dite, isolée de l'organisation, n'aura jamais l'initiative?

La science physiologique est, pour ainsi dire, la préface de la science divine. Beaucoup mieux peut-être que la métaphysique abstraite, l'étude physiologique enseigne Dieu à l'homme, et peut-être aussi sa destinée : c'est dans cette sphère où l'on voit le plus manifestement que le monde des faits et celui des idées ne sont qu'un. C'est, en effet, substituer au vague des assertions les ressources de la démonstration; car il y a ici des vérifications expérimentales qui peuvent seules donner de la valeur aux idées émises. D'ailleurs, comment connaître l'intelligence, sa force, sa faiblesse, ses oscillations, ses variétés, ses lueurs, ses éclipses, ses attributs, quand on méconnaît ses instrumens? L'anatomie n'est donc pas à dédaigner pour le philosophe; ces débris, ces ossemens, bientôt restitués à l'éternel néant, sont néanmoins de précieux objets pour étudier l'homme dans son ensemble. Et quelle foule de vérités morales ne découvre-t-on pas le scalpel à la main? Le *crâne humain,* ce palais ruiné de l'intelligence, ne contient-il pas de puissans argumens philosophiques? Descartes, dans sa pénétrante justesse de vue, ne s'y est pas trompé, quand il assure que la perfection de l'homme ne se trouve que dans la médecine. Mais comment le perfectionner sans le connaître en entier, sans parvenir, par l'étude assidue des phénomènes de la vie, au plus profond de nous-même, *intimior, intimo,* selon la belle expression de saint Augustin?

Toutefois, il faut l'avouer, il est des savans qui ont été trop loin dans cette étude physiologique de l'homme. Sous le hautain prétexte qu'ils ne proclamaient que le réel, le perceptible, le vrai, il sont restés sur les degrés inférieurs de la science. Dans l'absolutisme des méthodes expérimentales, méprisant l'évidence *intuitive,* pour ne s'en tenir qu'à l'évidence *inductive,* qui a aussi ses illusions et ses chimères, ne voyant, ne recherchant que la matière, ils se sont arrêtés au scepticisme, ou bien à une sorte de positivisme borné, sans conclusions possibles; ils n'ont vu dans le corps humain qu'une masse organisée par des affinités moléculaires, dont le premier principe est inconnu. Les plus hardis n'ont pas dépassé la sphère du système nerveux, sorte de monarchisme sensitif, ou bien s'appuyant sur le psychisme stahlien, ils ont tout rapporté au principe vital, à un fait général, *abstractivement* formulé. De là il n'est qu'un pas à la négation de tout ce qui n'est ni visible ni palpable, de tout ce qui ne peut être ni mesuré, ni compté, ni chiffré; aussi la vérité suprême a été souvent méconnue, car qui nie l'ombre nie le soleil.

Etablissons donc pour principe fondamental, que la médecine et la philosophie ne peuvent se séparer sans lacunes immenses des deux côtés. Quoi qu'on dise, elles se complètent, elles se fortifient, elles s'éclairent l'une par l'autre; c'est par leur double puissance qu'on pourra pénétrer à de grandes profondeurs pour y trouver des principes coéternels à la vérité. Ainsi, l'étude approfondie de la philosophie est indispensable au médecin qui veut cultiver sa profession à la manière antique, agrandir son horizon, se placer au-dessus des esprits médiocres et des choses vulgaires. En effet, au fond de tout n'y a-t-il pas une question métaphysique? La philosophie n'est-elle pas la théorie première, la source des principes?

N'est-ce pas en elle que chaque science, par une sorte de dérivation, trouve sa base, son point d'appui, sa raison d'être? L'homme est essentiellement esprit et intelligence, il est à la fois l'ensemble et la perfection de toutes les formes de la vie qui sont sur la terre. Toutefois, quand je recommande l'étude de la philosophie au médecin, je n'entends point ces corollaires plus ou moins justes tirés des faits, ces méthodes générales plus ou moins exactes, j'entends la philosophie telle que les anciens et les modernes l'ont formée, établie dans de vastes conceptions systématiques. Mais comment ne pas se perdre, dira-t-on, dans cet amas de doctrines et de théories? La philosophie cherche éternellement son *criterium*, son point d'appui, elle s'ignore elle-même. Sans doute, on trouvera des erreurs, des contradictions, des lueurs incertaines, beaucoup de tâtonnemens, d'incohérence dans les principes, presque jamais unité de croyances. Ceci tient à la radicale faiblesse de l'esprit humain; par-tout où il y a beaucoup de lumières, il y a beaucoup d'ombres. Cependant il n'en est pas moins vrai que ces systèmes pris dans leur ensemble, sont les plus puissans efforts qu'ait jamais faits l'esprit humain pour connaître ce qui est. Les vérités

encore inconnues errent dans la vaste région
des découvertes, attendant que le génie les y
saisisse et les transporte au séjour terrestre.
Mais indépendamment que l'esprit sort, sinon
éclairé par des solutions définitives, du moins
plus fort, plus actif de la lutte avec de hautes
et mystérieuses questions, souvent de ce cahos
d'opinions, la vérité plus rapide et plus incoër-
cible que son emblême naturel, la lumière, vient
frapper les esprits les plus divers. C'est ainsi
que ce principe, la *variété* dans *l'unité*, a été
regardé comme le signe peut-être le plus éclatant des œuvres de Dieu ; l'univers lui-même,
quelle que soit son étendue, n'est qu'un tout
harmonique. Il n'y a *qu'un* univers, mais il y a
une infinité de mondes, a dit Xenophanes. Liée
dans ses diverses parties, la nature n'est qu'une
harmonie générale et continue, une résultante
de toutes les harmonies possibles dans l'ordre
physique, moral et intellectuel. De là qu'on
descende ensuite à la science de l'homme, on
retrouvera également une admirable unité de
vues jointe à cette variété infinie d'organes, de
parties, de phénomènes qui constituent la vie.
Toujours se voit ce caractère fondamental,
l'unité, comme le principe et le but des sciences, le centre de toute activité, l'anneau par

lequel s'expliquent et se lient les rapports des moyens à la fin et de l'effet à la cause. On voit ici à découvert les principales affinités de la médecine et de la philosophie; or, cultiver la première dans le sens de celle-ci, c'est évidemment suivre la direction la plus convenable en même temps que la plus élevée; c'est véritablement donner à la profession ce sceau de dignité qui lui appartient, et acquérir *vere sanctum* MEDICI *nomen*.

Une fois imbu de cet esprit vivifiant, le médecin voit les choses sous un aspect différent que le vulgaire; un nuage épais semble se dissiper pour lui; sur une infinité d'objets, il conçoit que l'étude du corps humain est le sujet le plus beau et le plus digne d'intérêt; le cadavre même de l'homme parle à son cœur, à son âme comme à son esprit, et sa pensée s'élève en raison même de ses travaux. Qui n'a pas cent fois éprouvé un sentiment de dégoût et de répulsion, en voyant cette foule de disséqueurs détruire et mettre en pièces le corps humain, sans autre but que voir, palper, séparer, compter, mesurer, etc.? Véritables manœuvres, acharnés à saccager, à renverser un brillant palais, pour n'en estimer que les grossiers matériaux, sans en étudier l'ensemble et les magnificences, ils ont perdu le véritable sens des phénomènes, leur horizon intellectuel ne s'étend guère plus loin que les quatre murs d'un amphithéâtre. Au contraire, le médecin pénétré des doctrines philosophiques, dont le regard s'élève plus haut ou s'élance plus avant dans l'ordre de ces mêmes phénomènes, ne s'égare point au milieu de ces tristes débris. Connaissant l'art de faire de la philosophie avec le sens philosophique, et non avec les yeux ou les mains, avec les organes de la perception externe, toujours l'idée suit son scalpel, et il peut dire comme un illustre chirurgien-poète :

Mânes sacrés, plaintives ombres,
Suspendez vos gémissemens ;
Je ne viens point dans ces lieux sombres
Troubler la paix des monumens,
Mon désir n'est point téméraire ;
Guidé par un Dieu salutaire ,
Je suis loin de vous braver.
Je viens apprendre l'art suprême
De rechercher dans l'homme même
Les moyens de le conserver (1).

Mais indépendamment de ce but, le médecin.

(1) L'ANATOMIE, ode, par Marc-Antoine Petit, chirurgien du grand Hôpital de Lyon.

philosophe ne perd jamais de vue cet ensemble
de moyens d'un ordre supérieur qui caractérise
la véritable anatomie, cet abîme de combinaisons, de rapports, d'affinités, d'intentions manifestes qui en prouvent d'autres sans nombre
et inconnus; il étudie ces lois, cette liaison
d'organes qui accablent notre esprit de l'idée
d'une sagesse aussi incompréhensible dans son
essence que dans son pouvoir. Galien observe
que pour les os, qui forment, au nombre de
deux cents environ, la charpente du corps humain, *il n'en est pas un qui n'ait plus de quarante fins*. (De format. fœt.) Ainsi le *squelette,*
ce symbole religieux de notre néant, est aussi
la preuve d'une vie éminemment active, comme
il est la base ou le support de tous les organes.
Quel prodige pour l'homme que l'homme! Dès
lors la pensée du médecin grandit et se féconde,
il n'est pas un organe, pas une forme, pas une
ouverture, pas une empreinte, pas un rameau
vasculaire, pas une fibrille nerveuse, si déliée
qu'elle soit, où il ne découvre les traces d'une
main divine. Il la voit ici uniquement, mais très-
évidemment par les yeux de l'esprit, plus per-
çans que ceux du corps. Si vous apercevez Dieu
dans le monde, à plus forte raison vous devez le
voir dans l'homme, car c'est là où éclatent avec

le plus d'évidence pour nous, les notions de *but* et de *moyens*. Sans sortir de l'étude des faits organiques, en fouillant un misérable cadavre, tout prêt à se dissoudre, on peut s'élever à la claire évidence de Dieu, en quelque sorte voir l'incorporel et percevoir l'invisible. Oui, voir l'incorporel, si l'on ne veut pas, comme on l'a dit, s'obstiner à chercher des sensations, *des impressions* d'images, là où il faut se contenter *d'expressions* d'idées, tout aussi vraies, tout aussi concluantes. Dans cette étude, l'intelligence, sans être emportée par son activité, *ni irritée de son impuissance*, établit des démonstrations d'une grande probabilité, et le cœur se nourrit de croyances sublimes. Pour des esprits bornés comme les nôtres, toute cause aperçue provient d'une cause obscure et inaperçue, mais la conclusion d'un ordre établi, consensuel, n'en est pas moins le même. L'infini absolu nous échappe, mais l'infini relatif n'en contient pas moins d'immenses horizons. Or, cette sorte d'infini se trouve plus qu'ailleurs dans le corps humain, magnifique page en partie inédite des œuvres de Dieu. Que les forces électro-magnétiques agissent *chimiquement* dans les combinaisons élémentaires, et *organiquement* dans les combinaisons animales et végétales, que chaque molécule ait toujours la forme globuleuse par suite de la force centripète ou d'attraction, toujours est-il que la vie s'élève graduellement sans cesser de varier, et qu'elle varie sans cesser d'être *une;* comme dans l'univers, on trouve, lorsqu'il s'agit des phénomènes de l'économie animale, la chaîne éternelle des causes et la série mobile des effets. La vie de la molécule, la vie de la fibre, la vie de l'organe, la vie de l'appareil sont distinctes, et pourtant chacune d'elles se confond dans la vie générale, dans l'unité sensitive et intellectuelle. Les organes sont autant de sphères liées à une autre sphère de rayons plus considérables. De sphère en sphère vitales, on conçoit alors comment la vie de chaque organe étant la vie de tous et celle de tous, la vie de chacun, on arrive à l'être-moral, à la conscience, au *moi.* Évidemment il y a ici *une harmonie préétablie,* bien plus certaine que celle de Leibnitz; et sans vouloir fonder une *théodicée* avec des faits purement physiologiques, on peut établir que les causes ou intentions finales trouvent toujours d'incontestables preuves dans les phénomènes du corps vivant.

Tout ordre est fin....., et il ne saurait y avoir d'ordre sans accord ni mesure; car enfin qu'est-ce que l'ordre, si ce n'est le rapport des moyens au but, des organes et des facultés aux fonctions pour des fins de conservation, fins prévues, déterminées, calculées par une intelligence préordonnatrice? Mais où donc chercher plus d'ordre que dans l'action de ces milliers d'organes d'un seul corps, qui pourtant arrivent à une fin unique, *vivre* et *penser,* immense et harmonieuse synthèse, car après la chair, le sang, les muscles, on trouve l'âme, on en sent la nécessité, l'existence et l'action. « Celui qui a fait les yeux, dit Fénélon, y a allumé je ne sais quelle flamme céleste à laquelle rien ne ressemble dans la nature. » (*De l'existence de Dieu.*) On peut dire également que dans chaque organe, il y a une force, une vie qui révèle le principe dont elles émanent. Il ne faut pas croire néanmoins que cette force intelligente se révèle seulement dans les organes les plus remarquables; elle est dans tous, à partir de ceux que nous ne découvrons qu'à l'aide du microscope, et bien au-delà sans contredit; car la science est véritablement la recherche de la vérité, lorsque dans l'infiniment petit, elle découvre autant de mystères, autant d'abîmes et autant de puissance que dans l'infiniment grand. Galien se vantait de convaincre un athée de l'existence d'une intelligence suprême par la seule dissection de la main (1) ; mais qu'eût-il donc pensé de l'admirable découverte de la circulation du sang, et des fonctions du cœur, qui en est le principal mobile ! Quel organe merveilleux ! Que son admirable structure répond bien à ses fonctions, depuis l'embryon, presqu'à ce point d'exilité qui échappe à nos sens, jusqu'au dernier souffle de la vie, fût-elle séculaire ! Examinez en détail ses quatre cavités qui se dilatent et se contractent alternativement, sa forme ramassée, vigoureuse, musculaire, renforcée néanmoins par des faisceaux intérieurs appelés *colonnes charnues* du cœur, et d'une multitude d'aréoles qui en augmentent la force, l'étendue, sans nécessiter un plus grand volume. Etudiez la forme, la structure, le jeu des valvules placées

---

(1) Galien était pénétré de ce mot d'Aristote, qui appelle la main *l'organe des organes*, ὄργανον τῶν ὀργάνων ; sans doute, mais la main n'est qu'un esclave, un instrument ; et comme l'a très-bien observé *Jourdain Guibelet,* docte médecin d'Evreux, « la main faict tout, la langue dict tout, mais sous la conduicte de l'intellect qui scait tout. » (*Examen de l'examen des esprits,* 1631.) Ou bien encore, comme l'a dit Balzac, l'auteur du *Socrate chrétien :* « Dans les arts, la main de l'homme continue sa cervelle. »

à l'embouchure de la veine cave, des oreillettes et des ventricules : toutes s'abaissent et se relèvent selon les lois du cours du sang, qui ne peut jamais rétrograder. Leur tissu est ferme et résistant, cela devait être pour opposer une digue à l'impétuosité circulatoire. Un de leurs bords est fortement attaché au point d'union de l'artère avec le cœur, voilà le point d'appui. Mais leur bord libre et mobile est plus ou moins divisé; on y remarque un petit globule ferme qui en occupe le milieu, et qu'on appelle *globule d'Arentius,* sans doute pour que ces valvules retombent plus facilement d'une part, et que, de l'autre, l'occlusion auriculaire ou vasculaire soit plus parfaite quand elles s'élèvent. Si l'on ne voit pas là l'acte d'une prévoyance toujours active, toujours exacte, si de ces phénomènes ne naissent pas l'idée la plus distincte, la connaissance la plus positive, le sentiment le plus fort de l'omniprésence d'une intelligence supérieure, aussi évidente et lumineuse que le soleil dans un beau jour d'été, une incurable cécité a frappé les yeux de l'esprit. Ce mot *Dieu* écrit en lettres stellaires sur la voûte des cieux, ne l'est pas moins sur la voûte du crâne, sur les courbes du cœur ou la forme de tout autre viscère.

Mais lorsque de cette étude on passe à celle du cerveau et des nerfs, la pensée s'élève nécessairement, et l'horizon s'agrandit : malheureusement, sur une infinité de points, les bornes de nos connaissances sont singulièrement resserrées. Assurément, les dernières profondeurs de la science ne vont pas loin, et celles de la nature sont sans limites ; le doute, la conjecture, tout au plus la probabilité sont nos seuls guides ; car, que pouvons-nous affirmer en dehors de notre évidence relative et des fondemens de la certitude humaine ? L'homme est-il à jamais condamné à languir dans la stérile contemplation de lui-même ? Quoi qu'il en soit, et sans prétendre appliquer des formules précises aux faits de la vie, et surtout en ce qui concerne le cerveau, il n'en est pas moins vrai que cette étude demande une application toute particulière.

Le système nerveux, ce possesseur mystérieux du *moi* individuel, offre mille difficultés. D'une part, se renfermer, se replier sur soi-même et s'abîmer dans la seule contemplation de l'être moral, ne mène souvent qu'à des systèmes de philosophie sans base qui se perdent dans la négation des réalités ; de l'autre, se circonscrire, s'emprisonner dans la masse et dans la circonférence du cerveau, c'est se condamner à des perspectives trop restreintes, car ce n'est pas seulement le cerveau qu'il faut connaître, c'est l'intelligence. Ce moule d'argile, animé du souffle de Dieu, présentera toujours, au médecin livré aux études philosophiques, l'étonnant spectacle des phénomènes de la matière et de l'esprit, mais confondus et pourtant parfaitement distincts. Mais qu'est-ce que le cerveau? que savons-nous de cette substance? rien, sinon son existence et ses modes extérieurs. Sans vouloir entrer dans le champ de la métaphysique transcendante, sans nier l'incompétence et l'impuissance de l'esprit humain, on sera toujours porté à admirer qu'une matière comme le cerveau puisse servir d'instrument à cet être incompréhensible, insaisissable autrement que par ses effets, qu'on nomme *pensée, sentiment, conscience;* que dans une masse de pulpe certainement de peu de volume et d'étendue, se trouve un nombre incalculable d'idées, dont quelques-unes y sont gravées depuis la plus tendre enfance, pour se représenter, disparaître même quelquefois, sans jamais s'effacer (1). Mais comment

(1) Bonnet, d'après Haller (*Physiolog.,* tom. V, lib. XVII), rapporte que le célèbre Hooke ayant sup-

peut se former l'*unité* psycho-organique? Que se passe-t-il dans l'action intime et moléculaire de l'organe? L'appareil cérébral prédétermine-t-il *nécessairement* tous les actes de l'esprit? La vie, l'intelligence sont-elles le résultat de la combinaison atomistique de trois ou quatre élémens impondérables? Quel est ce courant vital et sensible établi du centre cérébral à l'extrémité périphérique de chaque nerf? Il y a là un abîme impossible à franchir, impossible à combler, impossible à tourner. Voir, observer, examiner, expérimenter, inférer, jamais imaginer, tel est

posé qu'une idée peut se former dans vingt tierces de temps, trouva qu'un homme amasserait dans cent ans, 9,467,280,000 *idées;* et que si l'on réduisait cette somme au tiers, à cause du sommeil, il resterait encore 3,155,760,000 *idées;* et enfin qu'en supposant deux livres de *moëlle* dans le cerveau, il y aurait dans un *grain* de cette moëlle 205,452 *idées.* Voilà certes un calcul étrange s'il en fut jamais, calcul que Bonnet rend plus hypothétique encore, en ajoutant que ces *idées* ou vestiges dont parle Hooke, ne résident que dans une très-petite partie du cerveau, et non dans la masse de ce viscère. « On raisonnerait sans doute, dit-il, plus juste, en appliquant à un seul grain de cette masse ce qu'il appliquait à toute la masse. Ce n'est pas à notre imagination à juger de pareils objets. »

le rôle du philosophe et du médecin. Toutefois, qu'il y ait quelque chose de plus que le perceptible et l'extérieur, que le phénoménal n'épuise pas tout le compréhensible, et le compréhensible ce qui cesse de l'être pour notre intelligence, c'est tout à la fois une croyance naturelle, une induction de l'expérience, une vérité très - admissible. Pourquoi donc affirmer que le cerveau est la *cause* de la pensée, une belle machine à idées, s'il n'en est que le *moyen* de transmission? Au moins, jusqu'à présent, rien n'a démontré la première assertion, quoiqu'on ne puisse nier les rapports de l'état cérébral et de la pensée modifiée. En tout cas, il est fort aisé de neutraliser les poignantes anxiétés du doute par les certitudes morales. En effet, l'homme véritable, si on l'examine sous tous les aspects, semble superposé à son radical, qui est l'animalité. On aura beau le placer dans la classe *mammalia, genus* HOMO, il n'en est pas moins vrai que les caractères extérieurs sont les moins particuliers. Il se distingue sous tant d'autres rapports, qu'on peut établir qu'après le règne *animal,* vient le règne *hominal,* dont les richesses intellectuelles s'augmentent toujours et en raison du cours des âges.

Le lecteur conçoit que nous ne pouvons qu'ef-

fleurer ou indiquer ici ces objets, dignes d'une
éternelle méditation. Il nous suffit de faire voir
combien de pareilles études hâtent le progrès
de la science de l'homme, combien elles im-
portent au médecin, pour agrandir et élever son
esprit. Il est vrai, à une certaine hauteur, la médecine, comme la philosophie, perd la trace
de la vérité et s'égare dans l'immensité des
possibles ; il s'en faut que les solutions suivent
toujours immédiatement les problèmes ; la nature est trop vaste pour notre conception. On
connaît ce bel apologue d'un évêque qui se
promène au bord de la mer, en rêvant à la nature de Dieu, et qui rencontre un enfant qui
veut épuiser l'Océan avec une coquille d'huître.
Rien de plus propre à rabaisser notre orgueil ;
mais la recherche seule de la vérité n'en est
pas moins bonne et utile. Quoique les théories
mécaniques et atomistiques prévalent aujour-
d'hui dans la science, on ne sait et on ne saura
jamais si la vie dépend de l'arrangement des
tissus ou d'une force particulière ; mais il est
bon de s'occuper de ces objets, car il en résulte
de précieuses observations. Qui sait ce que c'est
que ce principe vital, sorte de providence du
corps, qui se place entre la *dynamique matérielle* et celle des *esprits?* Et pourtant, par-là on

explique une foule de phénomènes. Aristote dit : « L'âme humaine est une *entéléchie* du corps organisé qui a la vie en puissance ; » problème à jamais obscur et par le fond et par la forme (1). Cependant, il semble démontré que l'intelligence unie à l'organe n'est point identique à l'organe. Aussi l'infinie substance de Spinosa, le panthéisme, le *Dieu-univers*, cette doctrine qui, comme l'observe Haller, « admet un Dieu dont le cerveau de Néron serait une émanation, » (Lettres à Voltaire), ne saurait convenir au médecin véritablement doué du sens philosophique. Dans la rigueur logique, l'existence d'une intelligence s'exerçant au moyen des organes, concorde bien davantage avec les phénomènes, avec les faits observés dans leur incorruptible sincérité, que toute autre doctrine. De cette manière, il n'est pas à craindre de faire violence au bon sens, et de substituer l'inintelligible à l'inexplicable. Ainsi, que l'on s'inter-

(1) Peut-être préférera-t-on la définition suivante d'un philosophe non moins ancien : « l'âme est une certaine température de je ne scay quoy de feu, de je ne scay quoy d'air, de je ne scay quoy de vent et d'un autre quatrième je ne scay quoy, qui n'a pas de nom. » (Plutarque – Amyot, *Traité des opinions philosophiques.*)

roge au seuil du parvis sacré, ou bien que l'on
frappe à la porte de l'école, une voix partie du
sens intime répondra toujours que le cerveau,
substance - pensée , est aussi incompréhensible
que la pensée pure ; que des phénomènes tout à
fait dissemblables relèvent d'une cause qui n'est
pas la même. Qu'importe ensuite l'endroit mystérieux, ce saint des saints où réside le moi ou
la conscience? Les hiérophantes de la matière
seule, observée et expliquée, ne répondront que
par des sophismes. Conçoit - on d'ailleurs la
doctrine matérialiste pour le médecin, lui qui
se consacre au soulagement des hommes, lui
qui doit avoir une pensée consolatrice pour
ceux qui souffrent et espèrent? Ce serait dessé-
cher la science et ne point s'en nourrir.

Il est vrai, nous ignorons une infinité de
choses ; mais, comme le dit Pascal, « on doit
douter où il faut, assurer où il faut, se soumettre où il faut. » Lorsque Dieu prononça le
fiat puissant, fécondateur, qui donna la vie, le
mouvement aux êtres, la connaissance des lois
de la nature nous a été mesurée d'après les limites de nos facultés organiques. De là tant
d'obscurités, tant de voiles, tant de mystères
pour nos faibles yeux! Nous sommes loin de
ce degré de l'échelle organique où le corps cède

à l'esprit, la bête à l'âme, degré qui n'aura lieu que quand la *mesure* du temps sera brisée pour nous. Et cependant l'homme, être faible, ignorant, conçoit Dieu, perçoit l'univers et veut l'éternité ; sa pensée découvre des mondes et lit dans les cieux ; jusqu'à un certain point, il a la possibilité de remonter au *dessein* par les *effets*, bien que sa vie intellectuelle soit profondément engagée dans sa vie organique. Il y a aussi dans l'homme deux natures, d'abord l'animalité multiple dont il est sur cette terre le dernier échelon, ensuite la puissance mentale ; c'est ce qui explique les apparentes contradictions de notre être, ces besoins grossiers, ces tyranniques exigences de l'organisme, puis ces aspirations d'un instinct céleste qui réside en nous, ces religieux élancemens de la pensée dans l'infini, ce mystérieux et lointain rayonnement d'une lumière éternelle. Si l'esprit de vie et d'intelligence infusé dans l'économie ne doit servir qu'à diriger l'exercice des fonctions organiques, s'il ne s'agit, comme l'a dit un auteur allemand, que *de conduire le corps humain au pâturage*, l'homme doit être à jamais classé dans le genre animal. Toutefois, à l'aide de son intelligence unie à perpétuité et par succession de génération avec l'intelligence collective de

l'humanité, il comprend en quelque sorte, s'il
ne voit pas l'hyperorganique ; mais voilà tout.
Il faut le répéter, notre œil plonge aussi loin
que la lumière, notre imagination s'élance encore au-delà, mais notre bras est court et n'atteint que les fruits du sol.

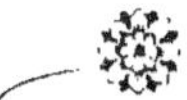

BASE DU PROGRÈS

DE LA SCIENCE DE L'HOMME.

DEUXIÈME MÉDITATION.

Plus on réfléchit sur ces grands objets, et moins l'on conçoit l'éloignement d'un grand nombre de médecins pour les hautes études philosophiques. Pourquoi laisser à d'autres la plus belle partie de l'homme, ce qui le constitue réellement ce qu'il est ? N'est-ce pas dire nous vous abandonnons l'âme, l'intelligence, à nous le corps et le cadavre ? Quel partage ! Est-ce là revendiquer pour la médecine, la dignité, les prérogatives qui lui appartiennent? Le motif de ne rechercher que le certain, que le réel, le positif est sans fondement, car est-il quelque chose de mathématiquement démontré dans la science? Loin de là, je dirai avec un ancien que la métaphysique est la *science des choses,* la physique est l'étude des *apparences ;* or, ce n'est là ni un paradoxe ni un jeu de l'esprit. Et qu'on ne s'imagine pas qu'au milieu de ces importantes recherches, le médecin philosophe doué de jugement s'arrête dans d'oisives contemplations. L'esprit philosophique est naturellement ardent, attentif, scrutateur ; les désirs de l'intelligence sans cesse irrités par l'étude des phénomènes connus, tendent sans cesse à franchir les bornes. Le médecin philosophe connaît par excellence *l'art d'oser,* parce que nul ne sait mieux combiner l'*à priori* d'invention, le pressentiment intuitif des choses avec l'induction expérimentale ; il a non seulement un profond sentiment d'admiration et d'amour, mais aussi cette conviction née de l'observation directe et de la studieuse exploration des faits. Ce qui constitue les belles renommées dans les sciences, ce sont

les grandes vues, les aperçus justes, profonds
et utiles. Or, ces qualités sont comme inhérentes
à l'homme qui, par l'imagination et l'expérience,
acquiert cette connaissance approfondie des
lois de la vie que les livres ne donnent pas, ou
ne donnent qu'imparfaitement. Hippocrate,
Galien, Harvey, Van-Helmont, Stahl, Boër-
rhaave, Bordeu, Haller, Barthez, Vicq-d'Azyr,
Bichat, Cabanis, Broussais en sont des exemples, quoiqu'à des titres divers.

Qu'on ne craigne pas non plus que la partie
pratique *ou l'art,* souffre des études métaphy-
siques, même assidues. Aux yeux du médecin
pénétré de philosophie, chez qui la science a
tous les caractères, toute la force d'une croyance,
il n'est pas de plus beau, de plus curieux, de
plus grand problème, qu'une maladie. Son traitement semble l'ambition la plus haute, le travail le plus grave, le plus religieux qu'il soit
donné de concevoir et d'accomplir ; conserver
est presque aussi beau que créer. Les lois de la
vie interverties, les élémens organiques tendant
à d'autres sphères d'action, la douleur qui
presse, la mort qui menace, le médecin invoqué
comme un dieu tutélaire, ne sont-ils pas des
motifs bien dignes de concentrer l'attention ?
Ce n'est pas tout, il s'agit de remonter des effets

aux causes et d'en rechercher les rapports, d'é-
tudier les caractères, les phénomènes, les tendances de cette maladie, d'apprécier les forces
de la vie aux prises avec le mal, d'en estimer
l'intensité relative à la violence de l'attaque; de
connaître à fond les moyens de l'art, d'en discerner les applications en raison des degrés de
la maladie, des âges, des sexes, des différens
types de l'organisme, des températures, des relations *cosmiques* de l'être vivant et souffrant avec
la nature. N'est-ce pas là un objet digne des plus
profondes réflexions pour le médecin éclairé de
la lumière philosophique? D'ailleurs ses études
dans ce genre lui aident à obtenir d'importantes
solutions; habitué aux procédés de l'analyse, de
l'abstraction, de la généralisation, à cette forte
opération de l'intellect qui élabore le paren-
chyme du fruit de la science, il saisit rapidement les liaisons des phénomènes. La faculté
rationatrice, sorte de gymnastique mentale qu'il
a exercée depuis long-temps, rend son esprit
sagace, pénétrant et appliqué; aussi les perceptions, les impressions qui ne font qu'effleurer les
esprits superficiels, se changent chez lui, et à un
degré remarquable, dans ce que Leibnitz nomme
l'apperception, *apperceptio,* dit-il, *est perceptio
cum reflexione conjuncta,* précisément ce qui

constitue la véritable expérience, ce qui aide le mieux à arracher quelque chose de cet inconnu que nous poursuivons de nos labeurs, de nos désirs incessans. Bien plus, la connaissance qu'il a de l'homme, étudié comme il doit l'être, *en esprit et en vérité,* le conduit à celle des hommes dans l'état social. Et qu'y a-t-il de plus convenable dans l'exercice de la médecine, où l'on est sans cesse en contact avec une foule de passions, d'erreurs, de préjugés, source abondante de nos maladies? Je ne pense pas comme l'illustre J. de Maistre, que le mal prédomine en tout et partout; ainsi je ne dirai pas comme lui, « que la note tonique de notre système ayant baissé, toutes les autres ont baissé proportionnellement, selon les règles de l'harmonie. » Il y a ici une palpable exagération. Toutefois l'humanité est exposée à d'effroyables maux. L'ambition, l'intérêt, la folie des passions, par conséquent l'indigence et le superflu, la misère et la satiété produisent cette énorme série d'infirmités plus nombreuses dans la race humaine que pour aucune autre, et qui dans l'ordre physique balancent presque ses perfections. C'est là ce que voit clairement le praticien qui se consacre aux études médicales modifiées, fécondées par les aperçus philosophiques. Dès

lors pénétrant les causes, il en connaît les dé-
plorables résultats et peut en concevoir les remèdes. A vrai dire, l'exercice de la médecine
n'est en quelque sorte que la déduction naturelle des principes de la philosophie. Le praticien qui joint les lumières de la science au sentiment de ses devoirs, et sait se placer à cette
hauteur, possède dès lors une foule de qualités
qui manquent à l'homme n'ayant pas suivi la
même direction.

Il est doué de cet esprit d'investigation scru-
puleuse et impartiale qui veut voir, tout voir,
bien voir, qui sait distinguer entre les théories
artificielles et les résultats utiles, entre ce que la
vogue applaudit et ce que le suffrage de l'avenir
doit consacrer. Il vénère l'autorité des grands
noms; mais quand il le faut, il sait y substituer
l'autorité plus sacrée de l'observation, dans l'intérêt même de la science, bien convaincu que
dans la médecine il faut toujours *examiner* et
difficilement *croire*.

Il a cette probité scientifique, le courage du
savant, qui dit les revers comme les succès, et
se garde bien d'appliquer le masque du sophisme sur la face même de la vérité.

Il est circonspect, se tenant à égale distance
des médiocrités stationnaires et des imaginations

aventureuses, sachant du reste que la pleine et substantielle démonstration de la vérité ne nous est pas donnée; que quand nous avons réuni toutes les probabilités, discuté toutes les données, examiné, sondé toutes les difficultés d'un problème, nous pouvons encore ne saisir qu'une idée trompeuse, un simulacre du vrai. Les hommes qui savent beaucoup ont d'excellentes raisons pour être modestes.

Il est instruit, parce que le besoin de savoir et d'approfondir le pousse et l'excite sans cesse; d'ailleurs n'est-il pas une foule de questions moins mûres qu'on ne croit, qui attendent beaucoup des hommes et du temps? des hommes une valeur d'application, du temps une consécration finale.

Il est laborieux, parce qu'il n'ignore point combien *l'art est long, la vie est courte*, combien les phénomènes sont compliqués, les lois obscures, les causes cachées, les résultats incertains.

Il est patient, parce qu'ayant affaire aux hommes, c'est-à-dire à des êtres faibles et souffrans, il exerce l'art avec un esprit d'humanité, d'amour et de placide sagesse; il sait, avec Hippocrate, que celui qui n'aime pas son art n'aime pas les hommes.

Il est libre, parce que le praticien imbu des doctrines philosophiques, sans exagération d'abstraction, est véritablement l'homme sérieux, moral, sain d'esprit et de cœur; il ose croire en lui. Si la fortune vient, car il n'est pas absolument impossible de faire de bonnes actions et de bonnes affaires, il l'accepte, bien certain qu'il repoussera avec le plus profond mépris des honoraires peu honorables. Si la fortune lui est contraire, il marche toujours droit devant lui sans se courber, sans se plier, sans recourir à mille moyens tant recherchés par d'autres. Médecin, il sait que le rang est assez beau pour n'en vouloir point d'autre, et assez haut pour craindre de déchoir. Jamais il n'éprouvera ce sentiment toujours pénible de la supériorité de son esprit et de l'infériorité de ses richesses; il a vécu et il mourra dans cette médiocrité de fortune, dont le choix libre suppose tant de ressources dans l'âme et tant de lumières dans l'esprit. Il en agit ainsi, non par orgueil ni dédain, mais tout simplement parce que le juste et le beau sont toujours dans sa conscience, parce que devant l'infini toute chose est égale, ou plutôt rien ne compte. D'ailleurs exempt de cette imbécille petitesse d'esprit qui ne comprend la grandeur que dans l'apparence ou la forme extérieure, tous les hommes qui souffrent sont les mêmes à ses yeux, comme ils sont égaux devant le prêtre et le magistrat, mais d'autant plus pour le médecin, que celui-ci touche à chaque instant du doigt, le pied d'argile des grands et des puissans.

Voyez combien d'avantages acquiert le médecin voué depuis long-temps avec ardeur aux études philosophiques ! S'il n'est pas toujours tel que je viens de le dépeindre, il est impossible qu'il n'ait pas dans l'esprit un idéal de perfection dont il s'approche plus ou moins. Toutefois ces avantages peuvent se réduire à deux, le *savoir* et la *probité;* or, la source de ces deux grands biens est certainement dans la philosophie. Le savoir donne les moyens, les lumières, découvre les obligations, les devoirs, les bienséances de l'état; la probité les fait remplir. L'union, le concours de ces deux qualités honore la profession, comme elle grandit et élève le médecin. Sans le premier, on reste dans l'ignorance, on devient dangereux par impuissance, on ne sait ni ce qu'on fait ni pourquoi on le fait. Otez le second, ce n'est plus le médecin, *vir probus* MEDENDI *peritus,* vous trouvez un homme adroit, habile, rusé, qui a un instrument dont il se sert pour trom-

per, pour fasciner et s'enrichir ; la source vive
des sentimens généreux a cessé de jaillir.

Mais le médecin qui n'a point négligé les
études philosophiques réunit, sans effort, ces
deux grandes qualités ; elles sont comme une
conséquence logique, inévitable de l'activité des
facultés de son intelligence et de leur direction.
Comme il exerce sa profession dans tous les
rangs de la société, le spectacle de nos maladies et de la mort, qui frappe continuellement
ses regards et sa pensée, lui rend plus manifeste
qu'à tout autre l'égalité des hommes et la radicale vanité de leurs prétentions. Ce *face à face*
perpétuel de l'inexorable fatalité des lois de la
nature et des souffrances de l'homme, fait nécessairement du médecin un philosophe, ou il
n'est qu'un esprit stupide et vulgaire. En raison
de ses lumières, de ses convictions, il voit les
choses humaines de ce regard d'en haut qui
rapetisse et éclaire, et non de ce regard d'en
bas qui grossit et qui trompe : aussi, doué de
cette bonté douce qui sympathise avec le malheur, il a cette fierté délicate qui rend susceptible avec les heureux. Vivifiant naturellement
ses idées au foyer de sa conscience, sans esprit
de dénigrement et de colère, les hommes lui
paraissent ce qu'ils sont en réalité, des êtres

faibles, ignorans, mobiles, sujets à une foule de maux par la fragilité de leurs organes, la violence de leurs passions, la sottise de leurs préjugés. Il obéit aux lois, il se conforme à l'état social établi, en raison de son jugement exercé et de cette patience *réfléchie* qui se coordonnent à tout; mais son esprit, libre d'entraves, pressent et contemple la vérité, âme de l'univers, autant qu'il nous est donné de la comprendre. Sans aller jusqu'à la vision pure de la suprême intelligence, on peut s'élever jusqu'à des hauteurs infinies, et de là planer sur bien des misères qui affligent l'homme de bien. C'est alors que s'oublient les maux qui nous assiégent, les secrètes rancunes, les dédains, les petites humiliations de l'amour-propre; que s'adoucit cette amertume secrète, toujours au fond du cœur humain ; qu'on sait apprécier ces illustrations apocryphes, ces glorifications complaisantes, ces faciles renommées, cette puérile célébrité qui souvent s'acquiert si vite et se perd de même. Cela explique comment la médiocrité des désirs est la fortune du philosophe, comment il est indépendant de tout, hors du devoir; pourquoi il repousse cet égoïsme de bronze sans oreilles et sans cœur, si fréquent dans nos sociétés civilisées. Comprenez - vous maintenant la justesse et la profondeur de ces paroles d'Hippocrate : *Quæ ad sapientiam requiruntur, in medicinâ insunt omnia* (De dec. hab.) « Toutes les choses qu'exige la sagesse se trouvent dans la médecine. »

En effet, le philosophe, renfermé dans les théories purement philosophiques, comprend la nécessité, la force de la morale; que, par un insoluble problème, nous vivons sous l'empire d'une fatalité providentielle absolue et de la liberté de la conscience ; il sait qu'aux yeux du sage, hors le juste et le droit, tout devient erreur et mensonge; mais là sont les limites de son horizon. L'antropomorphisme socraticoplatonique ne suffit pas. Le médecin va plus loin; par l'étude de l'organisme, par celle des lois de la vie, en un mot, de notre être considéré sous le double rapport physiologique et intellectuel, il pénètre jusqu'à la source des faiblesses, de la sujétion, de l'impuissance de l'homme. Puis, s'il met en regard l'orgueil, les prétentions de quelques-uns, il les juge aussitôt au poids de leur valeur, c'est-à-dire du néant. Ne voyez-vous pas que les modes fugitifs de notre existence tantôt heureuse, tantôt pénible, se succèdent, se poussent comme des ondes mobiles dans le torrent de la vie? Or, d'où viennent ces modes si changeans, si variables? des différences de l'organisme, quoique le *moi* qui persiste, le sens intime qui observe et s'observe, les juge toujours et quelquefois les domine. Le moindre dérangement nous agite ; une petite portion du cerveau altérée, le système de l'entendement n'est plus le même. Un peu plus de bile, un peu plus de sang qu'il ne faut, un peu de sérosité épanchée ici plutôt que là, un peu plus ou moins de calorique, le cours d'un liquide ralenti ou augmenté, une fibre nerveuse presque imperceptible, rompue ou tiraillée ; un vaisseau dilaté, comprimé, un atôme de virus introduit dans la circulation, etc., voilà l'équilibre des forces détruit, la santé compromise. Cet homme qui se dit puissant, qui se croit pétri d'un limon plus pur que le reste de l'humanité, n'est qu'un misérable écrasé par la nécessité, et qui implore les secours de notre art. Devant le médecin, je le demande, à quoi se réduisent donc ces extravagantes idées de grandeur, de puissance dont se flattent certains hommes? La déchéance est si près de la prétention! Quoi de plus connu sous le rapport moral? Mais le médecin découvre les causes physiques, réelles de ces remarquables phénomènes; il les voit, il les touche pour ainsi dire

avec ses sens, car il s'agit de l'homme de chair
et de sang aussi bien que de l'être spirituel.
C'est ainsi que les plus hauts problèmes de la
destinée, que les grandes questions sociales se
rattachent toujours aux grandes questions physiologico - morales. Et remarquez qu'il en fut
de même à toutes les époques historiques. Dans
tous les temps on a vu la modification organique, la cause morbide agir sourdement, puis
ses effets éclater tout à coup, et imprimer une
direction particulière aux évènemens. Sylla,
l'effroi de Rome, dont un ancien a dit, *Sylla
tam felix! crimen deorum*, croit vivre en repos
après son étonnante et orgueilleuse abdication;
il meurt tout à coup par la rupture d'un abcès
ou d'un anévrisme. César aurait pu sauver sa
vie de la conjuration ourdie contre lui ; mais il
n'ose se lever de son siége, un relâchement de
corps le cloue à sa place, et il est égorgé (1).
Pascal remarque qu'un petit gravier placé dans
l'uretère de Cromwell, change la destinée de
l'empire. Le vainqueur de Malplaquet tombe

(1) On peut se rappeler à ce sujet l'épitaphe origi-
nale faite par un ancien poète français :

Cy gist Jean de Lagny qui s'en fit trop accroire;
Il pensait être Dieu, puis mourut de la foire.

dans l'enfance et l'imbécillité : que s'est-il passé? quelques onces de sang dans le cerveau ont opéré ce grand changement. Le czar Pierre est arrêté jeune encore, dans ses gigantesques projets, par une inflammation de peu d'étendue, mais vive, au col de la vessie. Un coup de bec du vautour qui dévorait Napoléon sur son rocher, produit une ulcération cancéreuse de l'estomac ; et cet homme qui connut toutes les extrémités des choses humaines, meurt dans le temps où, comme l'a dit un poète national, *la poussière de ses pieds était encore empreinte sur le bandeau des rois.* Assurément, il n'est pas de praticien qui ne voie, dans les rangs inférieurs de la société, de pareils phénomènes, mais le médecin philosophe s'y arrête et les remarque; par la réflexion, il en mesure la gravité, l'étendue, la portée, il en tire des déductions saisissantes de clarté et d'évidence; c'est alors qu'il voit la vérité plus ou moins déguisée; c'est ainsi que dans bien des cas il lui est donné de soulever le masque humain pour voir la physionomie réelle.

Cette évidence médico-philosophique, il est vrai, a quelque chose de cruel, en ce qu'elle ôte une foule d'illusions dont l'homme se prive difficilement. Elle fait parfois tomber dans le doute, ce tourmenteur de l'âme, ce démon à

deux visages, et l'on est prêt à s'écrier : maudite
soit la science qui semble ne nous éclairer que
pour nous désenchanter ! Eh bien ! on se trompe ;
à la place de ces illusions raisonnées, souvent
la pire des déceptions, se trouvent le jugement,
la raison, l'expérience. Est-ce qu'il n'y a pas eu
dans tous les temps de ces âmes vigoureuses
dédaignant les illusions, les promesses, les apparences qui aveuglent et flattent le vulgaire ?
Toujours est-il qu'arrivé à ce point de maturité philosophique, une joie intérieure pure
et stable, une indicible quiétude se manifestent
dans les profondeurs de la conscience, d'autant plus que dans ces âmes à forte trempe,
les désirs proviennent d'une raison appuyée
sur la connaissance des lois de l'organisme,
c'est-à-dire la volonté de Dieu matériellement
exprimée. Est-il possible que le praticien qui
voit chaque jour la maladie et la mort promenant leur faux et leur niveau sur l'humanité,
qui, dans la médecine des hôpitaux, dans la
médecine des mansardes comme dans celle des
palais, voit partout la souffrance et la maladie,
chez l'enfant au berceau, chez l'homme dans
sa pleine existence ou sur le bord du tombeau,
ne sache pas à quoi s'en tenir sur une multitude
de choses dont le point de vue est mensonger

et la valeur fictive? Certes, le médecin qui n'en est pas là n'a jamais compris sa profession dans ce qu'elle a de plus élevé, dans l'ordre moral et philosophique. Qu'il se contente à force d'ennuis, de labeur, de fatigues, quelquefois d'intrigues et de servilisme, de gagner un peu d'or, qu'on applique sur l'esprit pour le consoler de son impuissance, ou sur la conscience pour l'aveugler sur ses lâchetés, mais qu'il renonce à cette noble hauteur de caractère qui constitue l'homme éminent. Il n'a point le sentiment de cette pure et glorieuse existence du médecin philosophe et religieux, n'ayant pour but que le bien et le soulagement des hommes. Si les études philosophiques ne sont qu'une longue erreur, c'est au moins celle qui coûte le moins à l'humanité; ce sont au contraire celles qui éclairent le mieux en raison des lumières acquises sur les choses et sur les hommes. Il est certain que ces études unies aux recherches médicales, complètent la science de l'homme, la plus haute et la plus difficile, mais de toutes la plus importante. En arrivant par l'étude des organes et des fonctions dans l'abîme des conceptions et des perfections divines, en considérant en outre la fragilité de ces mêmes organes, l'instabilité de leur action normale, le peu de durée de leur ac-

tion, on est conduit tout naturellement à la déduction des plus hautes maximes de la morale. La
philosophie, ce calmant de la fièvre des passions
cupides, est bien autrement efficace quand elle
s'aide des considérations réprimantes tirées des
divers modes de la force vitale, en un mot du
tempérament, c'est-à-dire de la prédétermina-
tion physique toujours si active. N'est-ce pas
dans cette doctrine philosophico - hygiénique
où se trouvent le plus de ressources pour combattre les obsessions continuelles des impulsions organiques et instinctives ? Il y a là une
sorte de *sagesse incarnée,* puissante, énergique,
qui pourtant ne fait point obstacle à la loi du
sacrifice, quand la vertu et le devoir commandent. Les choses nous dépassent, et notre imagination déborde notre nature : qui le sait mieux
que le médecin philosophe, dont les idées, la
conduite s'appuient sur une double base, l'une
expérimentale, l'autre rationnelle, sorte de virilité scientifique qu'on acquiert toujours par
une réflexion assidue? A moins de circonstances
extraordinaires, il est un temps où cet homme
trouve nécessairement le repos ou le bonheur,
c'est-à-dire cet équilibre moral que donnent
la science, la vérité, le devoir. Certes on est
libre, on est satisfait quand on s'est arrêté au

mieux possible, quand on se coordonne aux lois de la nature et à celles de la société, quand l'art n'est pas seulement un moyen d'égoïsme calculateur, mais un culte, une religion dont l'amour de l'humanité est le principe et la fin. En effet, faire le bien, et le poids de la vie est plus léger ce jour-là; faire le bien, toujours le bien, est en quelque sorte une vérité cubique, c'est-à-dire belle, vraie, utile sous quelque face qu'on l'envisage. Un manque de charité et d'entrailles est donc pour le médecin le sceau fatal de réprobation, un phénomène extra-normal.

C'est surtout quand la jeunesse n'est plus, quand on a donné *ce grain d'encens que l'on doit à Vénus,* qu'il faut tâcher d'obtenir ce calme du sage, cette bienveillance finale, inaltérable, à peine aiguisée d'une légère ironie sur la folie des adorateurs de la fortune, ou de ceux qui voient l'immortalité dans le bourdonnement d'une célébrité momentanée. La bonne philosophie n'exalte point l'âme, elle la règle et la modère dans l'action sociale. Ainsi, vivre gaîment, librement, c'est - à - dire philosophiquement, c'est vivre médicalement selon la juste valeur de l'expression, c'est s'unir à Dieu autant qu'il est en nous, c'est-à-dire comme un faible rayon de lumière se confond avec le soleil, comme une goutte d'eau se perd dans le vaste Océan. Il est des penseurs qui parviennent à la modération en tout, ce point culminant de la sagesse, mais après bien des efforts, bien des labeurs d'esprit. Au contraire le médecin, lui qui voit si clairement, si évidemment le fond de l'humanité, doit y arriver par un chemin plus court et plus simple ; il n'a qu'à consulter la pratique journalière de son art, puis soumettre ce qui a été vu par les yeux du corps, au regard et à l'action de l'intelligence. Peu à peu, et par une pente aussi douce qu'irrésistible, il arrive à un jugement définitif sur les choses humaines, dont la conséquence est la tranquillité d'esprit, cette joie sage, durable, fruit d'une raison épurée et d'une conscience en repos. Le bon sens ordinaire, quelle que soit sa justesse, ne suffit pas ici ; on n'est pas assez détrompé, assez détaché, l'optique théâtral du monde fait encore trop d'illusion, il y faut la science de l'homme, c'est-à-dire la connaissance médicale unie à de fortes études philosophiques.

Cependant ne craignons pas de l'avouer, toutes grandes et importantes que soient ces dernières, elles ont pour le médecin des inconvéniens qu'on ne saurait nier. Un des plus remarquables, c'est de manifester hautement la prédilection qu'on a pour de pareils travaux. Or, dès l'instant que le secret est divulgué, on vous croira entièrement voué au culte oisif et solitaire d'un idéal perdu dans le vague des hypothèses et des conceptions *à priori.* Vous passerez pour un rêveur, pour un esprit livré à de chimériques abstractions, incapable d'applications immédiates et pratiques. Les observateurs terre à terre, les disciples de cette école étroite et fataliste qui ne reconnaît que le fait matériel et isolé, le fait brutal, ne manqueront guère d'appuyer sur ce reproche ; on ira même jusqu'à déplorer cette direction fatale donnée à vos travaux, à votre esprit, adroite manière de calomnier avec du miel sur les lèvres. Et ces reproches auront du retentissement ; le vulgaire pris dans tous les rangs est si dupe des mots, que cette opinion nuira à la confiance qu'il peut avoir en vous ; autant vaudrait passer pour médecin-poète, quoiqu'il y en ait eu d'illustres dans notre profession. Qu'on soit systématique, exclusif et erroné, praticien fort ordinaire ; bien plus, qu'on soit empirique, routinier, charlatan même, pourvu que le succès réponde à l'œuvre, on sera estimé, ou du moins blâmé avec mesure , apprécié avec

une sorte de modération ; mais il n'en est pas
de même, si par un secret penchant on se livre
à l'étude de la métaphysique, aux lettres, à l'é-
rudition, aux beaux-arts, si on veut en tout
l'admiration *du beau,* la réalisation *du bon ;*
ainsi l'ont décidé l'envie et l'inepte médiocrité.
Que faire à cela? Ce sont les inconvéniens, les
dangers mêmes de toute étude exigeant le recueillement profond et les fortes contentions de
l'esprit: On l'a dit, il y a dans toute solitude du
penseur, la grotte et la sueur de sang. Le seul
remède est de s'isoler, de se séparer des hommes au moins par la pensée, par l'opinion. Que
ce soit donc chez le médecin un sanctuaire
fermé, que celui de l'âme qui se recueille et
s'élève jusqu'aux lois de la nature étudiées dans
leur grandeur, dans leur magnificence, jusqu'au
principe des êtres et des intelligences. Soyez
médecin philosophe, mais gardez-vous de passer
pour tel, il y va de vos intérêts les plus chers;
vous pourriez encourir le mépris des ambitieux
et la raillerie des imbécilles. *Cache ton savoir,*
est ici une règle aussi importante que celle qui
recommande de cacher son bonheur. Comme
une maîtresse chérie, cultivez, adorez la philosophie dans le silence du cabinet, dans le fond
de votre conscience, en présence des grands

spectacles de la nature, autrement les déboires, les injustices, les faux jugemens vous attendent, et l'arbre de la science sera pour vous le véritable *mancenilier*.

Cependant, le danger le plus réel n'est pas là; avec de la fermeté d'esprit, on peut avoir une complète indépendance d'opinion; au fait, *medicus, vel philosophus, parcis contentus judicibus;* armé d'un principe aussi vrai, on se place à son rang, on méprise les dédains de la foule; d'ailleurs, ne sait-on pas jusqu'à quel degré de profondeur vont l'estime et les amitiés de ce monde? Voici le véritable péril; c'est que l'habitude des jouissances pures et suprêmes que procure la recherche ou la possession de la vérité, dégoûte presque toujours du réel, de la vie commune et journalière; accoutumant l'esprit à une vie excentrique pour ainsi dire, elle le place inévitablement dans une sphère à part, élevée, ce qui rend exigeant, dédaigneux, froid sur une infinité de choses auxquelles le vulgaire attache du prix. Ces belles et nobles études sont si attrayantes par elles-mêmes, l'intelligence plane si haut et si librement, le cœur est si plein, la conscience tellement satisfaite, que le reste semble frappé d'indigence et d'inanité. Mais qu'on y

prenne garde, cet épicuréisme d'extase et de
méditation, peut mener trop loin, car l'amour
de l'idéalisme est insatiable. Il faut craindre
cette soif ardente de l'inconnu, de l'impossible,
de l'incommensurable, que rien n'apaise ni ne
satisfait, parce que plus le regard de la pensée
semble pénétrer dans les mystères de la nature,
plus on sent l'impossibilité de s'élever à cette
beauté abstraite et immortelle de *l'harmonie
universelle,* de monter en esprit tous les degrés de cette *échelle de lumière* que nous dé-
sirons parcourir dans les espaces célestes jusqu'à l'infini. Il y a dans ces recherches contem-
platives, d'austères et d'incomparables jouissances dont les hommes superficiels ou livrés
aux convoitises ordinaires, n'ont pas la moindre
idée, mais qui pourtant offrent des écueils dans
l'ordre social. Il est impossible, lorsqu'une
imagination vive, secondée par une science
réelle, est forcée de descendre de ces hauteurs,
qu'elle n'éprouve une incurable langueur, un profond dégoût pour les réalités suffocantes d'une
vie étroite et besogneuse. Et pourtant nous y
sommes enchaînés par la nature des choses, par
la loi du devoir. On aura beau se placer par la
pensée dans l'océan des êtres et des mondes
dont nous faisons une si minime partie, ou se

perdre dans l'espace infini de l'utopie, habiter, comme le disait Arnauld du système de Malebranche, *un magnifique palais d'idées,* il n'en faut pas moins devenir membre utile de la société, connaître et remplir les obligations du citoyen, du père de famille, de sa profession: on n'est véritablement philosophe qu'à cette condition. Le médecin sur-tout, dont la profession offre d'immenses devoirs à remplir, doit être en garde contre ces enivrantes voluptés de la méditation assidue. Que parfois son cœur déborde en aspirations philosophiques, qu'il aime ces élans d'un ascétisme puissant et consolateur, on le conçoit, il y est conduit par l'étude de l'homme, ce type de perfection des œuvres de Dieu sur la terre. Mais qu'il se modère, qu'il s'arrête sur cette pente, afin que la science ne s'évapore pas en subtilités ontologiques ou en paradoxes sans vraisemblance. Une erreur grave serait de prendre une probabilité pour une certitude, une analogie pour une identité; beaucoup d'abstractions ne sont-elles pas des ombres qui cachent des vides? L'ardent amour de la philosophie est nuisible s'il absorbe tout autre attachement, s'il dégénère en passion, car toute passion est fatale, elle condamne à l'illusion et détourne trop des nécessités sociales, qui ont aussi leur valeur.

Bien que la médecine soit à jamais liée à la philosophie, elle part cependant du point de vue d'une utilité plus immédiate; le médecin pense et agit, le philosophe cherche et contemple. Qu'un métaphysicien se livre exclusivement aux études psychologiques, toujours dignes d'intérêt, admirons ses travaux, écoutons sa voix, ne négligeons pas de nous pénétrer de ses principes; mais la loi suprême du devoir pour le médecin, est de combattre la douleur, cette *Némésis* de l'humanité. Si, comme on l'a dit, la justice dans les lois est la philosophie armée, la médecine est certainement la charité en action; le bien des hommes n'est-il pas essentiellement lié à son but, à ses méthodes, à son progrès? C'est là ce que le vrai médecin ne doit jamais perdre de vue. Voilà pourquoi, sans tomber dans le matérialisme mystique, son existence doit être un mélange heureux de réflexions et d'activité, d'analyse et d'enthousiasme, de philosophie dogmatique et de philosophie pratique. Comme Lope de Véga, chacun de nous peut figurer sa vie sous l'image d'une barque portant silencieusement ses douleurs vers l'éternité; mais celle du médecin doit particulièrement jeter dans son cours les bienfaits,

les soulagemens, les espérances, les consolations, et cela, jusqu'au dernier terme, jusqu'à
cette lamentable clameur du *Dies iræ*, jusqu'à
cette dernière hotellerie de l'homme, le cercueil. Dès les premiers principes de notre être,
quand il reposait encore au sein de la possibilité, dans les germes à éclore, il a été écrit que
notre vie n'est qu'une phase passagère de l'être
humain, que tout être organisé doit à la nature
un compte exact de la matière qui lui fut prê-
tée et que la vie anima quelques instans. Toutefois n'allons pas trop loin ; entre la sublime
folie de se perdre sur les hauteurs d'une philosophie hardie, aventureuse, ou ramper chargé
de médiocrité et de richesses dans les basses
régions de la science ; un esprit droit et ardent
ne saurait hésiter. La plaie secrète même, ce
doute inquiet et douloureux qui n'est au fond
du cœur que le désir, la soif presque immodé-
rée de la vérité pure, est cent fois préférable à
cet état de pesante inertie d'un esprit faible ou
violemment courbé par la passion du gain. Mais
quel que soit le chemin indiqué par la destinée,
le médecin judicieux, instruit, aura toujours un
invincible penchant pour la philosophie ; il n'en
est pas un qui, bien pénétré de ces nobles études
qui font si bien penser et si bien vivre, ne s'écrie

dans un élan de gratitude : O philosophie! véritable patrie des âmes sans ambition et sans entraves, que tu es belle! que tu es grande! Oui, je dirai par imitation d'un orateur philosophe de l'antiquité (1) : Tu es la lumière des lumières, l'institutrice de la vie, la base de notre savoir ; tout ce que nous concevons des êtres sur la terre, tout ce que nous savons des cieux vient de toi, comme la source vive qui jaillit du sein même de la cause première. Ta beauté suprême, ta bonté providentielle se révèlent dans toutes les doctrines, dans les arts, dans les sciences, par cela même dans tout ce qui nous est bon et utile. Bénis soient les hommes qui t'ont conçue et fécondée ; leur œuvre, tout imparfaite qu'elle se montre, est à jamais digne de vénération, d'enthousiasme et d'amour. C'est là le sentiment qui doit animer l'esprit et la conscience de tout médecin qui a compris la grandeur et la dignité de sa profession ; tel est le terme de ses efforts, le couronnement logique de sa vie et de ses pensées.

(1) *O vitæ philosophia dux! O virtutis indagatrix, expultrixque vitiorum!* etc. (Tuscul., V. 2.)

FIN.

Table

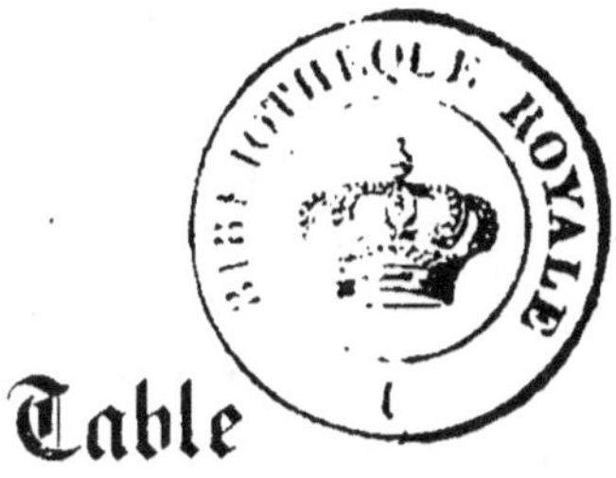

DES MATIÈRES DU DEUXIÈME VOLUME.

FIN DE LA TABLE DU DEUXIÈME VOLUME.

ERRATA.

TOME PREMIER.

Pag.	lig.		
5g,	18,	à la durée de toute action, *lisez* de leur action,
id.	19,	forces organiques en excitabilité. *lisez* ou excitabilité.
81,	2,	si on pouvait *lisez* si on ne pouvait
224,	6,	Bernard de Palassy, *lisez* Bernard de Palissy,

TOME DEUXIÈME.

26,	16,	plus ses efforts *lisez* plus ses effets
55,	17,	et les faits presque *lisez* et les rend presque
84,	23,	paroles qui n'échappe *lisez* paroles n'échappe
91,	2,	influence des nerfs morbides, *lisez* influence morbide des nerfs,
340,	14,	ayant ramené *lisez* ayant amené
3g3,	13	*de la note,* Syeyès *lisez* Sièyes